【中医珍本文库影印点校】

珍藏版

《沈氏女科辑要笺疏》原名《女科读》，二卷。清代医家沈又彭辑，成书于清乾隆二十九年（公元1764年），刊于清道光三十年（公元1850年）。后经王孟英加按刊行，名《沈氏女科辑要》。1933年复由张寿颐（山雷）笺正，更名《沈氏女科辑要笺疏》。沈氏（1644-1911年）字尧峰，一字尧封，浙江嘉善人。

沈氏女科辑要笺疏

（清）沈又彭等 编

山西出版传媒集团
山西科学技术出版社

总目录

中医珍本文库影印点校（珍藏版）

沈氏女科辑要笺疏卷上

沈又彭尧封先生原辑
海盐王雄孟英先生参
徐政杰蔼辉先生补注
嘉定张寿颐山雷甫笺疏

小　引

女科之有专书，自陈良甫《大全良方》而后，必以王氏准绳最为丰富，而武之望叔卿氏，又依据准绳，别为济阴纲目门分类，别非不粲，然可观而读之，辄觉陈陈相因，腐气满纸者，以裒集古人空泛议论，绝少切要发明，则通套之词未免隔膜，而搔不着痒处。如是而求临证之时，必收捷效，盖亦仅矣。窃谓宋、金、元、明诸家医籍，皆未能脱此痼习，固不必专以为女科书之病，惟尧封《沈氏女科辑要》寥寥数十页，精当处勘透隐微，切中肯綮，多发前人所未发，实验彰彰，始觉轩爽豁目。颐早岁习医，治妇女病即从是书，入手临证以来

沈氏女科輯要箋疏卷上

沈又彭堯封先生原輯　　海鹽王士雄孟英先生參
徐政杰藹煇先生補注　　嘉定張壽頤山雷甫箋疏

小引

女科之有專書自陳良甫大全良方而後必以王氏準繩最爲豐富而武之望叔卿氏又依据準繩別爲濟陰綱目門分類別非不粲然可觀而讀之輒覺陳陳相因腐氣滿紙者以裒集古人空泛議論絕少切要發明則通套之詞未免隔膜而搔不着癢處如是而求臨證之時必收捷效蓋亦僅矣竊謂宋金元明諸家醫籍皆未能脫此痼習固不必專以爲女科書之病惟堯封沈氏女科輯要寥寥數十葉精當處勘透隱微切中肯綮多發前人所未發實驗彰彰始覺軒爽豁目頤早歲習醫治婦女病即從是書入手臨證以來

獲益不少而孟英按語更能刻進一層洞見癥結皆是此道之金針雖僅小小兩册大有取之無盡用之不竭之妙近來舊刻極不易得滬上新有石印本在潛齋醫藥叢書十四種內繕寫不精錯落處至不可讀爰議重錄一過少少引申其餘義以徵經驗適本校授課有以分科之說進者乃即用是編以示女科之涯略附以二十餘年閱歷所得作爲箋注姑以自識心得是耶非耶請讀者於臨牀治療時自證之何如　壬戌仲春張壽頤記時寓浙蘭江之中醫專校

經水

（素問）女子七歲腎氣盛齒更髮長二七而天癸至任脈通太衝脈盛月事以時下

沈曰天癸是女精由任脈而來月事是經血由太衝而來經言二七而天癸

获益不少，而孟英按语，更能刻进一层，洞见癥结，皆是此道之金针。虽仅小小两册，大有取之无尽，用之不竭之妙。近来旧刻极不易得，沪上新有石印本在潜斋医药丛书十四处内缮写不精，错落处至不可读，爰议重录一过，少少引申其余义，以征经验。适本校授课，有以分科之说，进者乃即用是编，以示女科之涯，略附以二十余年阅历所得，作为笺注，姑以自识心得，是耶非耶，请读者于临床治疗时自证之何如？

壬戌仲春张寿颐记时浙兰江之中医专校

经　水

（《素问》）女子七岁肾气盛，齿更发长，二七而天癸至，任脉通，太冲脉盛，月事以时下。

沈曰：天癸是女精，由任脉而来，月事是经血，由太冲而来，经言，二七而天癸

至，缘任脉通，斯时太冲脉盛，月事亦以时下，一顺言之，一逆言之耳。故月事不来，不调及崩是血病，咎在冲脉，冲脉隶阳明。带下是精病，咎在任脉，任脉隶少阴。盖身前中央一条是任脉，背后脊里一条是督脉，皆起于前后两阴之交会阴穴。《难经》明晰，《灵》、《素》传误，带脉起于季胁，似束带状，人精藏于肾，肾系于腰背，精欲下泄，必由带脉而前，然后从任脉而下。故经言任脉为病，女子带下。

孟英曰：俞东扶云，经言男子二八而肾气盛，天癸至，精气溢泻。若天癸即月水，丈夫有之乎？盖男女皆有精。《易》谓男女构精可据，然指天癸为精，亦不妥，天癸为精不当。又云：精气溢泻矣。后贤讲受孕之道，有阳精阴血，先至后冲等说，亦谬。夫男女交接，曾见女人有血出耶？交接出血是病，岂非能裹精及为精所裹哉？大约两情酣畅，百脉齐到，天癸与男女之精偕至斯入任脉而成

至緣任脈通斯時太衝脈盛月事亦以時下一順言之一逆言之耳故月事不來不調及崩是血病咎在衝脈衝脈隸陽明帶下是精病咎在任脈任脈隸少陰蓋身前中央一條是任脈背後脊裏一條是督脈皆起於前後兩陰之交會陰穴難經明晰靈素傳誤帶脈起於季脇似束帶狀人精藏於腎腎繫於腰背精欲下泄必由帶脈而前然後從任脈而下故經言任脈爲病女子帶下

孟英曰俞東扶云經言男子二八而腎氣盛天癸至精氣溢瀉若天癸即月水丈夫有之乎蓋男女皆有精易謂男女搆精可據然指天癸爲精亦不妥天癸爲精不當又云精氣溢瀉矣後賢講受孕之道有陽精陰血先至後衝等說亦謬夫男女交接曾見女人有血出耶交接出血是病豈能裹精及爲精所裹哉大約兩情酣暢百脈齊到天癸與男女之精偕至斯入任脈而成

胎耳男胎女胎則由夫婦之天癸有強弱盈虛之不同也吾友徐亞枝曰如沈氏說一若天癸卽精者如俞氏說一若血與精之外別有一物所謂天癸者竊謂天癸者指腎水本體而言癸者水也腎爲水藏天一生水故謂腎水爲天癸至謂至極也猶言足也女子二七男子二八腎氣始盛而腎水乃足蓋人生五藏惟腎生最先腎氣之充足最遲而衰獨早故孩提能悲能喜能怒能思而絕無慾念其有情竇早開者亦在腎氣將盛天癸將至之年可見腎氣未盛癸水未足則不生慾念也迨腎氣衰癸水絕則慾念自泯矣解此段經文者當云女子必二七而腎水之本體充足任脈乃通太衝之脈始盛月事因而時下矣夫前陰二竅溺之由水竅者無論矣其由精竅者皆原於天癸者也月水雖從衝脈下謂爲天癸之常可也泄精成孕是任脈施受謂爲天癸之能可也帶下乃任脈之失其擔任謂爲天癸之病可也然則稱月

胎耳。男胎、女胎则由夫妇之天癸有强弱盈虚之不同也。吾友徐亚枝曰：如沈氏说，一若天癸即精者，如俞氏说，一若血与精之外，别有一物。所谓天癸者，窃谓天癸者，指肾水本体而言，癸者水也，肾为水藏，天一生水，故谓肾水，为天癸至，谓至极也，犹言足也。女子二七，男子二八，肾气始盛，而肾水乃足。盖人生五藏，惟肾生最先，肾气之充足最迟，而衰独早。故孩提能悲能喜，能怒能思，而绝无欲念，其有情窦早开者，亦在肾气将盛，天癸将至之年。可见肾气未盛，癸水未足，则不生欲念也。迨肾气衰，癸水绝，则欲念自泯矣。解此段经文者，当云女子必二七而肾水之本体充足，任脉乃通，太冲之脉始盛，月事因而时下矣。夫前阴二窍溺之由水窍者无论矣，其由精窍者，皆原于天癸者也。月水虽从冲脉下，谓为天癸之常可也。泄精成孕是任脉施受，谓为天癸之能可也。带下乃任脉之失其担任，谓为天癸之病可也。然则称月

水爲天癸亦無不可前賢解此皆重讀上二字而略下一字惟將至字當作來字看遂至議論紛紜耳

（箋疏）吾國醫學之十二經絡及奇經八脈原是西學解剖家所無治新學者恒誚舊籍爲鑿空然以人身內外各部分之病狀而言某處是某經所過若發現某症即是某藏某府之虛實寒熱爲病則固確然可信投藥得當而效如影響證据章章不可誣也蓋經脈之循行即西學之所謂血管而血管之周流莫不與藏府息息相通則某藏某府自必各有一定血管循行之道路吾國醫學發源最早古之神聖倡此學說自必神而明之洞矚其互相感應之理固不係乎血管之實在形迹若必刻舟求劍剖而視之以驗其形相如何吾知古之人必無以異於今之人手足肌肉之間必無此十二條直行血管可尋是亦今之所敢斷言者此中自有神化功用彼專以解剖爲實驗

水为天癸，亦无不可。前贤解此，皆重读上二字而略下一字，惟将至字当作来字看，遂至议论纷纭耳。

【笺疏】 吾国医学之十二经络及奇经八脉，原是西学解剖家所无治，新学者恒诮旧籍为凿空，然以人身内外各部分之病状而言，某处是某经所过，若发现某症即是某藏，某府之虚实寒热为病，则固确然可信。投药得当而效如影响，证据章章不可诬也。盖经脉之循行，即西学之所谓血管，而血管之周流，莫不与藏府息息相通，则某藏、某府自必各有一定血管循行之道路。吾国医学发源最早，古之神圣倡此学说，自必神而明之，洞瞩其互相感应之理，固不系乎血管之实在形迹。若必刻舟求剑，剖而视之，以验其形相如何，吾知古之人必无以异于今之人。手足肌肉之间，必无此十二条直行血管可寻，是亦今之所敢断言者，此中自有神化功用，彼专以解剖为实验，

雖曰器具精良物理細密竊恐尚不足以語此而猶以耳目器械之推測囂囂然笑吾舊學之荒誕殆無異於夏蟲之語冰惟奇經八脈諸條則甲乙經經脈篇之所未詳雖內難中時一見之不可謂非上古發明之舊無如一鱗一爪語焉不詳已覺難於徵實卽以經脈二字言之既同是血管而古今人之言督脈者輙以脊骨之髓當之則獨具此顯然之形已與十二經及其他之奇經不類豈非生理學中之絕大疑竇且督任之經最直何以前後之形又大相歧異若此又十二經皆有動脈可按而督任亦有俞穴則皆不動且蹻維衝帶則所過之穴卽交會於其他諸經又似蔦蘿附松不能自成一隊者疑是疑非果何從而證實之徐亞枝謂天癸是腎水本體最合眞理所以經文明言男子亦是天癸又謂腎生最先腎足最遲腎衰最早從孩提成年及老憊之實境徵之洵是確鑿不移而從來未經道破之語須知癸水是腎

虽曰器具精良，物理细密。窃恐尚不足以语此，而犹以耳目器械之推测，嚣嚣然笑吾旧学之荒诞，殆无异于夏虫之语冰，惟奇经八脉诸条，则《甲乙经》经脉篇之所未详。虽《内》、《难》中时一见之，不可谓非上古发明之旧，无如一鳞一爪，语焉不详。已觉难于征实，即以经脉二字言之，既同是血管，而古今人之言督脉者，辄以脊骨之髓当之，则独具此，显然之形已与十二经及其他之奇经不类，岂非生理学中之绝大疑窦。且督任之经最直，何以前后之形又大相歧异。若此又十二经皆有动脉可按，而督任亦有俞穴，则皆不动，且跻维冲带，则所过之穴，即交会于其他诸经。又似蔦萝附松，不能自成一队者，疑是疑非，果何从而证实之。徐亚枝谓，天癸是肾水本体，最合真理。所以经文明言，男子亦是天癸。又谓肾生最先，肾足最迟，肾衰最早，从孩提、成年及老惫之实境征之，洵是确凿不移，而从来未经道破之语，须知癸水是肾

藏真阴，不能如女子之月事时下，亦不能即以阳施阴，受者当之。尧封谓天癸由任脉而来，月事由太冲而来，又谓冲隶阳明，任隶少阴，精欲下泄，由带脉而前。然后从任脉而下云云，看似头头是道，言之有物，其实全由想像得来，随意指挥，惟吾所命。假使藏府能语，吾知其必曰：否！否！不然岂不知督、任、冲、带，既是经脉，从未闻任脉与阴窍相通，而可谓女子月事，男子施精，竟由太、冲、带、任诸脉而下，那不令人骇绝。试以西学生理求之，此身结构自有隧道，方悟吾国女科书中，谈及怀妊情状，备极千奇万怪，喷饭者不一而足。正不独阴精、阴血先至后冲，彼包此裹几条之可哂，东扶谓入任脉而成胎，亦与尧封之言，精泄出于任脉，同一奇悟。要之任称为脉，亦是血管之一枝，安有精可泄，而胎可受。请细读西学生殖一门，然后知吾国医界名贤，固终其身未由悟到也。

藏眞陰不能如女子之月事時下亦不能卽以陽施陰受者當之堯封謂天癸由任脈而來月事由太衝而來又謂衝隸陽明任隸少陰精欲下泄由帶脈而前然後從任脈而下云云看似頭頭是道言之有物其實全由想像得來隨意指揮惟吾所命假使藏府能語吾知其必曰否否不然豈不知督任衝帶旣是經脈從未聞任脈與陰竅相通而可謂女子月事男子施精竟由太衝帶任諸脈而下那不令人駭絕試以西學生理求之此身結構自有隧道方悟吾國女科書中談及懷妊情狀備極千奇萬怪噴飯者不一而足正不獨陽精陰血先至後衝彼包此裹幾條之可哂東扶謂入任脈而成胎亦與堯封之言精泄出於任脈同一奇悟要之任稱爲脈亦是血管之一枝安有精可泄而胎可受請細讀西學生殖一門然後知吾國醫界名賢固終其身未由悟到也

王冰曰男以氣運故陽氣應日而一舉女以血滿故陰血從月而一下

（箋疏）男以氣言女以血言就陰陽二字本義髣髴想像似不可以爲不是然吾人之身氣血兩者果可以分道而行不相聯屬否即此一端已覺其立言之不妥況更謂陽氣應日而一舉眞不知其從何處悟入有此奇語且月事時下亦不得謂爲血滿此說極謬堯封氏何所取而錄之

月事不調

素問天地溫和則經水安靜天寒地凍則經水凝泣天暑地熱則經水沸溢卒風暴起則經水波湧而隴起

（箋疏）泣讀爲澀素問此節本以脈象而言人之脈道譬於地之水道人在氣交之中脈道流行本與天地之氣默相感應故天地之氣和調則脈亦應之而安靜寒則澀滞熱則沸騰皆理之所必然者而猝然風起雲湧斯脈亦

王冰曰：男以气运，故阳气应日，而一举女，以血满，故阴血从月而一下。

【笺疏】男以气言，女以血言，就阴阳二字本义髣髴想像似不可以为不是。然吾人之身气血两者果可以分道而行，不相联属否？即此一端，已觉其立言之不妥。况更谓阳气应日而不一举，真不知其从何处悟入，有此奇语，且月事时下亦不得谓为血满，此说极谬，尧封氏何所取而录之。

月事不调

《素问》：天地温和，则经水安静，天寒地冻，则经水凝泣。天暑地热，则经水沸溢，卒风暴起，则经水波涌而陇起。

【笺疏】泣读为涩，《素问》此节本以脉象而言，人之脉道，譬于地之水道，人在气交之中，脉道流行本与天地之气默相感应。故天地之气和调，则脉亦应之而安静。寒则涩滞，热则沸腾，皆理之所必然者，而猝然风起云涌，斯脉亦

为之汹涌泛溢，此言脉随气化为变迁，则疾病作，而脉状应之，亦事之所必至，而理之所宜然者。然此节经水并不指妇女月事，经文彰彰可据，尧封竟以经水二字辑入月事条中，颇似误会。惟月事为病，其理本亦如是，断章取义，固无不可耳。

褚澄曰：女子天癸既至，逾十年无男子合则不调，未逾十年思男子合亦不调。不调则旧血不出，新血误行，或渍而入骨，或变而为肿，或虽合而难子合多，则沥枯虚人，产乳众则血枯杀人。

孟英曰：此论甚不尽然，惟产乳众而血枯卒死者颇多。然吾乡吴醖香大令夫人，半产三次不计外，凡生十男四女，并已长成，而夫人年逾五旬，精力不衰，犹能操家政，而抚驭群下也。

【笺疏】褚氏遗书，原是赝本，《四库全书》提要已详言之。纪文达所论，洵不诬

爲之洶湧泛溢此言脈隨氣化爲變遷則疾病作而脈狀應之亦事之所必至而理之所宜然者然此節經水並不指婦女月事經文彰彰可据堯封竟以經水二字輯入月事條中頗似誤會惟月事爲病其理本亦如是斷章取義固無不可耳

褚澄曰女子天癸既至踰十年無男子合則不調未踰十年思男子合亦不調不調則舊血不出新血誤行或漬而入骨或變而爲腫或雖合而難子合多則瀝枯虛人產乳衆則血枯殺人

孟英曰此論甚不盡然惟產乳衆而血枯卒死者頗多然吾鄉吳醖香大令夫人半產三次不計外凡生十男四女並已長成而夫人年踰五旬精力不衰猶能操家政而撫馭羣下也

（箋疏）褚氏遺書原是贋本四庫全書提要已詳言之紀文達所論洵不誣

也就中論婦女體質雖未嘗無精當語然皆以理想推測言之不盡可信此節十年二句尤爲臆斷至謂不調爲舊血不出措詞更欠圓相須知不調二字所賅者廣有血淤者有血枯者亦有固攝無權而崩漏者安得以不出二字概括之若謂新血誤行者皆因於舊血之不出豈漬而入骨變而爲腫皆淤血爲患乎且漬而入骨一句更是故爲奇僻駭人聽聞絕非病理所應有惟謂合多則瀝枯產乳衆則血枯二句確是不刊之論但以瀝枯與血枯相對言之詞近於鄙殊非高尙文字卽此可爲唐以後人僞託之證且產乳二字古人必不並稱乳卽是產說文謂人及鳥生子曰乳獸曰產廣雅釋詁乳生也尸子胎生曰乳月令季冬雉雊雞乳注卵也皆非以乳汁飼兒之謂而此節產乳則必以乳汁飼兒言之惟其飼乳太多故血易枯尤爲唐後文字之確證蓋嘗見有力之家生育極多惟不自乳則爲之母者年逾大衍而形

也。就中论妇女体质，虽未尝无精当语，然皆以理想推测，言之不尽，可信此节十年二句，尤为臆断。至谓不调为旧血，不出措词，更欠圆相，须知不调二字，所赅者广有血淤者，有血枯者，亦有固摄无权而崩漏者，安得以不出二字概括之。若谓新血误行者，皆因于旧血之不出，岂渍而入骨，变而为肿，皆淤血为患乎？且渍而入骨一句，更是故为奇僻，骇人听闻，绝非病理所应有。惟谓合多而沥枯，产乳众则血枯二句，确是不刊之论。但以沥枯与血枯相对言之，词近于鄙，殊非高尚文字，即此可为唐以后人伪托之证，且产乳二字，古人必不并称乳，即是产。《说文》谓人及鸟生子，曰乳兽，曰产。《广雅·释诂》：乳生也，尸子胎生，曰乳，月令季冬雉雊鸡乳注卵也，皆非以乳汁饲儿之谓。而此节产乳则必以乳汁饲儿，言之惟其饲乳太多，故血易枯，尤为唐后文字之确证。盖尝见有力之家生育极多，惟不自乳则为之母者，年逾大，衍而形

色不衰。孟英所称吴大令室人必非自乳其子可知。

方约之曰：妇人不得自专，每多忿怒；气结，则血亦结。孟英曰：此至言也，气为血帅，故调经必先理气，然理气不可徒以香燥也。郁怒为情志之火，频服香燥，则营阴愈耗矣。

【笺疏】 妇女见闻不广，故性多卡急，其始也。以褊而生郁怒，迨其继则愈郁愈怒，而性愈偏，此非药饵所能疗者。岂独不得自专者为，然恒有得自专，而更以长其偏心者。总之，吾国妇女多不学，所识者小，斯为气结之真源耳。孟英谓：调经必行理气，洵是名言，然理气之方，亦必不能屏除香燥、高鼓峰之滋水清肝饮。魏柳洲之一贯煎，皆为情志之火，而设亦当参加气药，并辔而驰，始有捷效。否则滋腻适以增壅利未见，而害随之，惟不可止以香燥为兔园册子耳。

色不衰孟英所稱吳大令室人必非自乳其子可知

方約之曰婦人不得自專每多忿怒氣結則血亦結孟英曰此至言也氣爲血帥故調經必先理氣然理氣不可徒以香燥也鬱怒爲情志之火頻服香燥則營陰愈耗矣

(箋疏)婦女見聞不廣故性多卡急其始也以心褊而生鬱怒迨其繼則愈鬱愈怒而性愈偏此非藥餌所能療者豈獨不得自專者爲然恒有得自專而更以長其偏心者總之吾國婦女多不學所識者小斯爲氣結之眞源耳孟英謂調經必先理氣洵是名言然理氣之方亦必不能屏除香燥高鼓峰之滋水淸肝飲魏柳洲之一貫煎皆爲情志之火而設亦當參加氣藥並轡而馳始有捷效否則滋膩適以增壅利未見而害隨之惟不可止以香燥爲兎園册子耳

趙養葵曰經水不及期而來者有火也宜六味丸滋水如不及期而來多者加白芍柴胡海螵蛸如半月或十日而來且綿延不止者屬氣虛宜補中湯如過期而來者火衰也六味加艾葉如脈遲而色淡者加桂此其大略也其間有不及期而無火者有過期而有火者不可拘於一定當察脈視稟滋水爲主隨證加減

孟英曰婦人之病雖以調經爲先第人稟不同亦如其面有終身月汛不齊而善於生育者有經期極準而竟不受孕者雄於女科閱歷多年見聞不少始知古人之論不可盡泥無妄之藥不可妄投也

（箋疏）先期有火後期火衰是固有之然特其一端耳如虛不能攝則雖無火亦必先期或血液漸枯則雖有火亦必後期六味之丹苓澤瀉滲泄傷陰豈滋養之正將不及期而經多肝氣疏泄無度固攝猶虞不及再以柴胡疏

赵养葵曰：经水不及期而来者，有火也，宜六味丸滋水。如不及期而来多者，加白芍、柴胡、海螵蛸。如半月或十日而来，且绵延不止者，属气虚，宜补中汤。如过期而来者，火衰也，六味加艾叶。如脉迟而色淡者，加桂，此其大略也。其间有不及期而无火者，有过期而有火者，不可拘于一定，当察脉，视禀滋水为主，随证加减。

孟英曰：妇人之病，虽以调经为先，第人禀不同，亦如其面有终身月汛不齐，而善于生育者，有经期极准，而竟不受孕者。雄于女科，阅历多年，见闻不少，始知古人之论不可尽泥，无妄之药不可妄投也。

【笺疏】先期有火，后期火衰，是固有之，然特其一端耳。如虚不能摄，则虽无火，亦必先期，或血液渐枯，则虽有火，亦必后期，六味之丹，苓、泽泻渗泄伤阴，岂滋养之正，将不及期，而经多肝气疏泄无度，固摄犹虞不及，再以柴胡疏

肝为害，奚若至于绵延不绝，更必大封大补，而乃欲用东垣之补中汤，则是肝肾阴虚于下，而升提，以拔其根株。尤为可怪，过期纵是火衰，六味之丹泽何用温经之药，又岂可独恃一艾叶。脉迟色淡，亦岂专恃一肉桂。总之，养葵所论无一句不庸陋肤浅，开口便错，语病百出，殊不足道。孟英谓：所禀不同，实从阅历经验而来，无妄之药不可妄投二句，足为呆读古书者，痛用针砭，赵氏所论不过耳食之学。

辨色及痛

赵养葵曰：冲任藏经系胞，又恃一点命门之火为之主宰，火旺则红火衰则淡，火太旺则紫火太衰则白，所以滋水更当养火，甚有干枯不通者，虽曰火盛之极，亦不宜以苦寒药降火，只宜大补其水，从天一之源以养之使满。又曰：紫与黑者，多属火旺，亦有虚寒而黑色者，不可不察。若淡白则无火矣。

肝爲害奚若至於緜延不絕更必大封大補而乃欲用東垣之補中湯則是肝腎陰虛於下而升提以拔其根株尤爲可怪過期縱是火衰六味之丹澤何用溫經之藥又豈可獨恃一艾葉脈遲色淡亦豈專恃一肉桂總之養葵所論無一句不庸陋膚淺開口便錯語病百出殊不足道孟英謂所禀不同實從閱歷經驗而來无妄之藥不可妄投二句足爲呆讀古書者痛用針砭趙氏所論不過耳食之學

辨色及痛

趙養葵曰衝任藏經系胞又恃一點命門之火爲之主宰火旺則紅火衰則淡火太旺則紫火太衰則白所以滋水更當養火甚有乾枯不通者雖曰火盛之極亦不宜以苦寒藥降火祇宜大補其水從天一之源以養之使滿又曰紫與黑者多屬火旺亦有虛寒而黑色者不可不察若淡白則無火矣

（箋疏）衝任是脈道脈中血旺則月事時下脈中血虛則月事不正非卽經血之竅道何可竟以爲經水所藏之所藏經一說豈非杜撰滋水養火云云意中只有六味八味二方也

沈曰王宇泰以寒則凝旣行而紫黑定非寒症然投熱藥取效十中嘗見一二色白無火亦屬近理然間有不宜補火者嘗見元和一婦經水過期十日方至色淡穩婆據此投肉桂藥數劑經水來多遍身發黃不能飲食身熱脈數竟成危候此是丹溪所謂經水淡白屬氣虛一證要之臨證時須細察脈象復參旁證方識虛實寒熱倘疑似中有兩證兼見者先用其輕劑如色淡一證先用補氣法不效再投補火庶幾無誤錄葉氏之說於後　葉氏曰血黑屬熱此其常也亦有風寒外束者十中嘗見一二蓋寒主收引小腹必常冷痛經行時或手足厥冷唇青面白尺脈遲而微而虛或大而無力熱則尺脈洪

【笺疏】冲任是脉道，脉中血旺则月事时下，脉中血虚则月事不正，非即经血之窍道，何可竟以为经水所藏之所藏经一说，岂非杜撰。滋水养火云云，意中只有六味、八味二方也。

沈曰：王宇泰以寒则凝，既行而紫黑，定非寒症，然投热药取效，十中尝见一二。色白无火，亦属近理，然间有不宜补火者尝见。元和一妇，经水过期十日方至，色淡，稳婆据此投肉桂药数剂，经水来多，遍身发黄，不能饮食，身热脉数，竟成危候。此是丹溪所谓经水淡白，属气虚一证，要之临证时须细察脉象，复参旁证，方识虚实寒热。倘疑似中有两证兼见者，先用其轻剂，如色淡一证，先用补气法，不效再投补火，庶几无误。录叶氏之说于后：

叶氏曰：血黑属热，此其常也，亦有风寒外束者，十中尝见一二。盖寒主收引，小腹必常冷痛，经行时或手足厥冷，唇青面白尺脉迟而微而虚，或大而无力，热则尺脉洪

数，或实而有力，参之脉证为确。

孟英曰：色淡竟有属热者，古人从未道及，须以脉证互勘自得，但不可作实热论，而泻以苦寒也。更有奇者，方氏妇产后经色渐淡，数年后竟无赤色，且亦结块，平常亦无带下，人日以羸。余诊之脉突数，口苦，时有寒热，与青蒿、白薇、黄柏、归、柴、龟、鳖、芍药、乌鲗、杞子、地骨等出入百剂而痊，此仅见之证矣。

【笺疏】 经淡古人多谓虚寒，盖气血交亏，所以其色不能化赤，是虚字为重，寒字为轻，但宜益阴养血而少少加温和之药，以流通之化育之，斯得治疗之正。奈何耳食之徒，但知其寒而忘其为虚，刚燥温辛益耗其血，则其虚愈甚，变爻自在意中。赵谓淡白无火，岂非只知其一，不知其二。沈案、王案皆是虚证，一以肉桂而难作，一以清养而即安，则彼之龈龈于黑属热，淡属寒者，其亦可以憬然悟矣。

數或實而有力參之脈證爲確

孟英曰色淡竟有屬熱者古人從未道及須以脈證互勘自得但不可作實熱論而瀉以苦寒也更有奇者方氏婦産後經色漸淡數年後竟無赤色且亦結塊平常亦無帶下人日以羸余診之脈突數口苦時有寒熱與青蒿白薇黄柏歸柴龜鱉芍藥烏鰂杞子地骨等出入百劑而痊此僅見之證矣

（箋疏）經淡古人多謂虚寒蓋氣血交虧所以其色不能化赤是虚字爲重寒字爲輕但宜益陰養血而少少加温和之藥以流通之化育之斯得治療之正奈何耳食之徒但知其寒而忘其爲虚剛燥温辛益耗其血則其虚愈甚變爻自在意中趙謂淡白無火豈非只知其一不知其二沈案王案皆是虚證一以肉桂而難作一以清養而卽安則彼之齦齦於黑屬熱淡屬寒者其亦可以憬然悟矣

滑伯仁曰經前臍腹絞痛寒熱交作下如黑豆汁兩尺脈濇餘皆弦急此寒濕搏於衝任寒濕生濁下如豆汁與血交爭故痛宜辛散苦温血藥

徐曰辛散血藥是川芎之類苦温血藥是艾葉之類

（箋疏）經前腹痛無非肝家氣滯絡脈不疏治以疏肝行氣爲主但須選用血中氣藥如香附烏藥玄胡之類不可專恃辛温香燥耳伯仁謂兩尺脉濇即是絡中氣滞之徵況復弦急肝氣抑塞又其明證惟爲寒爲熱更當以其他兼症參之必不能僅据絞痛一症指爲寒濕概與苦温蓋肝絡爲病鬱熱亦正不少滑伯仁必以寒濕概之尚嫌武斷但痛在經前經行則止治法固可稍參温煦并須兼以行血通瘀耳

李氏曰經水帶黄混濁者濕痰也

（箋疏）經水色黄已是濕熱之徵況復混濁濕熱尤甚是宜清理不得以色淡並論概與滋補且舌苔脈症亦必有可据更宜參證

滑伯仁曰：经前脐腹绞痛，寒热交作，下如黑豆汁，两尺脉涩，余皆弦急。此寒湿搏于冲任，寒湿生浊，下如豆汁，与血交争，故痛，宜辛散苦温血药。

徐曰：辛散血药是川芎之类苦温血药，是艾叶之类。

【笺疏】经前腹痛，无非肝家气滞络脉不疏，治以疏肝行气为主，但须选用血中气药，如香附、乌药、玄胡之类，不可专恃辛温香燥耳。伯仁谓：两尺脉涩，即是络中气滞之征，况复弦急，肝气抑塞，又其明证。惟为寒为热，更当以其他兼症参之，必不能仅据绞痛一症，指为寒湿，概与苦温。盖肝络为病郁热。

亦正不少滑伯仁，必以寒湿概之，尚嫌武断，但痛在经前，经行则止，治法固可稍参温煦，并须兼以行血通瘀耳。

李氏曰：经水带黄混浊者，湿痰也。

【笺疏】经水色黄，已是湿热之征，况复混浊湿热尤甚，是宜清理，不得以色淡并论，概与滋补，且舌苔、脉症亦必有可据，更宜参证。

丹溪曰：经将行而痛者，气之滞也，香附、青皮、桃仁、黄连，或用抑气散，四物加玄胡、丹皮、条芩。

又曰：经将来，腹中阵痛，乍作乍止者，血热气实也，四物加小川连、丹皮。

徐曰：抑气散出严氏，香附四两，陈皮一两，茯神、炙草各一两半，为末，每服二钱，治妇人气盛于血，变生诸证，头晕膈满，取《内经》高者抑之之义。汪訒庵谓是方和平可用，若补血，以平阳火，亦正治也。

【笺疏】痛在经前，诚是气滞，正惟气滞而血亦滞，故以香附、青皮与桃仁并用，而能行血中之滞，清肝木之横，则玄胡、金铃尤为捷验。

又以阵痛，乍作乍止，定为血热气实，则殊不然，是当以脉证互参，方有寒热虚实可辨。但据阵痛，乍作乍止，则虚寒者，亦何必不然连芩、丹皮安可为训。盖丹溪遗著本非自定之本，此后人附会为之，致有此弊，不可遽以丹溪病也。

严氏抑气

丹溪曰經將行而痛者氣之滯也香附青皮桃仁黃連或用抑氣散四物加玄胡丹皮條芩　又曰經將來腹中陣痛乍作乍止者血熱氣實也四物加小川連丹皮

徐曰抑氣散出嚴氏香附四兩陳皮一兩茯神炙草各一兩半爲末每服二錢治婦人氣盛於血變生諸證頭暈膈滿取內經高者抑之之義汪訒菴謂是方和平可用若補血以平陽火亦正治也

（箋疏）痛在經前誠是氣滯正惟氣滯而血亦滯故以香附青皮與桃仁並用而能行血中之滯淸肝木之橫則玄胡金鈴尤爲捷驗　又以陣痛乍作乍止定爲血熱氣實則殊不然是當以脈證互參方有寒熱虛實可辨但據陣痛乍作乍止則虛寒者亦何必不然連芩丹皮安可爲訓蓋丹溪遺著本非自定之本此後人附會爲之致有此弊不可遽以丹溪病也　嚴氏抑氣

者仍是行氣之滯謂治氣盛於血大有語病究竟此非氣之有餘　訒菴謂其和平可用所見尤陋藥以去病爲主唯在對症安問其和平不和平若以其和平而後可用是以嘗試敷衍爲手段更何有醫學之價值可言

又曰經後作痛者氣血俱虛也宜八珍湯　又曰成塊者氣之凝也

沈曰經後腹痛必有所滯氣滯脈必沈寒滯脈必緊濕滯脈必濡兼寒兼熱當參旁證至若風邪由下部而入於脈中亦能作痛其脈乍大乍小有時隴起葉氏用防風荆芥桔梗甘草虛者加人參各一錢焙黑取其入血分研末酒送神效

又曰經前後俱痛病多由肝經而其中更有不同脈弦細者是木氣之鬱宜逍遥散及川楝小茴香橘核之類脈大者是肝風內動體發紅塊者是肝陽外越俱宜溫潤　戴禮亭室人向患經前後腹痛連及右足體發紅塊脈大右關尺尤甚己卯秋予作肝風內動治用生地四錢炒枸杞一錢細石斛二錢

者，仍是行气之滞，谓治气盛于血，大有语病，究竟此非气之有余。

訒庵谓：其和平可用，所见尤陋，药以病为主，唯在对症，安问其和平不和平。若以其和平而后可用，是以尝试敷衍为手段，更何有医学之价值可言。

又曰：经后作痛者，气血俱虚也，宜八珍汤。

又曰：成块者气之凝也。

沈曰：经后腹痛必有所滞气，滞脉，必沈寒滞脉必紧，湿滞脉必濡。兼寒兼热，当参旁证，至若风邪由下部而入于脉中，亦能作痛，其脉乍大乍小，有时陇起。叶氏用防风、荆芥、桔梗、甘草，虚者加人参各一钱，焙黑，取其入血分，研末酒送，神效。

又曰：经前后俱痛，病多由肝经，而其中更有不同，脉弦细者是木气之郁，宜逍遥散及川楝、小茴香、橘核之类；脉大者，是肝风内动；体发红块者，是肝阳外越，俱宜温润。

戴礼亭室人，向患经前后腹痛，连及右足，体发红块，脉大，右关尺尤甚。己卯秋，予作肝风内动治，用生地四钱，炒枸杞一钱，细石斛二钱，

杜仲二钱，干淡苁蓉、麦冬、牛膝各一钱，归身一钱五分，炒白芍一钱，服之痛止。后于经前后服数剂，经来甚适，不服即痛，因作丸服，此方屡用有验。

【笺疏】腹痛连足，是肝肾之阴虚，肝络不能条达，而虚阳外越，故脉为之大，右关尺尤甚，是肝肾相火不藏之明证。方以养阴涵阳为主，不用香燥气药，治本不治标，最是良法，与魏玉璜一贯煎同意。但病是肝阳，未尝有内动之风，药中亦无息风之味，则案语肝风内动，尚未贴切。宜易之曰：肝阴不足，肝阳不藏，庶于脉大，及体发红块，俱能切合。

沈又曰：经来声哑症。苟氏女嫁斜塘倪姓，早寡，体气虚弱，每逢月事，声音必哑，予用天冬、地黄、苁蓉、归身等药，瘖益甚，张口指画无一字可闻，即于此方加细辛少许，以通少阴之络，药才入口，其声即出。十余剂后，桂附八味丸调理，遂不复发。

杜仲二錢乾淡蓯蓉麥冬牛膝各一錢歸身一錢五分炒白芍一錢服之痛止後於經前後服數劑經來甚適不服卽痛因作丸服此方屢用有驗

（箋疏）腹痛連足是肝腎之陰虛肝絡不能條達而虛陽外越故脈爲之大右關尺尤甚是肝腎相火不藏之明證方以養陰涵陽爲主不用香燥氣藥治本不治標最是良法與魏玉璜一貫煎同意但病是肝陽未嘗有內動之風藥中亦無息風之味則案語肝風內動尙未貼切宜易之曰肝陰不足肝陽不藏庶於脈大及體發紅塊俱能切合

沈又曰經來聲啞症茍氏女嫁斜塘倪姓早寡體氣虛弱每逢月事聲音必啞予用天冬地黃蓯蓉歸身等藥瘖益甚張口指畫無一字可聞卽於此方加細辛少許以通少陰之絡藥纔入口其聲卽出十餘劑後桂附八味丸調理遂不復發

（箋疏）此證此方亦是治肝腎陰虛之法所以音瘖者所謂少陰之絡繫舌本也腎氣不榮於舌本而音爲之瘖此非舌本強而無聲可知細辛少許以通少陰之陽氣大有巧思可法也

（撮要）經後目暗屬血虛

（箋疏）此是肝腎陰虛不能上榮於目治法亦當仿上二條若用魏氏一貫煎治之亦必有效

汪石山曰經行泄瀉屬脾虛多濕宜參苓白朮散

孟英曰亦有肝木侮土者

（箋疏）脾陽不振最多此候宜加乾葛少許以升清氣王所謂肝木侮土者則左脈弦而右脈弱宜扶土而柔肝亦有左關反爽而右關反勁者所謂木乘土位肝尤橫而土德益衰矣

【笺疏】 此证此方亦是治肝肾阴虚之法，所以音瘖者，所谓少阴之络系舌本也。肾气不荣于舌本，而音为之瘖，此非舌本强而无声可知，细辛少许以通少阴之阳气，大有巧思，可法也。

【撮要】 经后目暗属血虚。

【笺疏】 此是肝肾阴虚，不能上荣于目，治法亦当仿上二条。若用魏氏一贯煎治之，亦必有效。

汪石山曰：经行泄泻，属脾虚多湿，宜参苓白术散。

孟英曰：亦有肝木侮土者。

【笺疏】 脾阳不振最多，此候宜加干葛少许，以升清气。王所谓肝木侮土者，则左脉弦而右脉弱，宜扶土而柔肝，亦有左关反耎，而右关反劲者，所谓木乘土位，肝尤横，而土德益衰矣。

缪氏曰：经行白带属阳虚下陷，用参术助阳气。

孟英曰：亦有郁火内盛者。

【笺疏】 带下多湿热，及相火不藏为病，惟临经带下，则下元不能固摄，可知此与平素带下不同。仲淳阳虚下陷之论是也，宜固摄肝肾，而升举清阳。故止言参术，不用温燥阳药。若孟英所谓郁火，当亦指肝肾龙相之火而言，阴火不藏，以致疏泄无度，宜苦以坚之。

月事不来

（《素问》）二阳之病发心脾，有不得隐曲，女子不月，传为风消，其传为息奔者，死不治。

沈曰：二阳指阳明经言，不指藏府，言二阳之病发心脾者。阳明为多血之经，血乃水谷之精气，藉心火煆炼而成，忧愁思虑伤心，因及其子，不嗜饮食，血

繆氏曰經行白帶屬陽虛下陷用參朮助陽氣

孟英曰亦有鬱火內盛者

（箋疏）帶下多濕熱及相火不藏爲病惟臨經帶下則下元不能固攝可知此與平素帶下不同仲淳陽虛下陷之論是也宜固攝肝腎而升舉淸陽故止言參朮不用溫燥陽藥若孟英所謂鬱火當亦指肝腎龍相之火而言陰火不藏以致疏泄無度宜苦以堅之

月事不來

（素問）二陽之病發心脾有不得隱曲女子不月其傳爲風消其傳爲息奔者死不治

沈曰二陽指陽明經言不指藏府言二陽之病發心脾者陽明爲多血之經血乃水穀之精氣藉心火煆煉而成憂愁思慮傷心因及其子不嗜飲食血

無以資生陽明病矣經云前陰總宗筋之所會會於氣街而陽明爲之長故陽明病則陽事衰而不得隱曲也太衝爲血海並陽明之經而行故陽明病則衝脈衰而女子不月也

（箋疏）經言不得隱曲卽指所思不遂謀慮拂逆而言則心脾之陰營暗耗而不月之病成矣堯封之解不得隱曲作爲男子陽衰不能人道太覺奇特然亦不可謂之無理

孟英曰經水固以月行爲常然陰虛者多火經每先期陰愈虛行愈速甚至旬日半月而一行更有血已無多而猶每月竭蹶一行者其涸也可立而待也若血雖虛而火不甚熾汛必愆期此含蓄有權雖停止一二年或竟斷絕不行但其脈不甚數者正合坤主嗇之道皆可無慮昧者不知此理而但憑月事以分病之輕重聞其不行輒欲通之竭澤而漁不仁甚矣

无以资生，阳明病矣。经云：前阴总宗筋之所会，会于气街而阳明为之长，故阳明病，则阳事衰而不得隐曲也。太冲为血海，并阳明之经而行，故阳明病，则冲脉衰，而女子不月也。

【笺疏】 经言不得隐曲，即指所思不遂，谋虑拂逆而言，则心脾之阴营暗耗，而不月之病成矣。尧封之解不得隐曲，作为男子阳衰不能入道，太觉奇特，然亦不可谓之无理。

孟英曰：经水固以月行为常，然阴虚者多火，经每先期，阴愈虚，行愈速，甚至旬日、半月而一行。更有血已无多，而犹每月竭蹶一行者，其涸也，可立而待也。若血虽虚，而火不甚炽，漏必衍期，此含蓄有权，虽停止一二年，或竟断绝不行。但其脉不甚数者，正合坤主吝啬之道，皆可无虑。昧者不知此理，而但凭月事以分病之轻重，闻其不行，辄欲通之，竭泽而渔，不仁甚矣。

【笺疏】 阴血虚而月事不至，但无少腹胀痛等证，必不可妄投攻破，希图速效，误攻则崩漏之祸作矣。且即有腹胀腹痛之证，亦是血少，而肝络不疏，宜滋养肝肾真阴，兼之宣络，以疏达气滞，方是正本清源之治，亦未必果是淤滞而胀痛也。孟英谓：阴虚汛停，皆可无虑，所见极是。颐治此症，惟以养阴和肝，稍参行气宣络，俾胃纳苏而色泽转，自有水到渠成之妙。浅者不知此理，每用通经，岂徒竭泽而渔，孤注一掷。抑且砻糠打油，亦必无效，甚至激动血管之血横决暴崩，不知崩中大下之血，皆络脉之血，失其故道，激动冲任横决直注，非月事之血。诛伐无辜，那不扰动气营，演成惨剧。

《金匮》云：妇人病，血虚积冷、结气，经水断绝。

张景岳曰：经闭有血隔、血枯之不同，隔者病发于暂，通之则愈，枯者其来也渐，补养乃充。

（箋疏）陰血虛而月事不至但無少腹脹痛等證必不可妄投攻破希圖速效誤攻則崩漏之禍作矣且即有腹脹腹痛之證亦是血少而肝絡不疏宜滋養肝腎眞陰兼之宣絡以疏達氣滯方是正本清源之治亦未必果是淤滯而脹痛也孟英謂陰虛汛停皆可無慮所見極是頤治此症惟以養陰和肝稍參行氣宣絡俾胃納甦而色澤轉自有水到渠成之妙淺者不知此理每用通經豈徒竭澤而漁孤注一擲抑且礱糠打油亦必無效甚至激動血管之血橫決暴崩不知崩中大下之血皆絡脈之血失其故道激動衝任橫決直注非月事之血誅伐無辜那不擾動氣營演成慘劇

金匱云婦人病血虛積冷結氣經水斷絕

張景岳曰經閉有血隔血枯之不同隔者病發於暫通之則愈枯者其來也漸補養乃充

沈曰金匱三證積冷結氣有血不行也景岳謂之血隔積冷宜用肉桂大辛熱之藥導血下行後用養榮之法調之　結氣宜宣如逍遙散或烏藥香附行氣之品宣之　虛者無血可行也景岳謂之血枯宜補趙養葵補水補火補中氣三法最爲扼要

王孟英曰補水勿泥於六味補火勿泥於八味補中氣勿泥於歸脾

〔箋疏〕金匱言婦人經水不來之證分三大綱積冷結氣二者皆血滯不行於法宜通冷者溫經行血金匱歸芎膠艾湯卽治此症之鼻祖而千金婦人門中方藥最多皆含溫辛逐淤之法亦皆爲此症而設堯封只言肉桂一味尚嫌未備惟又言瘀通之後必以養榮調之善後良圖至不可少若氣結者自須先疏氣分之滯逍遙所以疏肝絡香附烏藥等皆宣通氣分而不失於燥固是正宗又玄胡索一物血中氣藥流通活潑威而不猛亦是良藥獨用

沈曰：《金匮》三证，积冷、结气、有血不行也。景岳谓之血隔积冷，宜用肉桂大辛热之药，导血下行，后用养荣之法调之。

结气宜宣，如逍遥散，或乌药、香附行气之品宣之。

虚者无血可行也，景岳谓之血枯，宜补。赵养葵补水、补火、补中气三法，最为扼要。

王孟英曰：补水勿泥于六味，补火勿泥于八味，补中气勿泥于归脾。

【笺疏】《金匮》言妇人经水不来之证，分三大纲，积冷、结气二者皆血滞不行，于法宜通，冷者温经行血。金匮归芎胶艾汤即治此症之鼻祖，而《千金》妇人门中方药最多，皆含温辛逐淤之法，亦皆为此症而设，尧封只言肉桂一味，尚嫌未备。惟又言瘀通之后，必以养荣调之善后，良图至不可少。若气结者，自须先疏气分之滞。逍遥所以疏肝络，香附、乌药等皆宣通气分，而不失于燥，固是正宗。又玄胡索一物，血中气药，流通活泼，威而不猛，亦是良药，独用

重用颇有奇功，而俗子仅知其破血不敢频用，则未明其实在力量也。亦有血本少，而气乃滞者，则合之养荣法，乃为万全无弊，仅事行气，尚失之偏。至于虚而无血可行，以致不月，则非补，何以苏涸辙之鲋，而回槁木之春。赵氏补水、补火、补中气七字，确是挈领提纲最为要诀。然试问养葵，心目中当用何等方法，则止有六味、八味、归脾耳。一经孟英喝破，只恐俗医闻之便失所恃，将不知更用何药，而后可颐请为之申一义：曰补水必以魏柳洲之一贯煎为骨，而《广笔记》之集灵膏，董思翁之延寿丹，陆九芝之坎离丸等可参也。补火则河间之地黄饮子，阴阳调剂，不偏温燥，最堪则效。补中则归脾汤，本是正宗，但人之体质各有不同，用古方者，止可师其意而斟酌损益，方能合辙。不可如养葵之辈之浑仑吞枣耳。

寇宗奭曰：童年情窦早开，积想在心，月水先闭，盖忧愁思虑，则伤心，心伤则血

重用頗有奇功而俗子僅知其破血不敢頻用則未明其實在力量也亦有血本少而氣乃滯者則合之養榮法乃爲萬全無弊僅事行氣尙失之偏至於虛而無血可行以致不月則非補何以蘇涸轍之鮒而回槁木之春趙氏補水補火補中氣七字確是挈領提綱最爲要訣然試問養葵心目中當用何等方法則止有六味八味歸脾耳一經孟英喝破只恐俗醫聞之便失所恃將不知更用何藥而後可頤請爲之申一義曰補水必以魏柳洲之一貫煎爲骨而廣筆記之集靈膏董思翁之延壽丹陸九芝之坎離丸等可參也補火則河間之地黃飲子陰陽調劑不偏溫燥最堪則效補中則歸脾湯本是正宗但人之體質各有不同用古方者止可師其意而斟酌損益方能合轍不可如養葵之輩之渾侖吞棗耳

寇宗奭曰童年情竇早開積想在心月水先閉蓋憂愁思慮則傷心心傷則血

耗竭故經水閉也火既受病不能榮養其子故不嗜食脾既虛則金氣虧故發嗽嗽既作則水氣竭故四肢乾木氣不充故多怒髮鬢焦筋痿五藏以次傳遍故猝不死而終死也比於諸勞最爲難治

沈曰此條亦從金匱虛字內分出實有是證但此證所願不得相火必熾非補水無以制之六味地黄湯補陰瀉陽固是妙法然脾虛食減倘嫌地黄膩膈炒鬆可也不然以女貞易之顧名思義並瀉相火

孟英曰此證最難治六味碍脾歸脾助火惟薛一瓢滋營養液膏加小麥大棗遠志庶幾合法一瓢又有心脾雙補丸亦可酌用

（箋疏）寇氏所述此症即素問所謂不得隱曲女子不月者也意淫紛擾神志蕩矣相火燔灼血安得不耗經安得不閉其食減而脾不司運化者血耗不行脾無所統安得不承其弊况病由情志而來所思既專忘餐廢寢水穀

耗竭，故经水闭也。火既受病，不能荣养其子，故不嗜食。脾既虚，则金气亏，故发嗽；嗽既作，则水气竭，故四肢干；木气不充，故多怒，发鬓焦，筋痿，五藏以次传遍，故猝不死而终死也。比于诸劳最为难治。

沈曰：此条亦从《金匮》虚字内分出，实有是证，但此证所愿不得，相火必炽，非补水无以制之。六味地黄汤补阴泻阳，固是妙法。然脾虚食减，倘嫌地黄腻膈，炒松可也，不然以女贞易之，顾名思义，并泻相火。

孟英曰：此证最难治，六味碍脾，归脾助火，惟薛一瓢滋营养液膏加小麦、大枣、远志，庶几合法，一瓢又有心脾双补丸，亦可酌用。

【笺疏】 寇氏所述此症，即《素问》所谓不得隐曲，女子不月者也。意淫纷扰，神志荡矣。相火燔灼，血安得不耗经，安得不闭。其食减而脾不司运化者，血耗不行，脾无所统，安得不承其弊。况病由情志而来，所思既专忘餐，废寝水谷

所供，早已置之度外，胃之减纳，初由若人之忘其所以，继而习惯自然，谷神能无困乎？经文特提心脾二藏，真是犀燃牛渚，洞烛隐微。此“不得隐曲”四字，即以所思不遂而言，特忠厚待人，措辞尤为蕴藉耳。其作嗽者，即相火之上冲多怒者，即肝阳之外越，发焦筋痿，无一非壮火灼烁津液，一言以蔽之，火炎水竭而已。寇氏必以五行生克附会五藏递传，未免陈腐气叠集满纸，令人对之欲呕，如此谈医，实是魔道，必不足征。沈谓六味补阴泻阳汤，亦嫌肤浅，病到此关，峻补肝肾真阴犹嫌不及，尚何有泻之可言。丹、泽、茯苓岂能制此亢极之火，熟地炒松更有何用，未能免俗，聊复尔尔。窃为尧封不取，惟谓女贞，顾名思义云云，可作一则格言，读须知此是心病，非于受病之源，自知忏悔，痛下针砭，无论方药如何，终无逃出鬼门关之望。世恒有及笄之龄，得劳怯症已，诸虚接踵，医家望之却步，而于归之后，竟能弗药有喜渐以康复者，

所供早已置之度外胃之減納初由若人之忘其所以繼而習慣自然穀神能無困乎經文特提心脾二藏眞是犀燃牛渚洞燭隱微此不得隱曲四字即以所思不遂而言特忠厚待人措辭尤爲蘊藉耳其作嗽者即相火之上衝多怒者即肝陽之外越髮焦筋痿無一非壯火灼爍津液一言以蔽之火炎水竭而已寇氏必以五行生尅附會五藏遞傳未免陳腐氣叠集滿紙令人對之欲嘔如此談醫實是魔道必不足徵沈謂六味補陰瀉陽亦嫌膚淺病到此關峻補肝腎眞陰猶嫌不及尙何有瀉之可言丹澤茯苓豈能制此亢極之火熟地炒鬆更有何用未能免俗聊復爾爾竊爲堯封不取惟謂女貞顧名思義云云可作一則格言讀須知此是心病非於受病之源自知懺悔痛下針砭無論方藥如何終無逃出鬼門關之望世恒有及笄之齡得勞怯症已諸虛接踵醫家望之卻步而于歸之後竟能弗藥有喜漸以康復者

即以此症也

樓全善曰經閉有污血凝滯胞門一證羅謙甫血極膏一味大黃爲末醋熬成膏服之利一二行經血自下是婦科仙藥

沈曰金匱論經閉有冷無熱非闕文也蓋天暑地熱則經水沸騰豈反有凝泣不來之理潔古東垣降心火瀉三焦之説不可盡信即骨蒸肉熱亦屬陰虧非同實火之可寒而愈也

孟英曰王子亨全生指迷方地黃煎以生地汁八兩熬耗一半內大黃末一兩同熬候可丸丸如梧子大熟水下五粒未效加至十粒治女子氣竭傷肝月事不來病名血枯蓋瘀血不去則新血日枯也即內經烏鰂藘茹丸仲景大黃䗪蟲丸之義後人但知彼血枯爲血虛而不知血得熱則瘀反用溫補豈能愈此血枯之病堯封亦爲此論毋乃欠考

即以此症也。

楼全善曰：经闭有污血凝滞胞门一证，罗谦甫血极膏，一味大黄为末，醋熬成膏，服之利一二行，经血自下，是妇科仙药。

沈曰：《金匮》论经闭，有冷无热，非关文也。盖天暑地热，则经水沸腾，岂反有凝泣不来之理。洁古、东垣降心火、泻三焦之说不可尽信，即骨蒸肉热亦属阴亏，非同实火之，可寒而愈也。

孟英曰：王子亨《全生指迷方》，地黄煎，以生地汁八两，熬耗一半，内大黄末一两，同熬，候可丸，丸如梧子大，熟水下五粒，未效加至十粒，治女子气竭伤肝，月事不来，病名血枯。盖瘀血不去，则新血日枯也。即《内经》乌鲗芦茹丸，仲景大黄庶虫丸之义。后人但知彼血枯为血虚，而不知血得热则瘀，反用温补，岂能愈此血枯之病，尧封亦为此论，毋乃欠考。

【笺疏】得热则血行，过寒而血瘀，乃理之常，尧封之说自是正论。然近世之人阴虚火旺者最多，先以血本少也，而生内热，继则血更少，而热更炽，乃火益壮，而血益枯，遂并其残余之血液而灼铄煎熬，尽为瘀垢。罗谦甫之血极膏，王子亨之地黄煎，诚为此症而设。然颐则谓，来源已竭，而尚欲从事于疏通，亦是竭泽而渔，少用之则缓不济急，多与之则正不能支，必以大剂滋养之煎方相辅而行，庶几标本两顾。尧封竟谓热则血无凝泣，不来之理，是未悟到此层，诚为笔下失检，致贻孟英之讥。然降心火、泻三焦之二说，竟欲以寒药治血闭，则亦是虚家鸩毒，断不可行。尧封固明知骨蒸内热，原属阴亏者，既无浪用寒凉之理，亦必不致专用温补以治虚热血瘀者也。

朱丹溪曰：肥人痰塞胞门，宜厚朴二陈汤。

【笺疏】肥人多湿多痰阻，其脉络气血为之不利，因而月事愆期者，固是理之所恒有。治宜理湿化痰，苟其粗知医理，亦谁不能凭证选药，是岂拘拘于厚朴、二陈一个板方。且湿滞痰凝，亦岂有专塞于一处之事，而乃直曰痰塞胞门，抑何鄙俚至此。吾于丹溪医书，叹观止矣。

淋漓不断一名经漏

陈良甫曰：或因气虚不能摄血，或因经而合阴阳外邪，客于胞内。

（箋疏）得熱則血行過寒而血瘀乃理之常堯封之說自是正論然近世之人陰虛火旺者最多先以血本少也而生內熱繼則血更少而熱更熾乃火益壯而血益枯遂并其殘餘之血液而灼鑠煎熬盡爲瘀垢羅謙甫之血極膏王子亨之地黃煎誠爲此症而設然頤則謂來源已竭而尚欲從事於疏通亦是竭澤而漁少用之則緩不濟急多與之則正不能支必以大劑滋養之煎方相輔而行庶幾標本兩顧堯封竟謂熱則血無凝泣不來之理是未悟到此層誠爲筆下失檢致貽孟英之譏然降心火瀉三焦之二說竟欲以寒藥治血閉則亦是虛家鴆毒斷不可行堯封固明知骨蒸內熱原屬陰虧者既無浪用寒涼之理亦必不致專用溫補以治虛熱血瘀者也

朱丹溪曰肥人痰塞胞門宜厚樸二陳湯

（箋疏）肥人多濕多痰阻其脈絡氣血爲之不利因而月事愆期者固是理之所恆有治宜理濕化痰苟其粗知醫理亦誰不能憑證選藥是豈拘拘于厚樸二陳一個板方且濕滯痰凝亦豈有專塞於一處之事而乃直曰痰塞胞門抑何鄙俚至此吾於丹溪醫書嘆觀止矣

淋漓不斷　一名經漏

陳良甫曰或因氣虛不能攝血或因經而合陰陽外邪客於胞內

孟英曰亦有因血熱而不循其常度者

（箋疏）經事延長淋漓不斷下元無固攝之權虛象顯然良甫謂經行交合一層亦是擾動衝任有開無闔皆宜封鎖滋填氣血並補此症總是屬虛何有外邪陳謂陰陽外邪殊不可解王謂有因血熱而不循其常亦是肝經疏泄無度必當潛藏龍相封固滋填非僅清血熱所能有濟須知淋漓之延久即是崩陷之先機古人恒以崩漏二字相提並論良有以也

月事異常

經云七七而天癸竭有年過五旬經行不止者許叔微主血有餘不可止宜當歸散產寶主勞傷過度喜怒不時李時珍作敗血論三説不同當參脈證

（箋疏）二七經行七七經止言其常也然賦稟不齊行止皆無一定之候柔弱者年未不惑而先絕壯實者年逾大衍而尚行此隨其人之體質而有異

孟英曰：亦有因血热而不循其常度者。

【笺疏】经事延长，淋漓不断，下元无固摄之权，虚象显然。良甫谓：经行交合一层亦是扰动冲任，有开无阖皆宜封锁，滋填气血，并补此症，总是属虚，何有外邪。陈谓：阴阳外邪殊不可解。王谓：有因血热而不循其常，亦是肝经疏泄无度，必当潜藏龙相，封固滋填，非仅清血热所能有济。须知淋漓之延久，即是崩陷之先机，古人恒以崩漏二字相提并论，良有以也。

月事异常

经云：七七而天癸竭，有年过五旬经行不止者。许叔微主血有余不可止，宜当归散。《产宝》主劳伤过度，喜怒不时。李时珍作败血论，三说不同，当参脉证。

【笺疏】二七经行，七七经止，言其常也。然赋禀不齐，行止皆无一定之候，柔弱者年未不惑而先绝，壮实者年逾大衍而尚行，此随其人之体质而有异。

故五十经行未必是病，学士谓之有余，固可无庸药饵。然亦本无止血之法，《产宝》所言，则肝络之泄疏太过，是为病之一端，当从崩例主治。独濒湖以为败血颇不可解。总之，当止而不止，有余者少，不固者多，崩漏根萌，不可不慎，必无认作败坏之血，而径投攻破之理。

李时珍曰：月事一月一行，其常也，或先，或后，或通，或塞，其病也。有行期只吐血、衄血，或眼耳出血，是谓倒经；有三月一行，是谓居经；有一年一行，是谓避年；有一生不行而受胎者，是谓暗经。有受胎后月月行经，而产子者，是谓胎盛，俗名胎垢。有受胎数月，经忽大下而胎不陨者，是谓漏胎，此虽以气血有余不足言，而亦异常矣。

孟英曰：有未及二七之年而经水已行者，有年逾花甲而月事不绝者，有无病而偶停数月者，有壮年而汛即断者，有带下过甚而经不行者，有数月而

故五十經行未必是病學士謂之有餘固可無庸藥餌然亦本無止血之法
産寶所言則肝絡之泄疏太過是爲病之一端當從崩例主治獨瀕湖以爲
敗血頗不可解總之當止而不止有餘者少不固者多崩漏根萌不可不愼
必無認作敗壞之血而逕投攻破之理

李時珍曰月事一月一行其常也或先或後或通或塞其病也有行期祇吐血
衄血或眼耳出血是謂倒經有三月一行是謂居經有一年一行是謂避年有
一生不行而受胎者是謂暗經有受胎後月月行經而産子者是謂胎盛俗名
胎垢有受胎數月經忽大下而胎不隕者是謂漏胎此雖以氣血有餘不足言
而亦異常矣

孟英曰有未及二七之年而經水已行者有年踰花甲而月事不絕者有無
病而偶停數月者有壯年而汛卽斷者有帶下過甚而經不行者有數月而

一行者有產後自乳而仍按月行經者有一產而停經一二年者秉賦不齊不可以常理論也

（箋疏）經行日期應月而轉亦言其常故或先或後參差數天苟無腰痠腹脹疼痛及經色或紫或淡或有瘀塊諸症皆因稟賦不齊不可謂病妄投藥餌卽有經行腹痛頭痛目暈腰痠脊楚胸脅脹滿乳房乳頭脹痛及經色不正諸症治療之藥亦止應中和柔順調養肝脾運行氣分爲主不可偏熱偏寒大攻大補反致欲速不達故病未已新病復起倒經一症亦曰逆經乃有升無降倒行逆施多由陰虛於下陽反上浮非重劑折降無以復其下行爲順之常蓋氣火之上揚爲病最急不可認作無病諉爲不必用藥且此是偶然之事必無一生常常倒行者若其倒逆頻仍則其後將諸症蜂起卽生大變矣居經避年固有因於秉賦者然總緣體弱血少之故若其先本不愆期

一行者，有产后自乳而仍按月行经者，有一产而停经一二年者，秉赋不齐，不可以常理论也。

【笺疏】经行日期应月而转，亦言其常，故或先或后，参差数天，苟无腰酸、腹胀、疼痛及经色或紫，或淡，或有瘀块诸症，皆因禀赋不齐，不可谓病，妄投药饵。即有经行腹痛、头痛、目晕、腰酸脊楚、胸胁胀满，乳房、乳头胀痛，及经色不正诸症。治疗之药亦止应中和柔顺，调养肝脾，运行气分为主，不可偏热偏寒，大攻大补，反致欲速不达，故病未已，新病复起。倒经一症亦曰逆经，乃有升无降，倒行逆施，多由阴虚于下，阳反上浮，非重剂折降，无以复其下行，为顺之常。盖气火之上扬为病，最急，不可认为无病，诿为不必用药，且此是偶然之事，必无一生常常倒行者。若其倒逆频仍，则其后将诸症蜂起，即生大变矣。居经避年，固有因于秉赋者，然总缘体弱血少之故。若其先本不衍期，

而忽致间月乃行，亦是不足之病，惟间隔之期殊无一定，有偶间一二月者，亦有常三五月者，居经避年等称，亦是随意定名，无甚义理可据。至于暗经之人，能孕者少，不育者多，其为虚症，尤可想见。若妊后月月行经，又不碍胎，惟旺盛者偶有之。然虽如期而来，亦必不如平时之多，方为月余而溢之征，如其按月能行，且亦如未孕之状，则终恐固摄无权，半产可虑。若胎前血忽大下，则堕者，其常不堕者，其偶且恐有暴崩之变。濒湖概以为禀赋之奇，并不为病，殊难尽信，即孟英所述各种，虽不为病者，固亦有之，惟以理法推测，皆属反常。纵令一时尚无病状发见，迨积之日久，必有变幻，亦可断言。颐尝见一瘦弱女子及笄，而嫁不及三年，孕育两次，即月事净绝，而居恒无病者十余年，其后仅病感冒，不三日即至不起，其年才逾三旬，此可征壮年汛断之，必非寿征矣。

而忽致間月乃行亦是不足之病惟間隔之期殊無一定有偶間一二月者亦有常三五月者居經避年等稱亦是隨意定名無甚義理可据至於暗經之人能孕者少不育者多其爲虛症尤可想見若妊後月月行經又不碍胎惟旺盛者偶有之然雖如期而來亦必不如平時之多方爲有餘而溢之徵如其按月能行且亦如未孕之狀則終恐固攝無權半產可慮若胎前血忽大下則墮者其常不墮者其偶且恐有暴崩之變瀕湖概以爲稟賦之奇並不爲病殊難盡信卽孟英所述各種雖不爲病者固亦有之惟以理法推測皆屬反常縱令一時尚無病狀發見迨積之日久必有變幻亦可斷言頤嘗見一瘦弱女子及笄而嫁不及三年孕育兩次卽月事淨絕而居恒無病者十餘年其後僅病感冒不三日卽至不起其年纔逾三旬此可徵壯年汛斷之必非壽徵矣

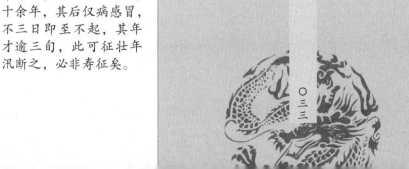

血崩　血大至曰崩此是急病

素問又曰陰虛者陽搏謂之崩　許叔微曰經云天暑地熱經水沸溢陰虛者尺脈虛浮陽搏者寸脈弦急是爲陰血不足陽邪有餘故爲失固內崩宜奇效四物湯或四物湯加黃連

奇效四物湯

當歸酒洗　川芎　白芍炒　熟地黃　阿膠　艾葉　黃芩炒各一錢

〔箋疏〕素問此節俱以脈言陰脈獨虛則其人眞陰不能自固而陽脈偏搏擊有力則陽不藏而浮動陰爲陽迫能無崩中妄下之變乎頤竊謂卽以病情言之亦卽此理惟陰氣旣虛則無自主之權而孤陽乘之搏擊肆擾所以失其常軌而暴崩直注且肝氣善於疏泄陰虛者水不涵木肝陽不藏疏泄太過此崩中一證所以多是虛陽妄動也奇效四物湯卽金匱之歸芎膠艾

血崩、血大至曰崩，此是急病

《素问》又曰：阴虚者阳搏谓之崩。许叔微曰，经云天暑地热，经水沸溢，阴虚者尺脉虚浮，阳搏者寸脉弦急，是为阴血不足，阳邪有余，故为失固内崩，宜奇效四物汤，或四物汤加黄连。

奇效四物汤

当归酒洗　川芎　白芍炒　熟地黄　阿胶　艾叶　黄芩炒，各一钱

【笺疏】《素问》此节，俱以脉言，阴脉独虚，则其人真阴不能自固，而阳脉偏搏击有力，则阳不藏而浮动，阴为阳迫，能无崩中，妄下之变乎？颐窃谓，即以病情言之，亦即此理，惟阴气既虚，则无自主之权，而孤阳乘之，搏击肆扰，所以失其常轨，而暴崩直注。且肝气善于疏泄，阴虚者水不涵木，肝阳不藏，疏泄太过，此崩中一证，所以多是虚阳妄动也。奇效四物汤，即金匮之归芎胶艾

汤，去甘草，而加黄芩，以地、芍、阿胶固护阴营，而川芎以升举下陷之清阳。治此证乃为恰好。惟固摄无权，非大封大固而清理血分之热，亦无以制其阳焰，则龙齿、牡蛎、旱莲、女贞、紫草、地榆之属，必须相辅而行，始有捷效。附录近陈君室人，年逾三旬，庚申十月来校就诊，崩漏不绝，已将两月，易医屡矣。脉细软，神疲色夺，颐授参、术、芪、地、归、芍、龙牡、地榆、紫草、艾炭、川芎、阿胶、萸肉、乌贼骨、桑螵蛸、二至、川柏、杜仲、川断、香附、香砂、陈皮、青皮、乌药等出入为方，三剂知，十余剂而胃纳加餐，脉起，色转，渐以即安。

叔微又曰：女人因气不先理，然后血脉不顺，生崩带等证。香附是妇人仙药，醋炒为末，久服为佳，每服二钱，清米饮调下。徐朝奉内人遍药不效，服此获安。

徐曰：叔微理气二字，专主怒气，郁气伤肝，故用香附理气，以和肝，慎不可用破气药。

湯去甘草而加黃芩以地芍阿膠固護陰營而川芎以升舉下陷之清陽治此證乃爲恰好惟固攝無權非大封大固而清理血分之熱亦無以制其陽燄則龍齒牡蠣旱蓮女貞紫草地榆之屬必須相輔而行始有捷效附錄近陳君室人年逾三旬庚申十月來校就診崩漏不絕已將兩月易醫屢矣脈細軟神疲色奪頤授參朮芪地歸芍龍牡地榆紫草艾炭川芎阿膠萸肉烏賊骨桑螵蛸二至川柏杜仲川斷香附香砂陳皮青皮烏藥等出入爲方三劑知十餘劑而胃納加餐脈起色轉漸以即安

叔微又曰女人因氣不先理然後血脈不順生崩帶等證香附是婦人仙藥醋炒爲末久服爲佳每服二錢清米飲調下徐朝奉內人徧藥不效服此獲安

徐曰叔微理氣二字專主怒氣鬱氣傷肝故用香附理氣以和肝愼不可用破氣藥

〔箋疏〕氣爲血帥氣調則血不妄行凡血爲病氣固無不先病者血之妄升妄降何一非氣先不和實階之厲階況婦女所見者偏多鬱多怒乎叔微雖止稱香附一味然陳皮青皮烏藥香砂之類皆當隨宜佐使必不可缺徐謂不可破氣誠是但香燥之藥重用之卽是破耗輕用之所以吹噓是在臨證時斟酌分量不必畏如鴆毒又如玄胡一物血中氣藥能通滯氣而亦和平不燥實治此症理氣之良藥而世俗但知破瘀必不敢用實未嘗於臨證時細心體驗之耳

薛立齋曰肝經風熱或怒動肝火俱宜加味逍遥散

加味逍遥散

當歸　白芍　柴胡　甘草　茯苓　白朮　丹皮　黑山梔　加薄荷姜棗煎

【笺疏】气为血帅，气调则血不妄行。凡血为病气，固无不先病者，血之妄升妄降，何一非气先不和，实阶之厉阶，况妇女所见者，偏多郁多怒乎？叔微虽止，称香附一味，然陈皮、青皮、乌药、香砂之类，皆当随宜佐使，必不可缺。徐谓不可破气诚是，但香燥之药重用之，即是破耗轻用之，所以吹嘘是在临证时斟酌分量，不必畏如鸩毒。又如玄胡一物，血中气药，能通滞气而亦和平不燥，实治此症理气之良药，而世俗但知破瘀必不敢用实，未尝于临证时细心体验之耳。

薛立斋曰：肝经风热，或怒动肝火，俱宜加味逍遥散。

加味逍遥散

当归　白芍　柴胡　甘草　茯苓　白术　丹皮　黑山栀　加薄荷、姜、枣煎。

【笺疏】肝经风热而为血崩，仍是肝家火扰内热生风，震动血络，疏泄太过，是宜滋水，清肝以潜息其风火。若怒动肝火而为崩中，尤宜柔润以平其火，加味逍遥之柴胡、薄荷，俱是疏泄，夫岂所宜。立斋之议，终是颟顸，既曰崩中，是降之太过，升举似无不可。究竟肝肾阴虚，升提之法皆在禁例，益气逍遥，断非崩中者所可妄试，立翁惯伎最不可训。

李太素曰：崩宜理气，降火升提。

【笺疏】崩症多因气火横逆，下扰冲任，以致关闸不守漏泄，无恒理气洵是要图其有火者，诚宜清而固之。然已是火扰于下，又安有降火之可言，惟气火之所以动者，原于肝肾阴虚不能涵阳。况复脱血下虚益甚，则亦不能再与升提，摇其本根，以速大祸。昔贤论东垣升柴之法，谓利于脾胃阳虚，不宜于肝肾阴虚，最是精切。彼但为阴液暗耗者，言已恐有拔动根株之变，则崩

（箋疏 肝經風熱而爲血崩仍是肝家火擾內熱生風震動血絡疏泄太過是宜滋水淸肝以潛息其風火若怒動肝火而爲崩中尤宜柔潤以平其火加味逍遙之柴胡薄荷俱是疏泄夫豈所宜立齋之議終是顢頇既曰崩中是降之太過升舉似無不可究竟肝腎陰虛升提之法皆在禁例益氣逍遙斷非崩中者所可妄試立翁慣伎最不可訓

李太素曰崩宜理氣降火升提

（箋疏）崩症多因氣火橫逆下擾衝任以致關閘不守漏泄無恒理氣洵是要圖其有火者誠宜淸而固之然已是火擾於下又安有降火之可言惟氣火之所以動者原於肝腎陰虛不能涵陽況復脫血下虛益甚則亦不能再與升提搖其本根以速大禍昔賢論東垣升柴之法謂利於脾胃陽虛不宜於肝腎陰虛最是精切彼但爲陰液暗耗者言已恐有拔動根株之變則崩

漏之大失其血者又當何如雖是症之因於脾家清陽下陷者間亦有之然亦止可補脾氣而兼事固攝決無升舉之理是亦須於脈症參考於病情上求其源委必不能舉一病名而謂可有通治之大法卽以本條六字言之降火升提兩層正是自相背謬而乃可以連類書之不亦怪哉

金匱云寸口脈微而緩微者衛氣疏疏則其膚空緩者胃弱不實則穀消而水化穀入於胃脈道乃行水入於經其血乃成營盛則其膚必疏三焦絕經名曰血崩

（箋疏）金匱雖亦仲景舊本然今之所謂金匱要略者則宋人王冰於秘閣蠹簡中得之陳振孫書錄解題言之鑿鑿豈獨脫爛殘缺譌舛訛誤所不能免竊恐改竄點綴亦必不少是以此書之不可解者最多此條謂三焦絕經名曰血崩已不可知其命意何若又謂衛疏則膚空營盛則膚疏云云似專

漏之大失其血者，又当何如？虽是症之因于脾家，清阳下陷者，间亦有之。然亦止可补脾气而兼事固摄，决无升举之理，是亦须于脉症参考于病情上，求其源委。必不能举一病名而谓可有通治之大法，即以本条六字言之，降火升提两层，正是自相背谬，而乃可以连类书之，不亦怪哉。

《金匮》云：寸口脉微而缓微者，卫气疏，疏则其肤空缓者。胃弱不实，则谷消而水化，谷入于胃，脉道乃行水，入于经，其血乃成，营盛则其肤必疏，三焦绝经，名曰血崩。

【笺疏】《金匮》虽亦仲景旧本，然今之所谓《金匮要略》者，则宋人王冰于秘阁蠹简中得之，陈振孙书录解题言之凿凿，岂独脱烂残缺讹舛讹误所不能免。窃恐改窜点缀亦必不少，是以此书之不可解者最多，此条谓三焦绝，经名曰血崩，已不可知其命意，何若又谓卫疏，则肤空营盛，则肤疏云云，似专

以皮毛言之，果与血崩一证何涉？且既谓胃弱不实，而又谓谷消水化，此二句如何连贯得下，究竟胃弱胃强，真是莫名其妙，尧封何以来此得，毋徒乱人意。

赵养葵曰：气为阳主升，血为阴主降，阳有余则升者，胜血出上窍，阳不足则降者，胜血出下窍气虚者，面色必白，尺脉虚大。

【笺疏】阳升太过，血出上窍，其说是也。若血出下窍，是阴血之不守，多有阳气下入于阴中而疏泄无度者，亦是阳之太过，岂可概谓之阳不足。即偶有阳虚不能摄血之症，亦止有因摄真阴而不宜扰动阳焰，此养葵阳不足一层之大不可训者。其意固指脾胃清阳下陷者言，故曰气虚者，面色必白。然补脾欲以统血，亦非补阳之不足。尺脉虚大，养葵固自言之脉症如是，岂非下元阴虚，此必不可认定，降者胜三字而妄行，东垣补中益气之法者。然养

以皮毛言之果與血崩一證何涉且旣謂胃弱不實而又謂穀消水化此二句如何連貫得下究竟胃弱胃強眞是莫名其妙堯封何以來此得毋徒亂人意

趙養葵曰氣爲陽主升血爲陰主降陽有餘則升者勝血出上竅陽不足則降者勝血出下竅氣虛者面色必白尺脈虛大

（箋疏）陽升太過血出上竅其説是也若血出下竅是陰血之不守多有陽氣下入於陰中而疏泄無度者亦是陽之太過豈可概謂之陽不足卽偶有陽虛不能攝血之症亦止有因攝眞陰而不宜擾動陽燄此養葵陽不足一層之大不可訓者其意固指脾胃淸陽下陷者言故曰氣虛者面色必白然補脾欲以統血亦非補陽之不足尺脈虛大養葵固自言之脈症如是豈非下元陰虛此必不可認定降者勝三字而妄行東垣補中益氣之法者然養

葵意中隱隱有當用升清一層在後之學者切弗用此言外之意

東垣曰下血證須用四君子補氣藥收功

（箋疏）下血原是脾氣無權失其統血之職此指便血而言尚非專論崩漏然崩漏固亦有脾陰不守一症止曰四君補氣不說到升舉清陽一層以爲便血崩血善後良圖最爲允當

又曰人傷飲食醫多妄下清氣下陷濁氣不降乃生䐜脹所以胃脘之陽不能升舉其氣陷下致崩宜補中湯

（箋疏）血旣大下謂爲清氣下陷固無不可然陰脫於下誤用升舉是猶樹木根柢已空而復拔之無不立蹶喘汗厥脫之變可以翹足而待東垣生平升舉脾胃清陽是其獨得之玄奥而未悟到不可移治肝腎一層此條所謂傷食妄下清氣下陷仍是爲脾胃言崩中病因豈專在此未免狃於所長濫

葵意中隐隐有当用升清一层，在后之学者，切弗用此言外之意。

东垣曰：下血证须用四君子补气药收功。

【笺疏】下血原是脾气无权，失其统血之职，此指便血而言，尚非专论崩漏。然崩漏固亦有脾阴不守一症，止曰四君补气不说，到升举清阳一层，以为便血崩血，善后良图最为允当。

又曰：人伤饮食，医多妄下，清气下陷，浊气不降，乃生䐜胀，所以胃脘之阳不能升举，其气陷下致崩，宜补中汤。

【笺疏】血既大下，谓为清气下陷，固无不可。然阴脱于下，误用升举，是犹树木根柢已空，而复拔之，无不立蹶。喘汗厥脱之变，可以翘足而待。东垣生平升举脾胃清阳，是其独得之玄奥，而未悟到不可移治肝肾一层。此条所谓伤食妄下，清气下陷，仍是为脾胃言崩中，病因岂专在此，未免狃于所长，滥

用板方之弊，补中升阳诸法，均以升柴为运用之灵机，药病相当，效固立见，而相反者，害亦随之。夫以明之手定之方，尚犹未知其蔽，又何怪立斋、养葵辈仑吞吐，误尽天下后世哉！

丹溪曰：有涎郁胸中，清气不升，故经脉壅遏而降下，非开涎不足以行气，非气升则血不能归隧道。其证或腹满如孕，或脐腹疞痛，或血结成片，或血出则快止则闷，或脐上动，治宜开结痰，行滞气，消污血。

沈曰：冲为血海，并阳明之经而行，故东垣、丹溪皆主胃脘之阳不升，顾其病源各异，李曰妄下，朱曰痰郁，有腹满如孕，血出反快止、反闷等症，可认妄下，则无有也，非问不得。

【笺疏】痰涎积于经隧，则络中之血行必滞，郁结成壅理有，固然积而愈积，非下脱何以自寻去路。故有腹满疞痛、结成片块之症，所谓宜开痰行气，消

用板方之弊補中升陽諸法均以升柴爲運用之靈機藥病相當效固立見而相反者害亦隨之夫以明之手定之方尚猶未知其蔽又何怪立齋養葵輩活侖吞吐誤盡天下後世哉

丹溪曰有涎鬱胸中清氣不升故經脈壅遏而降下非開涎不足以行氣非氣升則血不能歸隧道其證或腹滿如孕或臍腹疞痛或血結成片或血出則快止則悶或臍上動治宜開結痰行滯氣消污血

沈曰衝爲血海並陽明之經而行故東垣丹溪皆主胃脘之陽不升顧其病源各異李曰妄下朱曰痰鬱有腹滿如孕血出反快止反悶等症可認妄下則無有也非問不得

（箋疏）痰涎積於經隧則絡中之血行必滯鬱結成壅理有固然積而愈積非下脫何以自尋去路故有腹滿疞痛結成片塊之症所謂宜開痰行氣消

瘀是治瘀血成崩之不二法門然所謂涎鬱胸中則清氣不升經脈壅遏降下云云殊非此病眞相痰血互結不可附會到清氣下陷一層且自謂宜開結痰行滯氣消汚血此三者皆導淤攻破之法更與清氣不升無涉此節語氣明明兩面不相照顧决非丹溪之言考丹溪論東垣升陽之法嘗謂西北之人陽氣易於降東南之人陰火易於升（見戴九靈丹溪翁傳）故立知柏降火以救東垣之偏此條以瘀血立論旣曰開痰行滯何致雜以升氣二字反與自己立法矛盾此蓋後有淺者爲之附益讀丹溪書者不可爲其所愚堯封墮其術中遂有衝脈並陽明而行之附會甚至說到胃脘之陽不升須知瘀血在下胃脘在上旣欲破瘀明是下行爲順尙何得以升舉淸陽一層叢雜並論堯封亦未之思耳

戴元禮曰血大至曰崩或淸或濁或純下紫血勢不可止有崩甚腹痛人多疑

瘀，是治瘀血成崩之不二法门。然所谓涎郁胸中，则清气不升，经脉壅遏降下云云，殊非此病真相，痰血互结，不可附会，到清气下陷一层，且自谓宜开结。痰行、滞气、消污血，此三者皆导淤攻破之法，更与清气不升无涉。此节语气明明两面不相照顾，决非丹溪之言。考丹溪论东垣升阳之法，尝谓西北之人阳气易于降，东南之人阴火易于升（见戴九灵《丹溪翁传》）。故立知、柏降火，以救东垣之偏，此条以瘀血立论。既曰开痰行滞，何致杂以升气二字，反与自己立法矛盾。此盖后有浅者为之，附益读丹溪书者，不可为其所愚。尧封堕其术中，遂有冲脉并阳明而行之附会，甚至说到胃脘之阳不升。须知瘀血在下，胃脘在上，既欲破瘀，明是下行为顺，尚何得以升举清阳一层，丛杂并论，尧封亦未之思耳。

戴元礼曰：血大至曰崩，或清，或浊，或纯下紫血，势不可止，有崩甚腹痛，人多疑

恶血未尽。又见血色紫黑，愈信为恶血，不敢止截。凡血之为患，欲出未出之际，停在腹中，即成紫血，以紫血为不可留，又安知紫血之不为虚寒乎？瘀而腹痛，血行则痛止，崩而腹痛，血止则痛止，芎归汤加姜附，止其血而痛自止。

【笺疏】大崩而后腹痛，血既脱而气愈乱，固不比乍崩腹痛，血色紫瘀，成块成片者，当用行滞消瘀之法。至于离经之血，一时未即下脱，即成紫色，其说甚是，亦不可执定紫为淤血，必投攻破。盖所失既多，断无不以固摄为急之理。若复见痛，即破见紫，即攻虚者益虚，落井下石，为祸益烈。但紫血之虚寒症毕竟不多，芎归加姜附，决非必能止崩之法，是当以脉症参之，不可执一而论。惟脱血既多者，必以补脾养胃，峻滋肝肾真阴，而合封固摄纳为治。庶可无投不利腹痛者，固当运气和肝，如香附、乌药、川楝、玄胡之属，必不可少。即无痛者，参、术、归、芪、阿胶、杞、地等，气血双补方中，亦必加香、砂、青、陈一二味，

惡血未盡又見血色紫黑愈信爲惡血不敢止截凡血之爲患欲出未出之際停在腹中卽成紫血以紫血爲不可留又安知紫血之不爲虛寒乎瘀而腹痛血行則痛止崩而腹痛血止則痛止芎歸湯加姜附止其血而痛自止

〔箋疏〕大崩而後腹痛血既脫而氣愈亂固不比乍崩腹痛血色紫瘀成塊成片者當用行滯消瘀之法至於離經之血一時未卽下脫卽成紫色其說甚是亦不可執定紫爲淤血必投攻破蓋所失既多斷無不以固攝爲急之理若復見痛卽破見紫卽攻虛者益虛落阱下石爲禍益烈但紫血之虛寒症畢竟不多芎歸加姜附决非必能止崩之法是當以脈症參之不可執一而論惟脫血既多者必以補脾養胃峻滋肝腎眞陰而合封固攝納爲治庶可無投不利腹痛者固當運氣和肝如香附烏藥川楝玄胡之屬必不可少卽無痛者參朮歸芪阿膠杞地等氣血雙補方中亦必加香砂青陳一二味

以吹噓而運化之始能活潑靈通補而不滯否則失之呆笨非徒無效且有中滿碍化之弊矣

薛立齋曰有婦患崩過服寒藥脾胃久虛中病未已寒病復起煩渴引飲粒米不進昏憒時作脈洪大按之微弱此無根之火內虛寒而外假熱也十全大補加附子崩減日服八味丸而愈　又有久崩服四物湯凉血劑或作或止有主降火加腹痛手足厥冷此脾胃虛寒所致先用附子理中湯次用濟生歸脾補中益氣二湯崩頓止若泥痛無補法誤矣

沈曰崩證熱多寒少若血大至色赤者是熱非寒若色紫黑者出絡而凝其中有陽虛一症經云陽氣者衛外而爲固也營行脈中衛行脈外脈外之陽虛失於衛護則脈中之營血漏泄既出絡脈凝而不流漸漸變紫變黑然必須少腹惡寒方可投温

以吹嘘而运化之始，能活泼灵通，补而不滞。否则失之呆笨，非徒无效，且有中满碍化之弊矣。

薛立斋曰：有妇患崩，过服寒药，脾胃久虚，中病未已，寒病复起，烦渴引饮，粒米不进，昏愦时作，脉洪大，按之微弱，此无根之火，内虚寒而外假热也。十全大补加附子，崩减，日服八味丸而愈。

又有久崩，服四物汤凉血剂，或作或止，有主降火，加腹痛，手足厥冷，此脾胃虚寒所致。先用附子理中汤，次用济生归脾，补中益气二汤，崩顿止。若泥痛无补法，误矣！

沈曰：崩证热多寒少。若血大至色赤者，是热非寒；若色紫黑者，出络而凝，其中有阳虚一症。经云：阳气者，卫外而为固也，营行脉中，卫行脉外，脉外之阳虚，失于卫护，则脉中之营血漏泄。既出络脉，凝而不流，渐渐变紫变黑。然必须少腹恶寒，方可投温。

【笺疏】崩中一症，因火者多，因寒者少。然即使属热，亦是虚火，非实热可比。纵当清热，止有地榆、紫草、柏叶、柏皮、栀子、丹皮之类，择用一二，宜于芩连者已不多见。本无纯用寒凉之理，况失血之后，阳气亦馁，更无频服寒凉之法。薛案十全、八味一症，明言过服寒凉，则温补所以治，药误非其本病之果，宜于温，但虚热烦渴，不当引饮。薛曰：引饮恐是笔下之失检处，其第二条先服四物凉血，或已过当，再主降火，以致腹痛支厥，亦是为药所误。此颐所以谓纵使有火，已是阳陷入阴，安得有降之一字可言者也。沈论阳虚一症，谓必少腹恶寒，方可投温，固是认证要诀。然须知其余见证，毕竟可参脉状、舌苔，亦必有据。惟血去既多，气随血耗，真阳往往无权，多有宜于温煦者（温煦之药乃温和之温，非辛燥大热一类）。昔人谓暴崩宜清，可知久崩者不可恣用凉药，否则执呆方以治活病，正以招立斋之讥矣。

(箋疏)崩中一症因火者多因寒者少然卽使屬熱亦是虛火非實熱可比縱當清熱止有地榆紫草柏葉柏皮梔子丹皮之類擇用一二宜於芩連者已不多見本無純用寒凉之理況失血之後陽氣亦餒更無頻服寒凉之法薛案十全八味一症明言過服寒凉則溫補所以治藥誤非其本病之果宜於溫但虛熱煩渴不當引飮薛曰引飮恐是筆下之失檢處其第二條先服四物凉血或已過當再王降火以致腹痛支厥亦是爲藥所誤此頤所以謂縱使有火已是陽陷入陰安得有降之一字可言者也沈論陽虛一症謂必少腹惡寒方可投溫固是認證要訣然須知其餘見證畢竟可參脈狀舌苔亦必有據惟血去旣多氣隨血耗眞陽往往無權多有宜於溫煦者(溫煦之藥乃溫和之溫非辛燥大熱一類) 昔人謂暴崩宜清可知久崩者不可恣用凉藥否則執呆方以治活病正以招立齋之譏矣

崩證極驗方　地榆　生牡蠣　各二錢　生地　四錢　生白芍　三錢　黃芩　丹皮　各一錢半　川連　五分　甘草　八分炒　蓮鬚　黑梔　各一錢水煎服

沈曰一婦日服人參阿膠血不止投此即效因帶多偶以苦參易芩血復至用芩即止去連血又至加連即止　頤按苦參太嫌苦寒芩連必因症而投不可拘泥

又曰一婦患崩月餘余診時大崩發暈幾脫是方加人參一錢服之即安十劑而愈　頤按大崩發暈本非人參不可

又曰一婦患此年逾五旬投人參阿膠不效一日加黃連五分甚不相安一醫云是氣病用炒香附歸芍丹皮黃芩牡蠣棗仁黑荊芥各二錢鬱金一錢五分橘皮一錢上沈香磨冲三分柴胡五分棕櫚炭八分煎服一劑崩止除

崩证极验方

地榆　生牡蛎各二钱　生地四钱　生白芍三钱　黄芩　丹皮各一钱半　川连五分　甘草八分，炒　莲须　黑栀各一钱

水煎服。

沈曰：一妇日服人参、阿胶，血不止，投此即效。因带多，偶以苦参易芩，血复至，用芩即止，去连血又至，加连即止。

【颐按】苦参太嫌苦寒，芩连必因症而投，不可拘泥。

又曰：一妇患崩月余，余诊时大崩发晕几脱，是方加人参一钱，服之即安，十剂而愈。

【颐按】大崩发晕，本非人参不可。

又曰：一妇患此，年逾五旬，投人参、阿胶不效，一日加黄连五分，甚不相安。一医云：是气病，用炒香附、归、芍、丹皮、黄芩、牡蛎、枣仁、黑荆芥各二钱，郁金一钱五分，橘皮一钱，上沈香磨冲三分，柴胡五分，棕榈炭八分，煎服一剂崩止，除

柴胡、荆芥、棕炭数剂，食进，复加白术为散，服之作胀，减去即安。

【颐案】 用药必随症加减，乃能活泼灵动，观是案加连不安，可见前方本非呆板，必验之药，人参、阿胶皆有应、有不应，视佐使之相称否耳。白术亦非必胀者，惟阿胶非胃纳尚佳，不宜早用。

又曰，一崩证少腹恶寒，用桂附八味丸、收全效。

【笺疏】 右方清而不补，微加固涩敛阴，为阴分有火者立法，未尝不轻清灵活。然惟气体尚强，阴火偏炽之症为宜。若血去已多，恐嫌太寒，且固护亦嫌不及。颐治此症，必以介类潜阳，收摄横逆龙相之火，如龙牡、决明、玳瑁之属。俗子每谓一味兜涩，蛮封恋锁，甚且望而生畏，不知血之所以妄行，全是雷龙相火疏泄无度。惟介类有情，能纳肝肾泛滥之阳，安其窟宅。正本清源，不治血而血自止，非强为填塞之法，视连须败，棕石榴皮等之酸收苦涩不同，故收效捷而无流弊。

柴胡荆芥棕炭數劑食進復加白术爲散服之作脹減去卽安　頤案用藥必隨症加減乃能活潑靈動觀是案加連不安可見前方本非呆板必驗之藥人參阿膠皆有應有不應視佐使之相稱否耳白术亦非必脹者惟阿膠非胃納尚佳不宜早用

又曰一崩證少腹惡寒用桂附八味丸收全效

（箋疏）右方清而不補微加固濇斂陰爲陰分有火者立法未嘗不輕清靈活然惟氣體尚強陰火偏熾之症爲宜若血去已多恐嫌太寒且固護亦嫌不及頤治此症必以介類潛陽收攝横逆龍相之火如龍牡決明玳瑁之屬俗子每謂一味兜澀蠻封蠻鎖甚且望而生畏不知血之所以妄行全是雷龍相火疏泄無度惟介類有情能納肝腎泛濫之陽安其窟宅正本清源不治血而血自止非強爲填塞之法視連須敗棕石榴皮等之酸收苦澀不同故收效捷而無流弊

且沈重質堅納入煎劑氣味俱薄非重用不能有功而無識者見用一兩八錢分量又復舌撟不下傳爲談柄耳食者不辨眞理一至於此眞是令人絕倒頤終謂是方牡蠣僅止二錢難生效力

孟英曰經漏崩淋並由精竅出惟溺血徒溺竅而下婦女雖自知然赧於細述醫者不知分辨往往誤治更有因病汛愆而衝脈之血改從大腸而下者人亦但知爲便血也臨證均須細審

〔箋疏〕由精竅出者時時自下其人不能自主從溺竅出者小溲可以自主故溺血一症必隨小溲而見不小溲則無有也醫者能以此辨症則閨中人雖不能自述亦可一問其溲便而知之王又謂汛愆改從大腸而下其治案中確有此一則然千人之一不可恒有之症也

帶下　與男子遺濁同治

且沈重质坚，纳入煎剂，气味俱薄，非重用不能有功，而无识者见用一两八钱分量，又复舌挢不下，传为谈柄耳。食者不辨真理，一至于此，真是令人绝倒，颐终谓是方，牡蛎仅止二钱，难生效力。

孟英曰：经漏崩淋，并由精窍出，惟溺血徒溺窍而下。妇女虽自知，然赧于细述，医者不知分辨，往往误治。更有因病汛愆而冲脉之血改从大肠而下者，人亦但知为便血也。临证均须细审。

【笺疏】 由精窍出者时时自下，其人不能自主，从溺窍出者，小溲可以自主。故滋血一症，必随小溲而见，不小溲，则无有也。医者能以此辨症，则闺中人虽不能自述，亦可一问其溲便而知之。王又谓，汛愆改从大肠而下，其治案中确有此一则，然千人之一不可恒有之症也。

带下　与男子遗浊同治

《素问》：任脉为病，男子内结七疝，女子带下瘕聚。

【笺疏】 任脉以担任身前得名，任脉病，则失担任之职，斯气结者成疝，血结者成瘕，或不能固摄，则带下作矣。此症有湿热胶结，清浊混淆，而淫溢者，有相火亢甚，疏泄太过，而渗漏者，其肝肾阴虚不自固摄之症，止是带下之一，而任脉为病一句，实兼此三者而包涵其中。故一见带下，即指为冲任不固，带脉无权之虚症，而辄投补涩者，绝少见效。尧封谓：与男子遗浊同治，诚然治遗浊者，固不可仅以兜涩为能事也。

又曰：脾传之肾，名曰疝瘕，小肠冤结，而痛出白名曰蛊。

【笺疏】 此脾湿下流，由肾而传之膀胱者。盖即输尿管之清浊不分，故小腹为之冤结作痛，而白液自下，是即男浊女带之因于湿热胶结者也。

冤读菀，实即郁塞之郁。

素問任脈爲病男子內結七疝女子帶下瘕聚

（箋疏）任脈以擔任身前得名任脈病則失擔任之職斯氣結者成疝血結者成瘕或不能固攝則帶下作矣此症有濕熱膠結清濁混淆而淫溢者有相火亢甚疏泄太過而滲漏者其肝腎陰虛不自固攝之症止是帶下之一而任脈爲病一句實兼此三者而包涵其中故一見帶下卽指爲衝任不固帶脈無權之虛症而輒投補澁者絕少見效堯封謂與男子遺濁同治誠然治遺濁者固不可僅以兜濇爲能事也

又曰脾傳之腎名曰疝瘕小腸寃結而痛出白名曰蠱

（箋疏）此脾濕下流由腎而傳之膀胱者蓋卽輸尿管之清濁不分故小腹爲之寃結作痛而白液自下是卽男濁女帶之因於濕熱膠結者也　寃讀菀實卽鬱塞之鬱

又曰少腹寃熱溲出白液

(箋疏)此亦男子之白濁與女子之白帶少腹鬱熱是卽相火亢甚之所致也

又曰思想無窮所願不得意淫於外入房太甚發爲白淫

(箋疏)所思不遂龍相之火因而外越是卽亢火疏泄太過之帶下入房太甚則衝任不守是爲虛脱之帶下合觀素問數節則男子遺濁女子帶下之病因總不外濕火相火及陰虛不守三途而已

沈堯封曰帶下有主風冷入於脬絡者巢元方孫思邈嚴用和楊仁齋樓全善諸人是也有主濕熱者劉河間張潔古張戴人羅周彥諸人是也有主脾虛氣虛趙養葵薛立齋諸人是也有主濕痰者朱丹溪是也有主脾腎虛者張景岳薛新甫是也又有主木鬱地中方約之繆仲淳是也其所下之物嚴

又曰：少腹冤热，溲出白液。

【笺疏】此亦男子之白浊与女子之白带，少腹郁热，是即相火亢甚之所致也。

又曰：思想无穷，所愿不得，意淫于外，入房太甚，发为白淫。

【笺疏】所思不遂，龙相之火因而外越，是即亢火疏泄太过之带下，入房太甚，则冲任不守，是为虚脱之带下。合观《素问》数节，则男子遗浊，女子带下之病因，总不外湿火、相火及阴虚不守三途而已。

沈尧封曰：带下有主风冷入于脬络者。巢元方、孙思邈、严用和、杨仁斋、楼全善诸人是也。有主湿热者，刘河间、张洁古、张戴人、罗周彦诸人是也。有主脾虚，气虚，赵养葵、薛立斋诸人是也。有主湿痰者，朱丹溪是也。有主脾肾虚者，张景岳、薛新甫是也。又有主木郁，地中方约之，缪仲淳是也。其所下之物，严

主血不化赤而成，张主血积日久而成，刘主热极则津液溢出，其治法有用大辛热者，有用大苦寒者，有用大攻伐者，有用大填补者，虽立论制方各有意义，然其所下之物究竟不知为何物。惟丹溪云：妇人带下与男子梦遗同，显然指着女精，言千古疑窦，一言道破。但精滑一证，所因不同，惜其所制之方囿于痰火二字中耳。由是言之，白带即同白浊，赤带即同赤浊，此皆滑腻如精者，至若状如米泔，或臭水不黏者，此乃脾家之物，气虚下陷使然。高年亦有患此，非精气之病，不可混治。

【笺疏】古病多属虚寒，故巢氏《病源》，孙氏《千金》，皆以辛热治带下，此今时所绝无仅有之候，可以存而弗论。若湿热，则今病最多，而亦最易治，其所下者，必秽浊腥臭，甚者且两阴之间皮肤湿痒，淫溢欲腐。若夫脾虚气虚之证，固亦有之，即东垣之所谓清阳下陷。果属气陷，温煦脾土而少少升清，亦尚易治。但立斋、

主血不化赤而成張主血積日久而成劉主熱極則津液溢出其治法有用大辛熱者有用大苦寒者有用大攻伐者有用大填補者雖立論製方各有意義然其所下之物究竟不知爲何物惟丹溪云婦人帶下與男子夢遺同顯然指着女精言千古疑竇一言道破但精滑一證所因不同惜其所制之方囿於痰火二字中耳由是言之白帶卽同白濁赤帶卽同赤濁此皆滑膩如精者至若狀如米泔或臭水不黏者此乃脾家之物氣虛下陷使然高年亦有患此非精氣之病不可混治

（箋疏）古病多屬虛寒故巢氏病源孫氏千金皆以辛熱治帶下此今時所絕無僅有之候可以存而弗論若濕熱則今病最多而亦最易治其所下者必穢濁腥臭甚者且兩陰之間皮膚濕癢淫溢欲腐若夫脾虛氣虛之證固亦有之卽東垣之所謂清陽下陷果屬氣陷溫煦脾土而少少升清亦尚易治但立齋

養葵所言則幾幾萬病盡然斷不足據丹溪以濕痰立論實卽濕熱之病不足爲異景岳以脾腎兩虛爲言則帶出精竅言腎較爲切近視專論脾胃清氣不升者頗覺言之有物新甫卽立齋而堯封幾認作二人未免失檢若繆仲淳以爲木鬱地中實卽相火鬱窒横行而疏泄太過耳古人治法惟戴人大攻斷不可法此外則大温大寒大補各有對藥之症因症立方具有至理不可偏廢丹溪謂帶下同於夢遺頤愚謂遺之與濁雖同是精竅爲病但遺則一泄而卽止濁則自下而無時其證不同帶下是時時頻下非遺症之發作有時者可比當以濁症論不當以夢遺爲擬雖用藥無甚分别但病狀確是不同不可混合爲一丹溪專以痰火主治亦以是症之屬於濕熱者最多耳若大腥穢不黏之帶下則是溺竅爲病由腎之輸尿管來不出於輸精之管脾胃濕濁下流腎中輸溺管不能泌别清濁所致高年童稚皆有此症在

养葵所言，则几几万病尽然断不足据。丹溪以湿痰立论，实即湿热之病，不足为异。景岳以脾肾两虚为言，则带出精窍，言肾较为切近，视专论脾胃，清气不升者，颇觉言之有物。新甫即立斋，而尧封几认作二人未免失检。若缪仲淳以为木郁地中实，即相火郁窒横行，而疏泄太过耳。古人治法惟戴人大攻，断不可法。此外，则大温、大寒、大补，各有对药之症，因症立方，具有至理，不可偏废。丹溪谓带下同于梦遗，颐愚谓遗之与浊虽同是精窍为病，但遗则一泄，而即止浊，则自下而无时。其证不同，带下是时时频下，非遗症之发作有时者可比，当以浊症论，不当以梦遗为拟，虽用药无甚分别，但病状确是不同，不可混合为一。丹溪专以痰火主治，亦以是症之属于湿热者最多耳。若大腥秽不黏之带下，则是溺窍为病，由肾之输尿管来，不出于输精之管，脾胃湿浊下流，肾中输溺管不能泌别清浊所致，高年、童稚皆有此症。在

湿盛热甚之人，当以实火论，未必皆气虚之下陷，是当淡渗以通，理水道，尧封固亦知其非精气病也。

沈尧封曰：戴元礼论赤浊云，精者血之所化，有浊去太多，精化不及，赤未变白，故成赤浊，此虚之甚也，何以知之？有人天癸未至，强力好色，所泄半精半血，若溺不赤，无他热症，纵见赤浊，不可以赤为热，只宜以治白浊法治之。观此则以赤带为热者，谬矣！

【笺疏】赤浊赤带本因相火太亢，热毒扰其血分使然，其人小溲必少，热如沸汤，一问可知，此非大剂清火泄导何能有效。戴氏所论确有是症，然止其一端，非凡是赤浊皆如此也。无论何症，各有真源，本不可仅据症状以断寒热虚实，毕竟各有其他之脉症可据，不可一概论也。

孟英曰：带下女子身，而即有津津常润，本非病也。故扁鹊自称带下医，即今

濕盛熱甚之人當以實火論未必皆氣虛之下陷是當淡滲以通理水道堯封固亦知其非精氣病也

沈堯封曰戴元禮論赤濁云精者血之所化有濁去太多精化不及赤未變白故成赤濁此虛之甚也何以知之有人天癸未至強力好色所泄半精半血若溺不赤無他熱症縱見赤濁不可以赤爲熱祇宜以治白濁法治之觀此則以赤帶爲熱者謬矣

（箋疏）赤濁赤帶本因相火太亢熱毒擾其血分使然其人小溲必少熱如沸湯一問可知此非大劑清火泄導何能有效戴氏所論確有是症然止其一端非凡是赤濁皆如此也無論何症各有眞源本不可僅據症狀以斷寒熱虛實畢竟各有其他之脈症可據不可一概論也

孟英曰帶下女子身而即有津津常潤本非病也故扁鵲自稱帶下醫即今

所謂女科是矣金匱亦以三十六病隸之帶下但過多即爲病濕熱下注者爲實精液不守者爲虛苟體强氣旺之人雖多亦不爲害惟乾燥則病甚蓋營津枯涸即是虛勞凡汛愆而帶盛者內熱逼血而不及化赤也併帶而枯燥全無者則爲乾血勞之候矣彙而觀之精也液也痰也濕也血也皆可由任脈下行而爲帶然有虛寒有虛熱有實熱三者之分治遺精亦然而虛寒較少故天士治帶必以黃蘗爲佐也

〔箋疏〕孟英謂女子生而帶下不足爲病即其所謂津津常潤者本屬無多亦不穢惡俗有十女九帶之諺誠不必藥且閨中隱曲原不告人亦未有以此求治者如其太多或五色稠雜或五臭間作斯爲病候虛寒虛熱實熱三層已足包涵一切濁帶諸症果能明辨及此治法已無餘蘊至謂枯燥全無者即是虛勞之候此即褚氏遺書之所謂枯則殺人者苟非眞陰之告匱皆

所谓女科是矣。《金匮》亦以三十六病隶之带下，但过多即为病，湿热下注者为实，精液不守者为虚，苟体强气旺之人虽多，亦不为害，惟干燥则病甚。盖营津枯涸，即是虚劳。凡汛愆而带盛者，内热逼血，而不及化赤也，并带而枯燥全无者，则为干血劳之候矣。汇而观之，精也液也、痰也、湿也、血也，皆可由任脉下行而为带。然有虚寒、有虚热、有实热三者之分。治遗精亦然，而虚寒较少，故天士治带必以黄蘗为佐也。

【笺疏】孟英谓：女子生而带下不足为病，即其所谓津津常润者，本属无，多亦不秽恶，俗有十女九带之谚，诚不必药。且闺中隐曲原不告人，亦未有以此求治者。如其太多，或五色稠杂，或五臭间作，斯为病候。虚寒、虚热、实热三层，已足包涵一切浊带。诸症果能明辨，及此治法已无余蕴。至谓枯燥全无者，即是虚劳之候，此即褚氏遗书之所谓枯则杀人者，苟非真阴之告匮，皆

其斲丧太过，合多而津干液耗者也。孟英体验及此，确是古人未道之语。

妙香散　治脉小食少，或大便不实者。

龙骨　益智仁　人参各一两　白茯苓　远志去心　茯神去木，各五钱　硃砂二钱五分　炙甘草钱半

为末，每服酌用数钱。

【笺疏】此王荆公方，为虚证之遗浊带下，设法于固涩之中，仍以利水化痰辅之，补而不滞，颇为灵动。

地黄饮子去桂附。

肾阴不足，肝阳内风鼓动而滑精，其脉弦大者宜之。叶云：天地温和，风涛自息。又云：坎中阳微，下焦失纳。又云：肝为刚藏，不宜刚药，只宜温柔养之。

水制熟地八钱　川石斛　麦冬　茯苓各一钱五分　石菖蒲　远志肉　巴戟肉　干淡苁蓉各一钱　五味子　山萸肉　沈曰：末二味

其斲喪太過合多而津乾液耗者也孟英體驗及此確是古人未道之語

妙香散　治脈小食少或大便不實者

龍骨　益智仁　人參　各一兩　白茯苓　遠志去心　茯神去木　各五錢　硃砂　二錢五分　炙甘草　錢半　爲末每服酌用數錢

（箋疏）此王荆公方爲虛證之遺濁帶下設法於固澀之中仍以利水化痰輔之補而不滯頗爲靈動

地黃飲子去桂附　腎陰不足肝陽內風鼓動而滑精其脈弦大者宜之葉云天地溫和風濤自息又云坎中陽微下焦失納又云肝爲剛藏不宜剛藥祗宜溫柔養之

水製熟地　八錢　川石斛　麥冬　茯苓　各一錢五分　石菖蒲　遠志肉　巴戟肉　乾淡蓯蓉　各一錢　五味子　山萸肉　沈曰末二味

酸藥可去

（箋疏）河間地黄飲子治猝然音瘖支廢不用是爲腎藏氣衰陰陽兩脱於下而濁陰泛溢於上氣血冲激擾亂神經者立法其證必四逆支清或冷汗自出其脈必沈微欲絶其舌必滑潤淡白故以麥冬熟地峻補眞陰桂附戟蓉温養元氣五味萸肉酸以收之所以招納渙散返其故宅理法極密本不可以治肝陽上冲之腦神經病今去桂附借用以治陰虚陽擾之遺濁崩帶塡攝眞陰本欲以靜制動以陰固陽則方中昌遠開泄尚非所宜而巴戟蓯蓉更嫌其温煦之性反以助陽尚宜斟酌損益而堯封反謂萸肉五味酸收可去似失之製方之意蓋本爲虚而不固者立法正是利用其酸收既無濕熱實邪尚復何嫌何忌又引葉氏説天地温和風濤自息則爲陰霾肆逆之病而言可論地黄飲子全方既去桂附而治肝風鼓動葉説已全不相涉而

酸药可去。

【笺疏】 河间地黄饮子治猝然音瘖，支废不用，是为肾藏气衰，阴阳两脱于下，而浊阴泛溢于上，气血冲激，扰乱神经者立法。其证必四逆支清，或冷汗自出，其脉必沉微欲绝，其舌必滑润淡白，故以麦冬、熟地峻补真阴，桂、附、戟、蓉温养元气，五味、萸肉酸以收之，所以招纳涣散，返其故宅，理法极密。本不可以治肝阳上冲之脑神经病，今去桂附，借用以治阴虚阳扰之遗浊崩带，填摄真阴，本欲以静制动，以阴固阳，则方中昌远开泄，尚非所宜，而巴戟、苁蓉更嫌其温煦之性，反以助阳，尚宜斟酌损益，而尧封反谓萸肉、五味酸收可去，似失之制方之意。盖本为虚而不固者，立法正是利用其酸收，既无湿热实邪，尚复何嫌何忌。又引叶氏说，天地温和，风涛自息，则为阴霾肆逆之病而言，可论地黄饮子全方，既去桂附而治肝风鼓动，叶说已全不相涉，而

坎中阳微，下焦失纳二句，更是盲人扪烛，无此情理。须知坎中阳微而不能固者有之，何所谓纳，若曰肝为刚藏，不宜投刚燥之药，则滋养肝阴，惟以甘润为主，亦宜柔而不宜温。要之肾家阴虚相火鼓动，而为遗浊崩带之病，本是最多，脉弦且大，龙雷方张，是方与缪氏《广笔记》之集灵膏，柳洲《续名医类案》之一贯煎，皆滋养真阴，摄纳浮阳之上乘禅也。

补肾阴清肝阳方

王宇泰曰：肾为阴，主藏精，肝为阳，主疏泄，故肾之阴虚，则精不藏，肝之阳强，则气不固。

沈尧封曰：此方以清芬之品清肝，不以苦寒之药伤气。

藕节　青松叶　侧柏叶各一斤　生地　玉竹　天冬各八两　女贞子　旱莲草各四两

熬膏服。

【笺疏】 此治肝肾相火亢，而疏泄无度之遗浊崩带，火之偏旺，实由于阴之

坎中陽微下焦失納二句更是盲人捫燭無此情理須知坎中陽微而不能固者有之何所謂納若曰肝爲剛藏不宜投剛燥之藥則滋養肝陰惟以甘潤爲主亦宜柔而不宜温要之腎家陰虛相火鼓動而爲遺濁崩帶之病本是最多脈弦且大龍雷方張是方與繆氏廣筆記之集靈膏柳洲續名醫類案之一貫煎皆滋養眞陰攝納浮陽之上乘禪也

補腎陰清肝陽方　王宇泰曰腎爲陰主藏精肝爲陽主疏泄故腎之陰虛則精不藏肝之陽強則氣不固　沈堯封曰此方以清芬之品清肝不以苦寒之藥傷氣

藕節　青松葉　側柏葉　各一斤　生地　玉竹　天冬　各八兩　女貞子　旱蓮草　各四兩　熬膏服

（箋疏）此治肝腎相火亢而疏泄無度之遺濁崩帶火之偏旺實由於陰之

沈氏女科輯要箋疏　卷上　五七

不涵故清火不在苦寒而在甘潤又選用清香芬芳之品以疏絡中鬱熱之氣尤爲心靈智巧

八味丸　戴元禮曰有赤白濁人服玄兔丹不效服附子八味丸卽愈者不可不知　沈堯封曰此卽坎中陽微下焦失納之意屢用有效

王孟英曰陰虛而兼濕火者宜六味丸甚者加黃蘗尤妙

（箋疏）濁帶之因於下元陽虛不能固攝者其症甚少如不見有確切之脈症不可輕率引用是方仍以養陰爲主稍加桂附煥然下元而仍賴丹澤茯苓通泄水道本非專爲補陽之藥用於是症方與崔氏腎氣丸之主旨符合與立齋養葵竟認作温補元陽主劑者識見不同胡可以道理計孟英謂陰虛而兼有濕火宜六味加黃柏惟其有濕火在下六味全方始爲合轍則彼之竟謂六味補水者其謬何如

不涵，故清火不在苦寒而在甘润。又选用清香芬芳之品，以疏络中郁热之气，尤为心灵智巧。

八味丸　戴元礼曰：有赤白浊人，服玄兔丹不效，服附子八味丸即愈者不可不知。沈尧封曰：此即坎中阳微，下焦失纳之意，屡用有效。

王孟英曰：阴虚而兼湿火者，宜六味丸，甚者加黄蘖尤妙。

【笺疏】浊带之因于下元阳虚不能固摄者，其症甚少，如不见有确切之脉症，不可轻率引用是方，仍以养阴为主，稍加桂附煥杰下元，而仍赖丹、泽、茯苓通泄水道。本非专为补阳之药，用于是症，方与崔氏肾气丸之主旨符合，与立斋、养葵竟认作温补元阳主剂者，识见不同，胡可以道理计。孟英谓：阴虚而兼有湿火，宜六味加黄柏，惟其有湿火在下，六味全方始为合辙，则彼之竟谓，六味补水者，其谬何如。

松硫丸　此是方外之方治赤白浊、赤白带日久不愈，无热证者，其效如神。松香、硫黄铁铫内溶化，将醋频频洒上，俟药如饴，移铫置冷处，用冷水濡手丸如豆大，必须人众方可，否则凝硬难丸，每服一钱。

孟英曰：此方究宜慎用。

【笺疏】此必下焦无火，而虚不能固之浊带，方是对症。然此症极少，如其有之，则硫能温养肾火而性滑利，非蛮钝封锁之比，所以神效。

固精丸　选注云：阳虚则无气以制其精，故寐则阳陷，而精道不禁，随触随泄，不必梦而遗也，必须提阳固气，乃克有济。

鹿茸一具　鹿角霜分两同茸　韭子　淡干苁蓉各一两　五味子　茯苓　熟附子　巴戟肉　龙骨　赤石脂各五钱

酒糊丸。

【笺疏】此方专为肾家无阳，关闸不守者立法。选注谓寐则阳陷，正以阴分

松硫丸　此是方外之方治赤白濁赤白帶日久不愈無熱證者其效如神

松香　硫黃　鐵銚內溶化將醋頻頻洒上俟藥如飴移銚置冷處用冷水

濡手丸如豆大必須人衆方可否則凝硬難丸每服一錢

孟英曰此方究宜愼用

（箋疏）此必下焦無火而虛不能固之濁帶方是對症然此症極少如其有

之則硫能温養腎火而性滑利非蠻鈍封鎖之比所以神效

固精丸　選注云陽虛則無氣以制其精故寐則陽陷而精道不禁隨觸隨

泄不必夢而遺也必須提陽固氣乃克有濟

鹿茸一具　鹿角霜　分兩同茸　韭子　淡乾蓯蓉　各一兩　五味子

茯苓　熟附子　巴戟肉　龍骨　赤石脂　各五錢　酒糊丸

（箋疏）此方專爲腎家無陽關閘不守者立法選注謂寐則陽陷正以陰分

本弱寐則氣靜而陽陷入陰故以茸角通督脈之陽而舉其陷製方確有精義然須知陽陷之陽與相火不藏之陽大有區別不可混治

温柔澁法　葉氏治白淫

白龍骨　桑螵蛸　湖蓮　芡實　茯苓　茯神　金櫻子　覆盆子　遠志肉　蜜丸

（箋疏）此方一派收澁必純屬虛不能固者可用然未免呆笨難收實效且蓮子芡實終是食物混入藥劑用非所用殊覺無謂自天士老人筆頭弄巧以開其端而吳子音爲撰三家醫案隨其流而揚其波於是海參淡菜魚膠之屬悉入煎方頤戲謂之廚子開單惜乎不調酸鹹而雜入草木隊中物苟有知亦當叫屈

赤水玄珠端本丸　治脈大體肥大便晨泄不爽濕熱遺精極驗　葉云濕

木弱，寐则气静，而阳陷入阴。故以茸角通督脉之阳，而举其陷，制方确有精义。然须知阳陷之阳，与相火不藏之阳大有区别，不可混治。

温柔涩法　叶氏治白淫

白龙骨　桑螵蛸　湖莲　芡实　茯苓　茯神　金樱子　覆盆子　远志肉

蜜丸。

【笺疏】此方一派收涩，必纯属虚不能固者可用，然未免呆笨难收实效，且莲子、芡实终是食物，混入药剂用非所用，殊觉无谓。自天士老人笔头弄巧，以开其端，而吴子音为撰三家医案，随其流而扬其波，于是海参、淡菜、鱼胶之属，悉入煎方，颐戏谓之厨子开单，惜乎！不调酸咸而杂入草木队中，物苟有知，亦当叫屈。

赤水玄珠端本丸　治脉大，体肥，大便晨泄不爽，湿热遗精极验。

叶云：湿

热之病，面色赤亮可证。

苦参　川檗各二两　牡蛎　蛤粉　葛根　青蒿　白螺蛳壳煅，各一两　神曲和丸

【笺疏】苦能胜湿，兼以固涩，而葛根能升胃气，以治湿热遗浊，亦能分清泄水，选药自有巧思。但白螺蛳壳有处极多，而无处难见，究属非主任之药，不如牡蛎取净粉用之，摄纳固下，而亦清利湿热，颇有实效。

本事方清心丸　戴元礼曰：有经络热而滑精者，此方最妙。

大智禅师云：腰脊热而遗者，皆热遗也。

黄檗　冰片　盐汤为丸

徐曰：亦有阴亏之极，致腿足、腰脊、肝肾部位作热而遗者。又宜填阴固涩，以敛虚阳，非可妄投清火，宜详辨脉证。

熱之病面色赤亮可證

苦參　川檗　各二兩　牡蠣　蛤粉　葛根　青蒿　白螺螄殼煅各一兩　神粬和丸

（箋疏）苦能勝濕兼以固澁而葛根能升胃氣以治濕熱遺濁亦能分清泄水選藥自有巧思但白螺螄殼有處極多而無處難見究屬非主任之藥不如牡蠣取淨粉用之攝納固下而亦清利濕熱頗有實效

本事方清心丸　戴元禮曰有經絡熱而滑精者此方最妙　大智禪師云腰脊熱而遺者皆熱遺也

黃檗　冰片　鹽湯爲丸

徐曰亦有陰虧之極致腿足腰脊肝腎部位作熱而遺者又宜塡陰固澁以斂虛陽非可妄投清火宜詳辨脈證

（箋疏）冰片大寒非熱症不可用且分兩不可過多許白沙方爲相火不藏者立法是實證徐氏則言虚甚而火反外浮者病情天淵然脈症必有不同孟英所謂凡勘一症有正面必有反面治醫者胡可以心粗氣浮

導赤散　李瀕湖曰一壯年男子夢遺白濁少腹有氣上衝每日腰熱卯作酉凉腰熱則手足冷前陰無氣腰熱退則前陰氣動手足温又旦多下氣暮多噫氣時振逾旬必遺脈弦滑而大偶投濇藥則一夜二遺遂用此方大劑煎服遺濁皆止

生地　木通　甘草梢

（箋疏）東璧所述正在壯年明是相火太亢鬱極而泄少腹氣衝是腎火之上奔正與傷寒論之奔豚症爲腎中寒水上溢者一水一火兩相對峙而其屬於腎氣上奔則一又是孟英之所謂同症而一正一反者腰熱卯作酉凉

【笺疏】冰片大寒，非热症不可用，且分两不可过多。许白沙方为相火不藏者立法，是实证。徐氏则言，虚甚而火反外浮者，病情天渊，然脉症必有不同。孟英所谓凡勘一症，有正面，必有反面，治医者胡可以心粗气浮。

导赤散　李濒湖曰：一壮年男子梦遗白浊，少腹有气上冲，每日腰热，卯作酉凉，腰热则手足冷，前阴无气，腰热退，则前阴气动，手足温。又旦多下气，暮多噫气，时振逾旬必遗，脉弦滑而大，偶投涩药，则一夜二遗，遂用此方，大剂煎服，遗浊皆止。

生地　木通　甘草梢

【笺疏】东壁所述，正在壮年，明是相火太亢，郁极而泄，少腹气冲，是肾火之上奔，正与《伤寒论》之奔豚症，为肾中寒水上溢者。一水一火两相对峙，而其属于肾气上奔则一，又是孟英之所谓同症而一正一反者，腰热卯作酉凉，

又是实热见症。故盛于日中，阳气正旺之时，其手足冷者，热聚于里而四末反寒，亦即热深，厥深之义，而前阴气定，则其热别有所注也。腰热退而手足温，前阴气动，亦是此往彼来。但气运作用未易，说明其实在理由耳，且腰是肾之部，此部独热非肾热，而何脉弦、滑、大，情状昭著，涩之则郁热反盛，肾肝愈郁，则疏泄之力愈甚，所以一夜二遗。木通苦泄，宣通以治火亢郁热，恰合分寸，大剂灌沃尤为力专任重。是方是症大有心思，此条见症颇与上条所主之病相近。然上方较呆，此方灵活，在木通一味，以通为用故也。

王孟英曰：任脉虚而带下不摄者，往往滋补虽投而不能愈。余以海螵蛸一味为粉，广鱼鳔煮烂杵丸，绿豆大，淡菜汤下，久服无不收效，真妙法也。

【笺疏】虚不能固滋填，收涩最无近功，良以奇经滑泄，草木无情，故未易奏全绩。孟英此法，血肉有情，竹破竹补，别有会心，虽奇而不离于正，妙在丸以

又是實熱見症故盛於日中陽氣正旺之時其手足冷者熱聚於裏而四末反寒亦卽熱深厥深之義而前陰氣定則其熱別有所注也腰熱退而手足温前陰氣動亦是此往彼來但氣運作用未易說明其實在理由耳且腰是腎之部此部獨熱非腎熱而何脈弦滑大情狀昭著濇之則鬱熱反盛腎肝愈鬱則疏泄之力愈甚所以一夜二遺木通苦泄宣通以治火亢鬱熱恰合分寸大劑灌沃尤爲力專任重是方是症大有心思此條見症頗與上條所主之病相近然上方較呆此方靈活在木通一味以通爲用故也

王孟英曰任脈虛而帶下不攝者往往滋補雖投而不能愈余以海螵蛸一味爲粉廣魚鰾煮爛杵丸綠豆大淡菜湯下久服無不收效眞妙法也

（箋疏）虛不能固滋塡收濇最無近功良以奇經滑泄草木無情故未易奏全績孟英此法血肉有情竹破竹補別有會心雖奇而不離於正妙在丸以

緩治方能漸入下焦視葉派竟以海味作湯藥之腥膩難咽者自有涇渭之別頤嘗以海金砂眞者合川檗末兩味用鮮生猪脊髓打和丸治陰虛有火之濁帶多效亦引清理之藥直入督任者也

求子

素問女子二七而天癸至任脈通太衝脈盛月事以時下故有子七七而任脈虛太衝脈衰少天癸竭地道不通故形壞而無子

沈堯封曰求子全賴氣血充足虛衰即無子故薛立齋曰至要處在審男女尺脈若右尺脈細或空大無力用八味丸左尺洪大按之無力用六味丸兩尺俱微細或浮大用十補丸此遵內經而察脈用方可謂善矣然此特言其本體虛而不受胎者也若本體不虛而不受胎者必有他病繆仲淳主風冷乘襲子宮朱丹溪主衝任伏熱張子和主胞中實痰丹溪於肥盛婦人主脂

缓治，方能渐入下焦。视叶派竟以海味作汤，药之腥腻难咽者，自有泾渭之别。颐尝以海金砂真者，合川檗末，两味用鲜生猪脊髓打和丸，治阴虚有火之浊带，多效，亦引清理之药直入督任者也。

求子

《素问》女子二七而天癸至，任脉通，太冲脉盛，月事以时下，故有子。七七而任脉虚，太冲脉衰少，天癸竭，地道不通，故形坏而无子。

沈尧封曰：求子全赖气血充足，虚衰即无子。故薛立斋曰：至要处在审男女尺脉，若右尺脉细，或空大无力，用八味丸。左尺洪大，按之无力，用六味丸。两尺俱微细，或浮大，用十补丸。此遵《内经》而察脉用方，可谓善矣。然此特言其本体虚而不受胎者也。若本体不虚而不受胎者，必有他病。缪仲淳主风冷乘袭子宫；朱丹溪主冲任伏热；张子和主胞中实痰；丹溪于肥盛妇人主脂

膜塞胞。陈良甫谓：二三十年全不产育者，胞中必有积血，主以荡胞汤。诸贤所论不同，要皆理之所有，宜察脉辨症施治，荡胞汤在《千金》为妇人求子第一方，孙真人郑重之。

【笺疏】生育之机纯由天赋，本非人力之所能胜天，更何论乎药物，惟能遂其天机，而不以人欲乱性，断无不能生育之理。世之艰于孕育者，大率皆斲丧过度，自损其天真者，欲求孕育，惟有节欲二字，善乎！袁简斋之引某理学家，答其门人问求子者，谓汝能学鸟兽，则有子矣。乍聆此论岂不可骇，须知鸟兽之合，纯是天机，不妄作为，应时而动，所以无有不生而亦无有不长者。简斋更为之申一说曰：行乎其所不得不行，止乎其所不得不止，即生乎其所不得不生，是岂草木根荄所能代天宣化者。《素·上古天真论》谓：任脉通，太冲脉盛，则有子，任脉虚，太冲脉衰少，则无子。虽为女子，言之亦岂仅为女子，

膜塞胞陳良甫謂二三十年全不產育者胞中必有積血主以蕩胞湯諸賢所論不同要皆理之所有宜察脈辨症施治蕩胞湯在千金爲婦人求子第一方孫眞人鄭重之

(箋疏)生育之機純由天賦本非人力之所能勝天更何論乎藥物惟能遂其天機而不以人欲亂性斷無不能生育之理世之艱於孕育者大率皆斲喪過度自損其天眞者欲求孕育惟有節慾二字善乎袁簡齋之引某理學家答其門人問求子者謂汝能學鳥獸則有子矣乍聆此論豈不可駭須知鳥獸之合純是天機不妄作爲應時而動所以無有不生而亦無有不長者簡齋更爲之申一說曰行乎其所不得不行止乎其所不得不止卽生乎其所不得不生是豈草木根荄所能代天宣化者素上古天眞論謂任脈通太衝脈盛則有子任脈虛太衝脈衰少則無子雖爲女子言之亦豈僅爲女子

言之衝脈任脈陽施陰受胥由此道堯封氣血充足四字固已包舉一切則反是以思行乎其所不當行天癸卽不早竭地道不通形壞無子又豈必俟乎七七八八之齡耶立齋審察尺脈一言其理不可謂不切而八味六味十全三方豈是確當之藥若沈所謂本體不虛而不受胎則不虛卽實子宮必有所蔽故不能感諸賢持論未嘗不極其理想之能事然生理之眞亦未必果與諸家所論盡能符合所以如法用藥縱使脈症近似亦必不能一索而得而千金方之主破瘀張戴人之主蕩滌尤恐不顧其後利未可得而弊卽隨之學者必不可孟浪從事

盪胞湯

朴硝　丹皮　當歸　大黃　桃仁生用各三銖　厚朴　桔梗　人參　赤芍　茯苓　桂心　甘草　牛膝　橘皮各二銖　附子六銖　蝱虫　水蛭各

言之冲脉、任脉，阳施阴受，胥由此道。尧封气血充足四字，固已包举一切，则反是以思行乎其所不当，行天癸即不早竭，地道不通，形坏无子，又岂必俟乎七七八八之龄耶。立斋审察尺脉一言，其理不可谓不切，而八味、六味、十全三方，岂是确当之药。若沈所谓本体不虚而不受胎，则不虚，即实子宫，必有所蔽，故不能感诸贤持论，未尝不极其理想之能事。然生理之真亦未必果与诸家所论尽能符合，所以如法用药，纵使脉症近似，亦必不能一索而得，而《千金方》之主破瘀，张戴人之主荡涤，尤恐不顾其后利未可得而弊，即随之学者，必不可孟浪从事。

荡胞汤

朴硝　丹皮　当归　大黄　桃仁生用，各三铢　厚朴　桔梗　人参　赤芍　茯苓　桂心　甘草　牛膝　橘皮各二铢　附子六铢　虻虫　水蛭各

十枚

右十七味，㕮咀，以清酒五升，合煮取三升，分四服，日三夜一，每服相去三时，更服如前，覆被取微汗。天寒汗不出，着火笼之必下脓血，务须斟酌下尽，二三服即止。如大闷不堪，可食酢饭冷浆一口即止。然恐去恶不尽，忍之尤妙。孟英曰：子不可以强求也，求子之心愈切，而得之愈难，天地无心，而成化乃不期然而然之事。非可以智力为者，惟有病而碍于孕育之人，始可用药以治病。凡无病之人，切勿妄药以求子，弄巧反拙，岂徒无益而已耶。纵使有效，而药性皆偏，其子禀之非夭札即顽悖，余历验不爽。

【笺疏】孕育之事，无所为而为，岂有人力可以矫揉造作之理，所谓夫妇之愚，可以能知能行，而圣人有所不知不能者。如谓金石草木，可以强无为有是，直以人欲胜天理，使造物退处于无权。吾知虽有高贤，断不敢作此无端

十枚
右十七味㕮咀以清酒五升合煮取三升分四服日三夜一每服相去三時
更服如前覆被取微汗天寒汗不出着火籠之必下膿血務須斟酌下盡二
三服即止如大悶不堪可食酢飯冷漿一口即止然恐去惡不盡忍之尤妙
孟英曰子不可以強求也求子之心愈切而得之愈難天地無心而成化乃
不期然而然之事非可以智力爲者惟有病而碍於孕育之人始可用藥以
治病凡無病之人切勿妄藥以求子弄巧反拙豈徒無益而已耶縱使有效
而藥性皆偏其子禀之非夭札即頑悖余歷驗不爽
（箋疏）孕育之事無所爲而爲豈有人力可以矯揉造作之理所謂夫婦之
愚可以能知能行而聖人有所不知不能者如謂金石草木可以強無爲有
是直以人欲勝天理使造物退處於無權吾知雖有高賢斷不敢作此無端

之夢想而俗子偏能爲此說者止以逢迎富貴爲衣食計當亦智者所共諒不意孫氏高明千金方以婦人居首而求嗣又爲婦科之開宗明義第一章一若藥石無情果有挽回造化之能力蓋亦未脫方士習氣孟英謂非可以智力爲頂門一針吾知求方者與方者聞此不啻冷水澆背默爾而息快人快事揭盡俗子醜態那不曲踊三百又謂有病而碍於孕育者始可用藥以治病須知所以不得不用藥者止是爲治病計實非作藍田種玉想然後知千金方求嗣一門絕非醫家分內之事頤恒見艱於子嗣者不悟其喪失之多日以求方求藥爲當務之急而醫家工於獻媚樂爲處方抵掌高談莫不自謂果有奇術令人一索可得究竟羅列温補興陽數十味欲以搜括老人垂竭之脂膏妄冀背城借一縱令如願以償而先天既薄又以燥烈之藥石助之生兒必多胎毒奇病百出長育極難頤已屢見之而苦不敢爲乃翁說

之梦，想而俗子偏能为此说者，止以逢迎富贵，为衣食计，当亦智者所共谅。不意孙氏高明，《千金方》以妇人居首而求嗣，又为妇科之开宗明义，第一章一若药石无情，果有挽回造化之能力，盖亦未脱方士习气。孟英谓非可以智力为顶门一针，吾知求方者与方者闻此不啻冷水浇背，默尔而息，快人快事，揭尽俗子丑态，那不曲踊三百，又谓有病而碍于孕育者，始可用药以治病，须知所以不得不用药者，止是为治病计，实非作蓝田种玉想。然后知《千金方》求嗣一门，绝非医家分内之事。颐恒见艰于子嗣者，不悟其丧失之多日，以求方求药，为当务之急，而医家工于献媚，乐为处方，抵掌高谈，莫不自谓果有奇术，令人一索可得，究竟罗列温补兴阳数十味，欲以搜括老人垂竭之脂膏，妄冀背城，借一纵令如愿以偿，而先天既薄，又以燥烈之药石助之生，儿必多胎毒，奇病百出，长育极难，颐已屡见之而苦不敢为乃翁说

明原始，以重伤垂暮之心。孟英更说到顽悖一层，正是阳药刚烈之余焰，有以成其禀赋，此理之常，无足怪者。彼痴心梦想之流，读此当亦可以废然返矣。孟英又曰：荡胞汤虽有深意，其药太峻，未可轻用，惟保胎神祐丸善舒气郁，缓消积血，不但为保胎之良药，亦是调经易孕之仙丹。每日七丸，频服，甚效。余历用有验，最为稳妙（方见下卷）。

【笺疏】 荡胞汤以荡涤胞中恶淤取义，其意盖谓妇人无不生育之理，其所以不孕，由淤毒积于胞中，故耳颐谓此是理想已不足据，而许多荡涤走窜之物，足以扰乱之而有余，果用是方必犯。孟英所谓岂徒无益之弊，虽是古方，断不可信。惟孟英所称之保胎神祐丸亦极平常，且每服止桐子大之七丸，何能有效。乃孟英颇推重之，谓有殊功，极不可解，岂聊以狗求方种子者之意。姑以和平淡泊，万全无弊者应之耶。此亦仁人之用心，惟恐俗子谬

明原始以重傷垂暮之心孟英更說到頑悖一層正是陽藥剛烈之餘燄有以成其稟賦此理之常無足怪者彼痴心夢想之流讀此當亦可以廢然返矣孟英又曰盪胞湯雖有深意其藥太峻未可輕用惟保胎神祐丸善舒氣鬱緩消積血不但爲保胎之良藥亦是調經易孕之仙丹每日七丸頻服甚效余歷用有驗最爲穩妙（方見下卷）

（箋疏）盪胞湯以盪滌胞中惡淤取義其意蓋謂婦人無不生育之理其所以不孕者由淤毒積於胞中故耳頤謂此是理想已不足據而許多蕩滌走竄之物足以擾亂之而有餘果用是方必犯孟英所謂豈徒無益之弊雖是古方斷不可信惟孟英所稱之保胎神祐丸亦極平常且每服止桐子大之七丸何能有效乃孟英頗推重之謂有殊功極不可解豈聊以狗求方種子者之意姑以和平淡泊萬全無弊者應之耶此亦仁人之用心惟恐俗子謬

服毒藥反以爲禍耳若曰果爲調經之仙丹頤敢斷其必無是事惟謂其善舒氣鬱庶幾近之

孟英又曰世有愚夫愚婦一無所知而敏於生育者此方靈臯所謂此事但宜有人欲而不可有天理也觀於此則一切求子之法皆不足憑况體氣不齊豈容概論有終身不受孕者有畢世僅一產者有一產之後踰十餘年而再妊者有按年而妊者有娩甫彌月而卽妊者有每妊必駢胎者且有一產三胎或四胎者駢胎之胞有合有分其產也有接踵而下者有踰日而下者甚有踰一旬半月而下者諺云十個孩兒十樣生是以古人有寧醫十男子莫醫一婦人之說因婦人有胎產之千態萬狀不可以常理測也世之習婦科者不可不究心焉

〔箋疏〕孕育純是天然卽胎前狀態亦復萬有不齊莫名其妙脈不足憑證

服毒药，反以为祸耳。若曰果为调经之仙丹，颐敢断其必无是事，惟谓其善舒气郁，庶几近之。

孟英又曰：世有愚夫愚妇，一无所知，而敏于生育者，此方灵皋，所谓此事但宜有人欲而不可有天理也。观于此则一切求子之法，皆不足凭，况体气不齐，岂容概论有终身不受孕者；有毕世仅一产者；有一产之后，逾十余年而再妊者；有按年而妊者；有娩甫弥月而即妊者；有每妊必骈胎者，且有一产三胎，或四胎者，骈胎之胞，有合有分，其产也有接踵而下者，有逾日而下者，甚有逾一旬半月而下者。谚云：十个孩儿十样生，是以古人有宁医十男子，莫医一妇人之说。因妇人有胎产之千态万状，不可以常理测也，世之习妇科者，不可不究心焉。

【笺疏】孕育纯是天然，即胎前状态，亦复万有不齐，莫名其妙，脉不足凭证，

不可据阅历愈多而所见愈奇。孟英谓千态万状，不可以常理测，真是从见闻广博得来，非浅学者所能道只字。

孟英又曰：古人五种，不男曰螺纹，鼓角脉，而人多误解。余谓螺乃“骡”字之讹骡形之人，交骨如环，不能开坼，如受孕必以产厄亡纹，则阴窍屈曲如螺纹之盘旋，碍于交合，俗谓之石女是也。后人不知骡形之异，而改为螺，遂以纹之似螺者，有混于鼓鼓者，阴户有皮鞔如鼓，仅有小窍通溺而已。设幼时以铅作铤，逐日纴之，久则自开，尚可以人力为也。角则阴中有物，兴至亦有能举者，名曰二阴人，俗云雌雄人是也。脉则终身不行经者，理难孕育。然暗经亦可受胎。钱国宾云：兰溪篾匠之妻，自来无经而生四子一女，故五种之中，惟三者非人力所能治，而纹角二种，并不可交也。特考定之，以正相传之讹（骡形之女，初生时，稳婆技精者，扪之即知其可男可女之身，名人痾亦

不可據閱歷愈多而所見愈奇孟英謂千態萬狀不可以常理測眞是從見聞廣博得來非淺學者所能道隻字

孟英又曰古人五種不男曰螺紋鼓角脈而人多誤解余謂螺乃騾字之譌騾形之人交骨如環不能開坼如受孕必以產厄亡紋則陰竅屈曲如螺紋之盤旋礙於交合俗謂之石女是也後人不知騾形之異而改爲螺遂以紋之似螺者有混於鼓鼓者陰戶有皮鞔如鼓僅有小竅通溺而已設幼時以鉛作鋌逐日紝之久則自開尚可以人力爲也角則陰中有物興至亦有能舉者名曰二陰人俗云雌雄人是也脈則終身不行經者理難孕育然暗經亦可受胎錢國賓云蘭谿孫篾匠之妻自來無經而生四子一女故五種之中惟三者非人力所能治而紋角二種併不可交也特考定之以正相傳之譌（騾形之女初生時穩婆技精者捫之卽知其可男可女之身名人痾亦

角類也）

（箋疏）此所謂不男者言婦女不能與男子相接者也王謂螺當作騾是騾不生育惟以交骨不能開坼之故婦人稟此則受孕而必不能產頤所知者有一人嘗兩次受孕其先則由接生婆用鋒刃將小兒臠割而下其後又妊身彌月則到滬上醫院中經西醫剖腹取兒僅保殘喘然後知天地之大果有此俶異之事至所謂角者並有時而可男正史五行志中咤爲人妖實亦稟賦之自然但不恒有故世以爲怪耳

受胎總論

李東璧曰易云男女搆精萬物化生乾道成男坤道成女褚澄言血先至裹精則生男精先至裹血則生女陰陽均至非男非女之身精血散分駢胎品胎之兆道藏言月水亡後一三五日成男二四六日成女東垣言血海始淨一二日

角类也）。

【笺疏】此所谓不男者，言妇女不能与男子相接者也。王谓螺当作骡，是骡不生育，惟以交骨不能开坼之故。妇人禀此则受孕而必不能产。颐所知者有一人，尝两次受孕，其先则由接生婆用锋刃将小儿脔割而下，其后又妊身弥月，则到沪上医院中，经西医剖腹取儿，仅保残喘，然后知天地之大，果有此俶异之事。至所谓角者，并有时而可男。正史《五行志》中，咤为人妖，实亦禀赋之自然，但不恒有，故世以为怪耳。

受胎总论

李东璧曰：《易》云男女，构精万物，化生乾道，成男，坤道成女。褚澄言：血先至裹精则生男，精先至裹血则生女，阴阳均至，非男非女之身，精血散，分骈胎品胎之兆。道藏言：月水亡后，一、三、五日成男，二、四、六日成女。东垣言：血海始净，一二日

成男，三、四、五日成女。《圣济》言：因气而左动，阳资之则成男，因气而右动，阴资之则成女。丹溪乃非褚氏，而是东垣主《圣济》左右之说立论，归于子宫左右之系，可谓悉矣。窃谓褚氏未可非，东垣亦未尽是也。盖褚氏以气血之先后言，道藏以日数之奇偶言，东垣以女血之盈亏言，《圣济》、丹溪以子宫之左右言，各执一见，会而通之，理自得矣。盖独男独女可以日数论，骈胎品胎亦可以日数论乎？

史载一产三子、四子，有半男、半女，或男多女少，或男少女多，则一、三、五日为男，二、四、六日为女之说。岂其然哉，褚氏、《圣济》、丹溪主精血、子宫左右之论为有见，而道藏、东垣日数之论为可疑矣。叔和《脉经》以脉之左、右、浮、沉辨。所生之男女，高阳脉诀以脉之纵横逆顺别骈品之胎形，恐臆度之见而非确论也。

王孟英曰：《阅微草堂笔记》云：夫胎者两精相搏，翕合而成者也，媾合之际，其

成男三四五日成女聖濟言因氣而左動陽資之則成男因氣而右動陰資之則成女丹溪乃非楮氏而是東垣主聖濟左右之說立論歸於子宮左右之系可謂悉矣竊謂褚氏未可非東垣亦未盡是也蓋褚氏以氣血之先後言道藏以日數之奇偶言東垣以女血之盈虧言聖濟丹溪以子宮之左右言各執一見會而通之理自得矣蓋獨男獨女可以日數論駢胎品胎亦可以日數論乎

史載一產三子四子有半男半女或男多女少或男少女多則一三五日爲男二四六日爲女之說豈其然哉褚氏聖濟丹溪主精血子宮左右之論爲有見而道藏東垣日數之論爲可疑矣叔和脈經以脈之左右浮沈辨所生之男女高陽脈訣以脈之縱橫逆順別駢品之胎形恐臆度之見而非確論也

王孟英曰閱微草堂筆記云夫胎者兩精相搏翕合而成者也媾合之際其

情既洽其精乃至陽精至而陰精不至陰精至而陽精不至皆不能成皆至矣時有先後則先至者氣散不攝亦不能成不先不後而精並至陽先衝而陰包之則成男陰先衝而陽包之則成女此化生自然之妙非人力所能爲故有一合卽成者有千百合而終不成者愚夫婦所知能聖人有所不知能此之謂矣端恪後人沈君辛甫云胎脈辨別處誠醫者所當知若受姙之始曷以得男何緣得女生化之際初無一定諸家議論雖奇無關損益置之可也

〔箋疏〕孕育之理天然生化旣非人力所能作爲又豈理想可以推測瀕湖所引諸說無非憑空結撰雖竭盡理想之能事終是捫燭扣槃殊可不論紀文達天資聰頴理想尤精閱微草堂筆記一節託之神怪本是小說家體裁所論較之從前諸家確是高出一層究竟亦是筆上生花粲蓮妙舌何可認

情既洽，其精乃至，阳精至而阴精不至，阴精至而阳精不至，皆不能成，皆至矣，时有先后，则先至者气散不摄，亦不能成，不先不后而精并至，阳先冲而阴包之，则成男。阴先冲而阳包之，则成女。此化生自然之妙，非人力所能为，故有一合。即成者有千百合而终不成者。愚夫妇所知能，圣人有所不知能，此之谓矣。端恪后人，沈君辛甫云：胎脉辨别处，诚医者所当知，若受妊之始，曷以得男，何缘得女，生化之际，初无一定，诸家议论虽奇，无关损益，置之可也。

【笺疏】孕育之理，天然生化，既非人力所能作为，又岂理想可以推测。濒湖所引诸说，无非凭空结撰，虽竭尽理想之能事，终是扪烛扣槃，殊可不论，纪文达天资聪颖，理想尤精。《阅微草堂笔记》一节，讬上神怪，本是小说家体裁所论，较之从前诸家，确是高出一层，究竟亦是笔上生花，粲莲妙舌，何可认

作实事。沈辛甫一律置之不问，真是快刀斩乱丝之无上妙法。

辨 胎

《素问》：妇人足少阴脉动甚者，妊子也。

沈尧封曰：足少阴肾脉也，动者如豆，厥厥动摇也。王太仆作手少阴，手少阴脉应在掌后锐骨之后，陷者中，直对小指，非太渊脉也，必有所据。全元起作足少阴，候尺中。经云：尺里以候腹中胎，在腹中当应在尺，此为近理。

【笺疏】气血结滞，脉象应之而不条达，故其形如豆，如珠一粒突起指下，厥厥动摇，因谓之动。所以大痛之病，于脉为动，以痛则气血交结，脉亦缩而不舒也。妊娠之初，胎元乍结，正是阴阳凝合之时，其应在脉，于是亦呈现凝聚之态。《素问》脉动主妊一条，其理极精，而注家似未有能申明真义者，但必在结胎数日之间，乃有此象。若日久则胎孕已有明征，生机洋溢，何致更有结

作實事沈辛甫一律置之不問眞是快刀斬亂絲之無上妙法

辨胎

素問婦人足少陰脈動甚者妊子也

沈堯封曰足少陰腎脈也動者如豆厥厥動搖也王太僕作手少陰脈應在掌後銳骨之後陷者中直對小指非太淵脈也必有所據全元起作足少陰候尺中經云尺裏以候腹中胎在腹中當應在尺此爲近理

（箋疏）氣血結滯脈象應之而不條達故其形如豆如珠一粒突起指下厥厥動搖因謂之動所以大痛之病於脈爲動以痛則氣血交結脈亦縮而不舒也妊娠之初胎元乍結正是陰陽凝合之時其應在脈於是亦呈凝聚之態素問脈動主妊一條其理極精而注家似未有能申明其眞義者但必在結胎數日之間乃有此象若日久則胎孕已有明徵生機洋溢何致更有結

塞之態形之脈上此所以脈滑亦主妊身卽是生氣盎然之朕兆故滑脈必於一月後始可見之葢動之與滑一爲藴蓄不行一爲活潑爽利形勢態度適得其反而以論妊子固是各有至理必不可誣惟足少陰當從全元起本爲是胎結下元自宜應之於尺啓玄本誤足爲手必不可通

又曰陰搏陽別謂之有子

沈曰王注陰尺中也搏謂搏觸於手也尺脈搏擊與寸迴別則有孕之兆也

（箋疏）搏是應指迫迫有力而形勢分明與動甚妊子之意相合但是於陰分之尺部與陽分寸部顯然有別正其陰陽團結之初當有是象啓玄注此亦知以尺中立論則動甚妊子一節作手少陰者豈非訛誤

又曰何以知懷子之且生也曰身有病而無邪脈也

（箋疏）身有病者謂婦人不月豈非病狀且多有食減嘔噁之證亦是病徵

塞之态形之脉上，此所以脉滑，亦主妊身，即是生气盎然之朕兆，故滑脉必于一月后始可见之。盖动之与滑，一为蕴蓄不行，一为活泼爽利，形势态度适得其反，而以论妊子，固是各有至理，必不可诬。惟足少阴当从全元起本为是，胎结下元，自宜应之于尺，启玄本误，足为手必不可通。

又曰：阴搏阳别，谓之有子。

沈曰：王注阴尺中也，搏谓搏触于手也，尺脉搏击与寸迥别，则有孕之兆也。

【笺疏】搏是应指，迫迫有力，而形势分明，与动甚妊子之意相合。但是于阴分之尺部，与阳分寸部显然有别，正其阴阳团结之初，当有是象。启玄注此，亦知以尺中立论，则动甚妊子一节，作手少阴者，岂非讹误。

又曰：何以知怀子之，且生也。曰身有病而无邪脉也。

【笺疏】身有病者谓妇人不月，岂非病状，且多有食减、呕恶之证，亦是病征。

但以脉察之，则调而有序，不见其病，是为怀子无疑。凡恶阻之甚者，食减神疲，病状昭着，然脉必无恙，临证以来，确乎可据，始知经说之精。

《难经》曰：女子以肾系胞，三部脉浮沈正等，按之不绝者，有妊也。

【笺疏】三部脉浮沈正等，按之不绝，是即活泼流利之滑脉，故知有妊。

沈尧封曰：叔和云：妇人三部脉浮沉正等，以手按之不绝者，孕子也。妊脉初时，寸微呼吸五至，三月而尺数也。脉滑疾，重以手按之散者，胎已三月也。脉重手按之不散，但疾不滑者，五月也。此即阴搏阳别之义，言尺脉滑数、寸脉微小，尺与寸脉别者，孕子也。

【笺疏】三月尺数，三月滑疾而散云云不确。

辨男女胎

王叔和曰：妊娠四月，其脉左疾为男，右疾为女，俱疾为生二子。

但以脈察之則調而有序不見其病是爲懷子無疑凡惡阻之甚者食減神疲病狀昭着然脈必無恙臨證以來確乎可據始知經説之精

難經曰女子以腎係胞三部脈浮沈正等按之不絕者有妊也

（箋疏）三部脈浮沈正等按之不絕是即活潑流利之滑脈故知有妊

沈堯封曰叔和云婦人三部脈浮沈正等以手按之不絕者孕子也妊脈初時寸微呼吸五至三月而尺數也脈滑疾重以手按之散者胎已三月也脈重手按之不散但疾不滑者五月也此即陰搏陽別之義言尺脈滑數寸脈微小尺與寸脈別者孕子也

（箋疏）三月尺數三月滑疾而散云云不確

辨男女胎

王叔和曰妊娠四月其脈左疾爲男右疾爲女俱疾爲生二子

（箋疏）疾卽滑利之意左脈滑應男胎右脈滑主女胎自有確徵

又曰左尺偏大爲男右尺偏大爲女左右俱大產二子大者如實狀卽陰搏之意尺脈實大與寸迥別但分男左女右也

又曰左脈沈實爲男右脈浮大爲女

（箋疏）沈實亦卽陰搏之義亦當於尺徵之右脈浮大爲女則不知其意何在然理不可通不足信也

樓全善曰按丹溪云男受胎在左子宮女受胎在右子宮推之於脈其義亦然如胎在左則氣血護胎必盛於左故脈左疾爲男左大爲男也胎在右則氣血護胎必盛於右故脈右疾爲女右大爲女也亦猶經文陰搏陽別謂之有子言胎必在身半之下氣血護胎必盛於下故陰尺鼓搏與陽寸迥別也

（箋疏）天地之氣左升而右降升屬陽而降屬陰故左爲陽而右爲陰且南

【笺疏】 疾即滑利之意，左脉滑应男胎，右脉滑主女胎，自有确征。

又曰：左尺偏大为男；右尺偏大为女；左右俱大产二子。大者如实状，即阴搏之意，尺脉实大与寸迥别，但分男左女右也。

又曰：左脉沈实为男，右脉浮大为女。

【笺疏】 沈实亦即阴搏之义，亦当于尺征之右脉浮大为女，则不知其意可在，然理不可通，不足信也。

楼全善曰：按丹溪云，男受胎在左子宫，女受胎在右子宫，推之于脉，其义亦然。如胎在左，则气血护胎必盛于左，故脉左疾为男，左大为男也。胎在右则气血护胎必盛于右，故脉右疾为女，右大为女也。亦犹经文阴搏阳别，谓之有子，言胎必在身半之下，气血护胎必盛于下，故阴尺鼓搏与阳寸迥别也。

【笺疏】 天地之气，左升而右降，升属阳而降属阴，故左为阳而右为阴，且南

面而立，左在东而右在西，东主升而右主降。故东为阳而右为阴，男女胎之分主于左右脉，即是阴阳升降之气为之，确有征验，而亦自有至理。丹溪以左右子宫受胎为分别，却非生理之实。读西学家言子管子核确有左右两处，而子宫则有一无二，此是实在形骸，不可信笔写来，惟吾所欲者也（卷末附英医合信氏《全体新论》可征）。

《千金》云：令妊妇面南行，从背后呼之，左回首者是男，右回首者是女。又女腹如箕，以女胎背母，足膝抵腹，下大上小，故如箕。男腹如釜，男胎向母，背脊抵腹，其形正圆，故如釜也。

沈尧封曰：《内经》妊娠数条，惟阴搏阳别，尤为妙谛。《素问》诊法上以候上，下以候下，气血聚于上，则寸脉盛，气血聚于下，则尺脉盛，其势然也。试之疮疡，无不验者。况胎在腹中，气血大聚，岂反无征验之理。胎系于肾，在身半以下，故

面而立左在東而右在西東主升而右主降故東爲陽而右爲陰男女胎之分主於左右脈卽是陰陽升降之氣爲之確有徵驗而亦自有至理丹溪以左右子宮受胎爲分別却非生理之實讀西學家言子管子核確有左右兩處而子宮則有一無二此是實在形骸不可信筆寫來惟吾所欲者也（卷末附英醫合信氏全體新論可徵）

千金云令妊婦面南行從背後呼之左迴首者是男右迴首者是女又女腹如箕以女胎背母足膝抵腹下大上小故如箕男腹如釜男胎向母背脊抵腹其形正圓故如釜也

沈堯封曰內經妊娠數條惟陰搏陽別尤爲妙諦素問診法上以候上下以候下氣血聚於上則寸脈盛氣血聚於下則尺脈盛其勢然也試之瘡瘍無不驗者況胎在腹中氣血大聚豈反無徵驗之理胎系於腎在身半以下故

見於尺部但人脈體不同有本大者有本小者卽懷妊時有見動脈者然尺中或疾或數總與寸脈迥然有別細審自得卽左右男女亦然　受胎時偏左成男氣血聚於左則左重故呼之則左顧便脈必形於左尺受胎時偏右成女氣血聚於右則右重呼之則右顧便脈必形於右尺此一定之理也至若丹溪男受胎於左子宮女受胎於右子宮此是語病猶言偏於子宮之左偏於子宮之右耳原非有二子宮也惟左男右女指醫人之左右手言恐未必然

（箋疏）左顧右顧之說殊屬不確堯封偏左偏右亦是空話子宮惟一教他偏到何處去此非禮記月令之明堂九宮可以左个右个擇居其一者也

王孟英曰諸家之論皆有至理而皆有驗有不驗余自髫年卽專究於此三十年來見聞多矣有甫受孕而脈卽顯呈於指下者有半月一月後而見於

见于尺部。但人脉体不同，有本大者，有本小者，即怀妊时，有见动脉者。然尺中或疾，或数，总与寸脉迥然有别。细审自得，即左右男女亦然。

受胎时，偏左成男，气血聚于左，则左重，故呼之则左顾，便脉必形于左尺。受胎时偏右，成女，气血聚于右，则右重，呼之则右顾，便脉必形于右尺。此一定之理也。至若丹溪男受胎于左子宫，女受胎于右子宫，此是语病，犹言偏于子宫之左，偏于子宫之右耳，原非有二子宫也。惟左男右女，指医人之左右手言，恐未必然。

【笺疏】左顾右顾之说，殊屡不确。尧封偏左偏右，亦是空话，子宫惟一，教他偏到何处去，此非《礼记月令》之明堂九宫可以左个右个择居其一者也。

王孟英曰：诸家之论皆有至理，而皆有验、有不验。余自髫年即专究于此，三十年来见闻多矣，有甫受孕而脉即显呈于指下者；有半月、一月后而见于

脉者；有二三月而见于脉者；有始见孕脉，而五六月之后反不见孕脉者；有始终不见于脉者；有受孕后，反见弦、涩、细、数之象者。甚有两脉反沈伏难寻者，古人所论，原是各抒心得，奈死法不可以限生人，纸上谈兵，未尝阅历者，何足以语此。惟今春与杨素园大令谈之极蒙折服，殆深尝此中甘苦也。忆辛丑秋，诊周光远令正之脉，右寸关忽见弦、大、滑、疾，上溢鱼际之象，平昔之脉未尝见此，颇为骤然，及询起居，诸无所苦，惟汛愆半月耳。余曰妊也，并可必其为男。继而其父孙际初闻之诊，乃女脉，曰妊则或然恐为女孕。余曰，肺象乎天，今右寸脉最弦滑，且见上溢之象，岂非本乎天者亲上耶。孙曰：此虽君之创解，然极有理，究不知后验何如耳？迨壬寅夏，果举一男，聊附一端，以为齗齗谈脉者鉴。

【笺疏】 孟英有验、有不验之说，以阅历得之，最宜真谛，古人所论，或凭理想，

脈者有二三月而見於脈者有始見孕脈而五六月之後反不見孕脈者有始終不見於脈者有受孕後反見紘澀細數之象者甚有兩脈反沈伏難尋者古人所論原是各抒心得奈死法不可以限生人紙上談兵未嘗閱歷者何足以語此惟今春與楊素園大令談之極蒙折服殆深嘗此中甘苦也憶辛丑秋診周光遠令正之脈右寸關忽見紘大滑疾上溢魚際之象平昔之脈未嘗見此頗爲驟然及詢起居諸無所苦惟汛愆半月耳余曰妊也併可必其爲男繼而其父孫際初聞之診乃女脈曰妊則或然恐爲女孕余曰肺象乎天今右寸脈最弦滑且見上溢之象豈非本乎天者親上耶孫曰此雖君之創解然極有理究不知後驗何如耳迨壬寅夏果舉一男聊附一端以爲齗齗談脈者鑑

（箋疏）孟英有驗有不驗之說以閱歷得之最宜眞諦古人所論或憑理想

或偶然符合而自以爲確究竟稟賦不齊各如其面豈可執板法以談天然之生化故孕脈最難憑頤亦留心二十餘年而始敢爲此說若門外人聞之必嗤爲脈理之不精矣知凡百學問必親自體驗潛心默察而後能於板法中參活法彼篤信好古常在故紙堆中求生活者何足以語此然亦止可爲知者道不足爲俗人言也王論周氏夫人一證弦滑上溢而斷爲妊且斷爲必男必無眞切理由可說本乎天者親上一句空空洞洞何可爲訓然竟協徵蘭之兆此正頤之所謂偶然符合而自以爲確者請教後人更從何處學步然卽此更可徵孕脈之變幻無窮萬不能刻舟求劍按圖索驥矣

妊婦似風　孟英曰卽子癎證

沈堯封曰妊婦病源有三大綱一曰陰虧人身精血有限聚以養胎陰分必虧二曰氣滯腹中增一障礙則升降之氣必滯三曰痰飲人身臟腑接壤腹中遽

或偶然符合，而自以为确，究竟禀赋不齐，各如其面，岂可执板法以谈天然之生化，故孕脉最难凭。颐亦留心二十余年，而始敢为此说，若门外人闻之，必嗤为脉理之不精矣。知凡百学问必亲自本验，潜心默察，而后能于板法中参活法，彼笃信好古，常在故纸堆中求生活者，何足以语此。然亦止可为知者道不足，为俗人言也。王论周氏夫人一证，弦滑上溢，而断为妊，且断为必男，必无真切理由，可说本乎天者亲上一句，空空洞洞，何可为训。然竟协征兰之兆，此正颐之所谓偶然符合而自以为确者，请教后人，更从何处学步。然即此更可征孕脉之变幻无穷，万不能刻舟求剑，按图索骥矣。

妊妇似风
孟英曰即子痫证

沈尧封曰：妊妇病源有三大纲：一曰阴亏，人身精血有限，聚以养胎，阴分必亏；二曰气滞，腹中增一障碍，则升降之气必滞；三曰痰饮，人身脏腑接壤，腹中遽

增一物，脏腑之机括为之不灵，津液聚为痰饮。知此三者，庶不为邪说所惑。妊妇卒倒不语，或口眼歪斜，或手足瘛疭，皆名中风，或腰背反张，时昏时醒，名为痓，又名子痫。古来皆作风治，不知卒倒不语，病名为厥阴失纳，孤阳逆上之谓口眼歪斜，手足瘛疭，或因痰滞经络，或因阴亏不吸肝阳，内风暴动，至若腰背反张一证，临危必见戴眼，其故何欤？盖足太阳膀胱之经脉起于目内眦，上额交巅，循肩膊内夹脊抵腰中，足太阳主津液，虚则经脉时缩，脉缩故腰背反张。经云：瞳子高者，太阳不足，谓太阳之津液不足也。脉缩急则瞳子高，甚则戴眼，治此当用地黄、麦冬等药，滋养津液为主。胎前病阳虚者绝少，慎勿用小续命汤。

王孟英曰：阴虚、气滞二者，昔人曾已言之，痰饮一端可谓发前人之未发，因而悟及产后谵妄等症，诚沈氏独得之秘，反覆申明，有裨后学之功不已多

增一物臟腑之機括爲之不靈津液聚爲痰飲知此三者庶不爲邪說所惑妊婦卒倒不語或口眼歪斜或手足瘛瘲皆名中風或腰背反張時昏時醒名爲痓又名子癇古來皆作風治不知卒倒不語病名爲厥陰虛失納孤陽逆上之謂口眼歪斜手足瘛瘲或因痰滯經絡或因陰虧不吸肝陽內風暴動至若腰背反張一證臨危必見戴眼其故何歟蓋足太陽膀胱之經脈起於目內眥上額交巔循肩膊內夾脊抵腰中足太陽主津液虛則經脈時縮脈縮故腰背反張經云瞳子高者太陽不足謂太陽之津液不足也脈縮急則瞳子高甚則戴眼治此當用地黃麥冬等藥滋養津液爲主胎前病陽虛者絕少慎勿用小續命湯

王孟英曰陰虛氣滯二者昔人曾已言之痰飲一端可謂發前人之未發因而悟及產後譫妄等症誠沈氏獨得之秘反覆申明有裨後學之功不已多

乎

（箋疏）妊身陰虛以精血凝聚下元無暇旁及致令全身陰分偏於不足至理名言必不可易頤因此而悟及子癎發痙即從此陰虛二字而來蓋癎症痙厥猝然而作亦可倏然而安近人腦經病之眞理早已發明已是萬無疑義顧腦神經之所以爲病者無非陰不涵陽孤陽上逆沖激震盪擾其神經以致知覺運動頓失常度若產後得此明是陰奪於下陽浮於上其理易明獨妊脈之時眞陰團結必說不到陰虛二字何以而陽亦上浮至於此極今得堯封精血有限聚以養胎陰分必虧三句爲之曲曲繪出原理乃知陽之所以升浮者正惟其陰聚於下有時不得上承遂令陽爲之越發生是證然究屬陰陽偶爾乖離非眞陰大虛者可比則陽氣暴越能升亦自能降所以子癎病自動亦即自安不爲大患亦與其他之癲癇發作有時恒爲終身痼

乎。

【笺疏】妊身阴虚，以精血凝聚下元，无暇旁及，致令全身阴分偏于不足，至理名言，必不可易。颐因此而悟及子痫发痉，即从此阴虚二字而来。盖痫症痉厥猝然而作，亦可倏然而安。近人脑经病之真理，早已发明，已是万无疑义。顾脑神经之所以为病者，无非阴不涵阳，孤阳上逆，冲激震荡摄其神经，以致知觉运动顿失常度。若产后得此，明是阴夺于下，阳浮于上，其理易明。独妊脉之时，真阴团结，必说不到阴虚二字，何以而阳亦上浮至于此，极今得尧封精血有限，聚以养胎，阴分必亏三句，为之曲曲绘出原理，乃知阳之所以升浮者，正惟其阴聚于下，有时不得上承，遂令阳为之越，发生是证。然究属阴阳偶尔乖离，非真阴大虚者可比，则阳气暴越能升，亦自能降。所以子痫病自动亦即自安，不为大患，亦与其他之癫痫发作有时，恒为终身痼

疾者不同。尧封曰阴虚失纳，孤阳逆上，及阴亏不吸肝阳，内风暴动四句，说明痫痉根源早已窥透此中症结。惜乎当时脑神经之病情尚未传播，遂以卒倒不语，口眼歪斜，手足瘛疭等症。仅能以痰滞经络解说，尚是未达一间，而论腰背反张，临危戴眼，亦不得不从足太阳经起于内眦，上额交巅说，入引作确证。岂知反张、戴眼亦是脑经变动，必与足太阳经无涉。经谓：瞳子高者，太阳不足，乃指平时无病，而言不能援，为猝然戴眼之证，而足太阳主津液一说。则经言膀胱者，津液之府，本属可疑，亦复可笑（膀胱储尿，原是应当排泄之废材，何得谓之津液）。抑且治反张、戴眼，猝然为变者，必以潜降为主，摄纳浮阳，决非地黄、麦冬滋养津液所能有效。况尧封既以歪斜、瘛疭、反张等症，作为痰滞经络，则地黄、麦冬宁不与痰饮一说自相矛盾。总之，气火既浮，上冲激脑者，必挟胸中痰浊，随气而升。所以痫病发作之时，无不口涌

痰者不同堯封陰虛失納孤陽逆上及陰虧不吸肝陽內風暴動四句說明癎痙根源早已窺透此中癥結惜乎當時腦神經之病情尚未傳播遂以卒倒不語口眼歪斜手足瘛瘲等症僅能以痰滯經絡解說尚是未達一間而論腰背反張臨危戴眼亦不得不從足太陽經起於內眥上額交巔說入引作確證豈知反張戴眼亦是腦經變動必與足太陽經無涉經謂瞳子高者太陽不足乃指平時無病而言不能援爲猝然戴眼之證而足太陽主津液一說則經言膀胱者津液之府本屬可疑亦復可笑（膀胱儲尿原是應當排泄之廢材何得謂之津液）抑且治反張戴眼猝然爲變者必以潛降爲主攝納浮陽決非地黃麥冬滋養津液所能有效況堯封既以歪斜瘛瘲反張等症作爲痰滯經絡則地黃麥冬寧不與痰飲一說自相矛盾總之氣火既浮上沖激腦者必挾胸中痰濁隨氣而升所以癎病發作之時無不口湧

冷涎者滋膩養陰之藥必不可投何以沈氏附會津液不足而謂嘗用地黃麥冬等藥耶未謂弗用小續命湯則所見最眞凡吾同道不可不書諸紳無論昏憒歪斜不仁不遂痙厥瘛瘲癲癇譫妄苟投續命必爲催命之符此則頤之所敢斷言者孟英謂痰飲一端沈氏獨得之秘洵是確論子癇痙厥產後昏冒類多由此其實皆虛陽挾痰上逆所以沈氏蠲飲六神一方最多奇效然則地黃麥冬更不可不謂智者之一失矣

沈堯封曰錢鵲雲正室飲食起居無恙一夜連厥數十次發則目上竄形如尸次日又厥數十次至晚一厥不醒以火炭投醋中近鼻熏之不覺切其脈三部俱應不數不遲並無怪象診畢伊父倪福增曰可治否余曰可用青鉛一斤化烊傾盆水內撈起再烊再傾三次取水煎生地一兩天冬二錢細石斛三錢甘草一錢石昌蒲一錢服倪留余就寢書室晨起見倪復治藥云昨

冷涎者，滋腻养阴之药必不可投，何以沈氏附会津液不足，而谓尝用地黄、麦冬等药耶？未谓弗用小续命汤，则所见最真。凡吾同道，不可不书，诸绅无论昏愦歪斜，不仁不遂，痉厥瘛疭，癫痫谵妄，苟投续命，必为催命之符，此则颐之所敢断言者。孟英谓，痰饮一端，沈氏独得之秘，洵是确论，子痫痉厥，产后昏冒，类多由此，其实皆虚阳挟痰上逆。所以沈氏蠲饮六神一方最多奇效，然则地黄、麦冬更不可不谓智者之一失矣。

沈尧封曰：钱鹊云正室，饮食起居无恙，一夜连厥数十次，发则目上窜，形如尸，次日又厥数十次，至晚一厥不醒，以火炭投醋中，近鼻熏之不觉，切其脉三部俱应，不数不迟，并无怪象。诊毕伊父倪福增曰：可治否？余曰：可用青铅一斤，化烊倾盆水内，捞起再烊，再倾三次，取水煎生地一两，天冬二钱，细石斛三钱，甘草一钱，石菖蒲一钱服。倪留余就寝书室。晨起，见倪复治药云：昨

夜服药后，至今止厥六次，厥亦甚轻。故照前方再煎与服，服后厥遂不发，后生一子。计其时乃受胎初月也，移治中年，非受胎者亦屡效。

【笺疏】猝厥一症，总是阳气上浮，冲激脑经，所以顷刻之间能失知觉运动，其脉有变有不变，有伏有不伏，其支体亦有冷有不冷，病情与痫症大同。但猝厥者无涎沫，痫必有涎沫，故治痫必兼涤痰，治厥可投滋腻养阴，兼顾其本而必赖潜阳镇坠之品，始克有济，则是症必无二治。其脉之不皆伏，亦以脑经为病本，与血管无涉，大抵脉不伏而支温者，其症尚轻，脉伏绝而支冷者，其症为剧。是其神经之激动，尤其更进一步，即《素问》之所谓气不返者死矣。尧封此案虽不能识破脑神经病，而以青铅水煎汤，正合镇定气火，使不升腾之意，所以覆杯得效，如鼓应桴。此症之发于初结胎时者，固以真阴凝聚于下，不暇他顾，致令孤阳无宅，俄倾飞扬，既得青铜摄引而复，峻养真阴，

夜服藥後至今止厥六次厥亦甚輕故照前方再煎與服服後厥遂不發後生一子計其時乃受胎初月也移治中年非受胎者亦屢效

（箋疏）猝厥一症總是陽氣上浮沖激腦經所以頃刻之間能失知覺運動其脈有變有不變有伏有不伏其支體亦有冷有不冷病情與癇症大同但猝厥者無涎沫癇必有涎沫故治癇必兼滌痰治厥可投滋膩養陰兼顧其本而必賴潛陽鎮墜之品始克有濟則是症必無二治其脈之不皆伏亦以腦經爲病本與血管無涉大抵脈不伏而支温者其症尙輕脈伏絕而支冷者其症爲劇是其神經之激動尤甚更進一步卽素問之所謂氣不返者死矣堯封此案雖不能識破腦神經病而以青鉛水煎湯正合鎭定氣火使不升騰之意所以覆杯得效如鼓應桴此症之發於初結胎時者固以眞陰凝聚於下不暇他顧致令孤陽無宅俄傾飛揚既得青鉛攝引而復峻養眞陰

標本雙顧所以定厥而并無礙胎之慮宜爲子癇猝厥之無上神丹自謂屢效必非虛語

吳門葉氏治一反張發時如跳虫離席數寸發過卽如平人用白芍甘草紫石英炒小麥南棗煎服而愈捷徑方載一毒藥攻胎藥毒衝上外證牙關緊急口不能言兩手強直握拳自汗身有微熱與中風相似但脈浮而軟十死一生醫多不識若作中風治必死用白扁豆二兩生去皮爲末新汲水調下卽效

（箋疏）葉氏此案石英鎭納合甘麥棗芍柔潤養液與上條堯封用藥異曲同工眞是雙璧雙珠無獨有偶讀此可悟善學古人者止當師其意而不必拘其方若必依樣葫蘆描寫一遍則抄胥矣至捷徑方所述亦卽此症生扁豆末何以必效恐是衙言吾斯未信

沈堯封曰痰滯經絡宜二陳加膽星竹瀝姜汁

标本双顾。所以定厥而并无碍胎之虑，宜为子痫猝厥之无上神丹，自谓屡效，必非虚语。

吴门叶氏治一反张发时，如跳虫离席数寸，发过即如平人，用白芍、甘草、紫石英、炒小麦、南枣煎服而愈。捷径方载一毒药攻胎，药毒冲上，外证牙关紧急，口不能言，两手强直、握拳，自汗，身有微热，与中风相似，但脉浮而软，十死一生。医多不识，若作中风治必死。用白扁豆二两，生，去皮，为末，新汲水调下即效。

【笺疏】叶氏此案，石英镇纳，合甘、麦、枣、芍柔润养液，与上条尧封用药异曲同工，真是双璧双珠。无独有偶，读此可悟善学古人者，止当师其意，而不必拘其方。若必依样葫芦描写一遍，则抄写胥矣。至捷径方所述，亦即此症，生扁豆末何以必效，恐是衙言，吾斯未信。

沈尧封曰：痰滞经络，宜二陈加胆星、竹沥、姜汁。

【笺疏】痫虽皆有痰，然特其显而易见者耳，其实病在脑经，气升为本，痰为标，尧封此条是未知脑经为病，尚觉膈膜。

初娠似劳

沈尧封曰：钱彬安室人，内热咳呛涎痰，夜不能卧，脉细且数，呼吸七至，邀余诊视。问及经事？答言：向来不准，今过期不至。余因邻近，素知伊禀怯弱，不敢用药。就诊吴门叶氏云：此百日劳不治。归延本邑浦书亭疗，投逍遥散不应，更萎蕤汤亦不应。曰：病本无药可治，但不药必骇病者，可与六味汤，聊复尔尔。因取六味丸料二十分之一煎服，一剂咳减，二剂热退，四剂霍然。惟觉腹中有块，日大一日，弥月生一女，母女俱安。越二十余年，女嫁母故后，以此法治怀妊欬呛涎痰，或内热，或不内热，或脉数，或脉不数，五月以内者俱效。五月以外者，有效有不效。

（箋疏）癎雖皆有痰然特其顯而易見者耳其實病在腦經氣升爲本痰爲標堯封此條是未知腦經爲病尚覺隔膜

初娠似勞

沈堯封曰錢彬安室人內熱咳嗆涎痰夜不能臥脈細且數呼吸七至邀余診視問及經事答言向來不準今過期不至余因鄰近素知伊禀怯弱不敢用藥就診吳門葉氏云此百日勞不治歸延本邑浦書亭療投逍遙散不應更萎蕤湯亦不應曰病本無藥可治但不藥必駭病者可與六味湯聊復爾爾因取六味丸料二十分之一煎服一劑咳減二劑熱退四劑霍然惟覺腹中有塊日大一日彌月生一女母女俱安越二十餘年女嫁母故後以此法治懷妊欬嗆涎痰或內熱或不內熱或脈數或脈不數五月以內者俱效五月以外者有效有不效

（箋疏）素禀本弱而又結胎則陰不上承虛火燔灼致爲咳嗆涎痰內熱諸症六味本可以養陰而亦攝納清熱投之極輕不嫌呆笨正是恰如地位

王孟英曰亦有勞損似娠者蓋凡事皆有兩面也

喘

丹溪曰因火動胎逆上作喘急者用條芩香附爲末水調服

（箋疏）此節以胎前言之喘是氣逆而上奔尋常治法皆宜開泄抑降然在有娠則重墜之藥皆有墮胎之慮不可不防故丹溪止以條芩香附治胎火則反是以思如有寒飲泛溢之喘逆自當舉一反三不能僅以黃芩爲定喘之主藥亦自可悟但喘逆甚者開肺肅降亦不必忌正以有病則病當之適可而止未必開泄皆致墮胎觀上文堯封用青鉛一條胎元乍結之時尙不爲害其故可思但不可大劑金石只止鎭壓耳

【笺疏】 素禀本弱而又结胎，则阴不上承，虚火燔灼，致为咳呛涎痰，内热诸症，六味本可以养阴，而亦摄纳清热，投之极轻，不嫌呆笨，正是恰如地位。

王孟英曰：亦有劳损似娠者，盖凡事皆有两面也。

喘

丹溪曰：因火动胎逆，上作喘急者，用条芩、香附为末，水调服。

【笺疏】 此节以胎前言之，喘是气逆而上奔，寻常治法皆宜，开泄抑降。然在有娠，则重坠之药，皆有堕胎之虑，不可不防。故丹溪止以条芩、香附治胎火。则反是以思，如有寒饮泛溢之喘逆，自常举一反三，不能仅以黄芩为定喘之主药，亦自可悟。但喘逆甚者，开肺肃降亦不必忌，正以有病则病当之，适可而止，未必开泄，皆致堕胎。观上文尧封用青铅一条，胎元乍结之时，尚不为害，其故可思，但不可大剂金石，只止镇压耳。

吕沧洲曰：有妇胎死腹中，病喘不得卧，医以风药治肺，诊其脉气口盛，人迎一倍，左关弦动而疾，两尺俱短而离经。因曰：病盖得，之毒药动血，以致胎死不下，奔迫而上冲，非外感也。大剂芎归汤，加催生药服之下死胎。其夫曰：病妾有怀，室人见嫉，故药去之，众所不知也。

【笺疏】 此胎死而气迫上冲，非下死胎必不可救。然亦有子悬重症，母命危在旦夕，苟再顾护胎元，势且母子莫保，则急用大剂镇逆不遑，保胎亦是两害。相权处，其轻者而已下文子悬条，有旋覆代赭汤，胎堕得生一节，正合此旨。颐十年前，荆人两度子肿，寒水上溢，喘急危极，皆投真武汤合旋覆代赭，俱胎堕而后即安，实迫于事势之无可奈何。如其为他人，处方似不当，为此背城借一之计，即使幸而得安，容或有以胎堕为口实者。设或元气不支，俱伤两败，则悠悠之口，更当如何。然为医家，事实上思之但求吾心之所安，成

呂滄洲曰有婦胎死腹中病喘不得臥醫以風藥治肺診其脈氣口盛人迎一倍左關弦動而疾兩尺俱短而離經因曰病蓋得之毒藥動血以致胎死不下奔迫而上沖非外感也大劑芎歸湯加催生藥服之下死胎其夫曰病妾有懷室人見嫉故藥去之衆所不知也

（箋疏）此胎死而氣迫上沖非下死胎必不可救然亦有子懸重症母命危在旦夕苟再顧護胎元勢且母子莫保則急用大劑鎮逆不遑保胎亦是兩害相權處其輕者而已下文子懸條有旋覆代赭湯胎墮得生一節正合此旨頤十年前荆人兩度子腫寒水上溢喘急危極皆投眞武湯合旋覆代赭俱胎墮而後卽安實迫於事勢之無可奈何如其爲他人處方似不當爲此背城借一之計卽使幸而得安容或有以胎墮爲口實者設或元氣不支俱傷兩敗則悠悠之口更當如何然爲醫家事實上思之但求吾心之所安成

敗聽之天命則當危急存亡之秋亦不妨用此法蓋舍此必無可以兩全之策無寧放胆圖之尚有一綫生機惟必以此中理由先爲病家說明聽其自主可耳

沈堯封曰外感作喘仍照男子治故不錄他病倣此王海藏醫壘元戎曰胎前病唯當順氣若外感四氣內傷七情以成他病治法與男子同當於各證類中求之惟動胎之藥切不可犯

惡阻

金匱曰婦人得平脈陰脈小弱其人渴不能食無寒熱名妊娠於法六十日當有此證設有醫者治逆却一月加吐下者則絕之

沈堯封曰樓全善云惡阻謂嘔吐惡心頭眩惡食擇食是也絕之者謂絕止醫藥候其自安也余嘗治一二妊婦嘔吐愈治愈逆因思絕之之旨停藥月

败听之天命。则当危急存亡之秋，亦不妨用此法。盖舍此必无可以两全之策，无宁放胆图之，尚有一线生机，惟必以此中理由，先为病家说明，听其自主可耳。

沈尧封曰：外感作喘，仍照男子治，故不录，他病仿此。王海藏《医垒元戎》曰：胎前病唯当顺气，若外感四气，内伤七情，以成他病，治法与男子同，当于各证类中求之。惟动胎之药，切不可犯。

恶阻

《金匮》曰：妇人得平脉，阴脉小弱，其人渴不能食，无寒热，名妊娠，于法六十日当有此证。设有医者治逆，却一月加吐下者，则绝之。

沈尧封曰：楼全善云，恶阻谓呕吐恶心，头眩恶食，择食是也。绝之者谓绝止医药，候其自安也。余当治一二妊妇呕吐，愈治愈逆，因思绝之之旨，停药月

余自安。

【笺疏】恶阻是胎元乍结，真阴凝聚不得上承，而虚阳上越，故为呕吐恶心，头眩恶食等证。但阴结于下，阴脉当沈实，而不当小弱。《素问》谓：少阴动甚，亦是有力搏击之状，即证以阅历所得，必尺部有神，而后敢信为妊兆。如其两尺微弱，即未必是妊，而《金匮》乃谓阴脉小弱者为妊娠，殊不可晓。即谓六十日，当有此证，亦觉太泥。凡恶阻早者，珠胎乍结才十余日而即有见症，其迟者亦有发见于两三月后者，亦有连举数胎而不知不觉者，大率强壮之体皆无此症。其恶食择食，呕吐泛恶者，皆柔脆者也，而治之应否，又各各不同。其应手者，三五剂即有大效；其不应者，虽竭尽智能，变尽方法，而呕不可止。则又本乎其人之性质，非药石所能为力，医者必不能自持才力，可操胜算。停药一说，虽似有理，其实停药而不能自安者，亦正不少。

餘自安

（箋疏）惡阻是胎元乍結眞陰凝聚不得上承而虛陽上越故爲嘔吐惡心頭眩惡食等證但陰結於下陰脈當沈實而不當小弱素問謂少陰動甚亦是有力搏擊之狀卽證以閱歷所得必尺部有神而後敢信爲妊兆如其兩尺微弱卽未必是妊而金匱乃謂陰脈小弱者爲妊娠殊不可曉卽謂六十日當有此證亦覺太泥凡惡阻早者珠胎乍結纔十餘日而卽有見症其遲者亦有發見於兩三月後者亦有連舉數胎而不知不覺者大率強壯之體皆無此症其惡食擇食嘔吐泛噁者皆柔脆者也而治之應否又各各不同其應手者三五劑卽有大效其不應者雖竭盡智能變盡方法而嘔不可止則又本乎其人之性質非藥石所能爲力醫者必不能自恃才力可操勝算停藥一說雖似有理其實停藥而不能自安者亦正不少

朱丹溪曰有妊二月嘔吐眩暈脈之左弦而弱此惡阻因怒氣所激肝氣傷又挾胎氣上逆以茯苓半夏湯下抑青丸

（箋疏）嘔吐皆肝氣之上逆縱無怒氣激動其病亦本於肝是方主治所以多效

千金半夏茯苓湯　治妊娠阻病心中憒悶空煩吐逆惡聞食氣頭眩體重四肢百節疼煩沉重多臥少起惡寒汗出疲極黃瘦

半夏　生姜各三十銖　乾地黃　茯苓各十八銖　橘皮　旋覆花　細辛　人參　芍藥　芎藭　桔梗　甘草各十二銖

右十二味㕮咀以水一斗煮取三升分三服若病阻積月日不得治及服藥冷熱失候病變客熱煩渴口生瘡者去橘皮細辛加前胡知母各十二銖若變冷下痢者去乾地黃入桂心十二銖若食少胃中虛生熱大便閉塞小便

朱丹溪曰：有妊二月，呕吐眩晕，脉之左弦而弱，此恶阻，因怒气所激肝气伤，又挟胎气上逆，以茯苓半夏汤下抑青丸。

【笺疏】呕吐皆肝气之上逆，纵无怒气激动，其病亦本于肝，是方主治所以多效。

千金半夏茯苓汤

治妊娠阻病，心中愦闷，空烦吐逆，恶闻食气，头眩体重，四肢百节疼烦沉重，多卧少起，恶寒汗出，疲极黄瘦。

半夏　生姜各三十铢　干地黄　茯苓各十八铢　橘皮　旋覆花　细辛　人参　芍药　芎䓖　桔梗　甘草各十二铢

右十二味㕮咀，以水一斗煮取三升，分三服。若病阻积月日不得治，及服药冷热失候，病变客热，烦渴，口生疮者，去橘皮、细辛，加前胡、知母各十二铢。若变冷下痢者，去干地黄，入桂心十二铢。若食少，胃中虚，生热，大便闭塞，小便

赤少者，宜加大黄十八铢，去地黄，加黄芩六铢，余依方服一剂。得下后消息，看气力，冷热，增损方更服一剂汤，便急使茯苓丸，令能食便强健也。忌生冷、醋滑、油腻。

【笺疏】是方开泄降气，化痰定逆，而以旋覆斡旋乾运，参地固护真阴，又加细辛以通中州阳气，则脾之消化健而痰浊自退，呕吐可定。但芎藭太升，甘草太腻，是可减之，或谓细辛气味俱雄。古人谓其直透巅顶，是升腾之势，较之川芎，殆将倍蓰。如谓眩晕呕吐，不宜于升，似当先除细辛，而后再议芎藭。颐则谓细辛质坚，而细气，虽升而质则降，用以开中州郁窒而化痰浊，尚无不可。惟川芎形质气味无一不升，呕恶必非所宜，是有至理，非臆说也。

千金茯苓圆　服前汤两剂后，服此即效。

茯苓　人参　桂心（熬）　干姜　半夏　橘皮各一两　白术　葛根

赤少者宜加大黃十八銖去地黃加黃芩六銖餘依方服一劑得下後消息看氣力冷熱增損方更服一劑湯便急使茯苓丸令能食便強健也忌生冷醋滑油膩

（箋疏）是方開泄降氣化痰定逆而以旋覆斡旋乾運參地固護眞陰又加細辛以通中州陽氣則脾之消化健而痰濁自退嘔吐可定但芎藭太升甘草太膩是可減之或謂細辛氣味俱雄古人謂其直透巔頂是升騰之勢較之川芎殆將倍蓰如謂眩暈嘔吐不宜於升似當先除細辛而後再議芎藭頤則謂細辛質堅而細氣雖升而質則降用以開中州鬱窒而化痰濁尚無不可惟川芎形質氣味無一不升嘔噁必非所宜是有至理非臆說也

千金茯苓圓　服前湯兩劑後服此卽效

茯苓　人參　桂心（熬）　乾姜　半夏　橘皮各一兩　白朮　葛根

甘草　枳實各二兩

右十味蜜丸梧子大飲服二十丸漸加至三十丸日三次

徐曰肘後不用乾姜半夏橘皮白朮葛根只用五物又云妊娠忌桂故熬

王孟英曰雄按胎前產後非確有虛寒脈證者皆勿妄投熱劑暑月尤宜慎之

又方

青竹茹　橘皮各十八銖　茯苓　生姜各一兩　半夏三十銖　上五味水六升煮取二升半分三服

千金橘皮湯　治妊娠嘔吐不下食

橘皮　竹茹　人參　白朮各十八銖　生姜一兩　厚朴十二銖　上六味水七升煮取二升半分三服

甘草　枳实各二两

右十味，蜜丸梧子大，饮服二十丸，渐加至三十丸，日三次。

徐曰：《肘后》不用干姜、半夏、橘皮、白术、葛根，只用五物。又云：妊娠忌桂，故熬。

王孟英曰：雄按胎前产后，非确有虚寒脉证者，皆勿妄投热剂，暑月尤宜慎之。

又方

青竹茹　橘皮各十八铢　茯苓　生姜各一两　半夏三十铢

上五味，水六升煮取二升半，分三服。

千金橘皮汤　治妊娠呕吐不下食。

橘皮　竹茹　人参　白术各十八铢　生姜一两　厚朴十二铢

上六味，水七升煮取二升半，分三服。

沈尧封曰：费姓妇怀妊三月，呕吐饮食，服橘皮、竹茹、黄芩等药不效。松郡车谓：津用二陈汤加旋覆花、姜皮，水煎冲生地汁一杯，一剂吐止，四剂全愈。一医笑曰：古方生地、半夏同用甚少，不知此方即千金半夏茯苓汤，除去细辛、桔梗、芎䓖、白芍四味。又曰：呕吐不外肝胃两经病，人身脏腑本是接壤，怀妊则腹中增了一物，脏腑机括为之不灵，水谷之精微不能上蒸为气血，凝聚而为痰饮，窒塞胃口，所以食入作呕，此是胃病。又妇人既娠，则精血养胎，无以摄纳肝阳，则肝阳易升，肝之经脉夹胃，肝阳过升，则饮食自不能下胃，此是肝病。千金半夏茯苓汤用二陈化痰，以通胃也。用旋覆，高者抑之也，用地黄补阴，以吸阳也；用人参生津，以养胃也。其法可谓详且尽矣，至若细辛亦能散痰，桔梗亦能理上焦之气，芎䓖亦能宣血中之滞，未免升提，白芍虽能平肝敛阴，仲景法，胸满者去之，故车氏皆不用。斟酌尽善，四剂获安有以也。

沈堯封曰費姓婦懷妊三月嘔吐飲食服橘皮竹茹黃芩等藥不效松郡車謂津用二陳湯加旋覆花姜皮水煎冲生地汁一杯一劑吐止四劑全愈一醫笑曰古方生地半夏同用甚少不知此方即千金半夏茯苓湯除去細辛桔梗芎藭白芍四味又曰嘔吐不外肝胃兩經病人身臟腑本是接壤懷妊則腹中增了一物臟腑機括爲之不靈水穀之精微不能上蒸爲氣血凝聚而爲痰飲窒塞胃口所以食入作嘔此是胃病又婦人旣娠則精血養胎無以攝納肝陽則肝陽易升肝之經脈夾胃肝陽過升則飲食自不能下胃此是肝病千金半夏茯苓湯用二陳化痰以通胃也用旋覆高者抑之也用地黃補陰以吸陽也用人參生津以養胃也其法可謂詳且盡矣至若細辛亦能散痰桔梗亦能理上焦之氣芎藭亦能宣血中之滯未免升提白芍雖能平肝斂陰仲景法胸滿者去之故車氏皆不用斟酌盡善四劑獲安有以也

王孟英曰發明盡致精義入神

沈堯封曰蔡姓婦惡阻水藥俱吐松郡醫用抑青丸立效黃連一味爲末粥糊丸麻子大每服二三十丸

又曰肝陽上升補陰吸陽原屬治本正理至肝陽亢甚滴水吐出卽有滋陰湯藥亦無所用不得不用黃連之苦寒先折其太甚得水飲通然後以滋陰藥調之以收全效

王孟英曰左金丸亦妙

沈堯封曰沈姓婦惡阻水漿下咽卽吐醫藥雜投不應身體骨立精神困倦自料必死醫亦束手一老婦云急停藥八十日當愈後果如其言停藥者卽金匱絕之之義也至八十日當愈一語豈金匱六十日當有此證之誤耶不然何此言之驗也

王孟英曰：发明尽致，精义入神。

沈尧封曰：蔡姓妇恶阻，水药俱吐，松郡医用抑青丸立效，黄连一味为末，粥糊丸，麻子大，每服二三十丸。

又曰：肝阳上升，补阴吸阳，原属治本正理。至肝阳亢甚，滴水吐出，即有滋阴汤药，亦无所用不得不用黄连之苦寒，先折其太甚，得水饮通。然后以滋阴药调之，以收全效。

王孟英曰：左金丸亦妙。

沈尧封曰：沈姓妇恶阻，水浆下咽即吐，医药杂投不应，身体骨立，精神困倦，自料必死，医亦束手。一老妇云：急停药八十日当愈。后果如其言，停药者，即《金匮》绝之之义也。至八十日当愈一语，岂《金匮》六十日当有此证之误耶？不然何此言之验也。

【笺疏】恶阻甚者，每每百药不效，有至八九月而渐安者，亦有直待分娩而始平者。停药者有之，亦未必皆安。老妇所谓八十日当愈者，想亦屡验而始有此说。然终是偶尔巧合，不必一概皆然也。

沈尧封曰：朱宗承正室，甲戌秋体倦，吐食。诊之略见动脉，询得停经两月，恶阻证也。述前治法有效，有不效，如或不效，即当停药，录半夏茯苓汤方与之，不效，连更数医。越二旬，复邀余，诊前之动脉不见，但觉细软，呕恶日夜不止，且吐蛔两条。余曰：恶阻无碍，吐蛔是重症，姑安其蛔，以观动静。用乌梅丸，早晚各二十丸，四日蛔止，呕亦不作，此治恶阻之变局也，故志之。

【笺疏】呕之甚者，即不吐蛔，用乌梅丸亦佳，以酸收，合苦辛发中，有合干旋枢机，最有妙理。呕字从区，正是枢关之失于运用，乃有此症。颐治呕吐，习用川椒、红乌梅炭，或少加细辛，效者不少，功在左金丸之上。椒红至多不过十

（箋疏）惡阻甚者每每百藥不效有至八九月而漸安者亦有直待分娩而始平者停藥者有之亦未必皆安老婦所謂八十日當愈者想亦屢驗而始有此說然終是偶爾巧合不必一概皆然也

沈堯封曰朱宗承正室甲戌秋體倦吐食診之略見動脈詢得停經兩月惡阻證也述前治法有效有不效如或不效即當停藥錄半夏茯苓湯方與之不效連更數醫越二旬復邀余診前之動脈不見但覺細軟嘔惡日夜不止且吐蚘兩條余曰惡阻無礙吐蚘是重症姑安其蚘以觀動靜用烏梅丸早晚各二十丸四日蚘止嘔亦不作此治惡阻之變局也故誌之

（箋疏）嘔之甚者即不吐蚘用烏梅丸亦佳以酸收合苦辛發中有合斡旋樞機最有妙理嘔字從區正是樞關之失於運用乃有此症頤治嘔吐習用川椒紅烏梅炭或少加細辛效者不少功在左金丸之上椒紅至多不過十

粒烏梅細辛各三四分皆不可多少則神應重則辛烈太過大耗津液不可不知

子煩　妊婦煩名子煩

丹溪曰子煩因胎元壅鬱熱氣所致

沈堯封曰子煩病因曰痰曰火曰陰虧因痰者胸中必滿仲景云心中滿而煩宜瓜蒂散此是吐痰法妊婦禁吐宜二陳湯加黃芩竹茹旋覆花陰虧火甚者仲景黃連阿膠湯最妙

（箋疏）煩是內熱心煩悶悶不樂亦以陰聚於下不得上承總是陰虛火擾但挾痰者十恒七八黃連溫胆湯蠲飲六神湯皆佳瓜蒂吐法不獨妊身不宜卽常人亦不可用以其本是痰熱上壅更與激越適以引動其氣是助虐矣

粒，乌梅、细辛各三四分，皆不可多，少则神应，重则辛烈太过，大耗津液，不可不知。

子烦　妊妇烦名子烦

丹溪曰：子烦因胎元壅郁，热气所致。

沈尧封曰：子烦病因曰痰、曰火、曰阴亏，因痰者胸中必满。仲景云：心中满而烦，宜瓜蒂散，此是吐痰法。妊妇禁吐，宜二陈汤加黄芩、竹茹、旋覆花。阴亏火甚者，仲景黄连阿胶汤最妙。

【笺疏】烦是内热，心烦闷闷不乐，亦以阴聚于下，不得上承，总是阴虚火扰。但挟痰者，十恒七八，黄连温胆汤蠲饮六神汤皆佳，瓜蒂吐法不独妊身不宜，即常人亦不可用。以其本是痰热上壅，更与激越，适以引动其气，是助虐矣。

《医方集解》：汪讱庵有竹叶汤一方，治妊娠心惊胆怯，终日烦闷，名子烦。因受胎四五月，相火用事，或盛夏君火大行，俱能乘肺，以致烦躁，胎动不安，有停痰积饮，滞于胸膈，以致烦闷者。

麦冬钱半　茯苓　黄芩一钱　人参五分　淡竹叶十片

竹叶清烦，黄芩消热，麦冬凉肺，心火乘肺，故烦出于肺。茯苓安心，人参补虚，妊娠心烦，固多虚也。如相火盛者，单知母丸，君火盛者；单黄连丸，神不安者，硃砂安神丸。切不可作虚烦，用栀豉等药治之，一方茯苓为末，无人参，有防风，一方有防风、知母，无人参，有痰者加竹沥。

【笺疏】妊身心烦，果是虚火无痰，是方极合。然挟痰者十之七八，参麦胡可妄投。讱庵方下谓，亦有停痰积饮，滞于胸膈，是渠亦未尝不知，有此一症，而乃并列于本方之下，一似此方，并可治停痰积饮者，岂非大谬！方后且谓人

醫方集解汪訒庵有竹葉湯一方治妊娠心驚胆怯終日煩悶名子煩因受胎四五月相火用事或盛夏君火大行俱能乘肺以致煩躁胎動不安亦有停痰積飲滯於胸膈以致煩悶者

麥冬錢半　茯苓　黄芩一錢　人參五分　淡竹葉十片　竹葉清煩黄芩消熱麥冬凉肺心火乘肺故煩出於肺茯苓安心人參補虚妊娠心煩固多虚也如相火盛者單知母丸君火盛者單黄連丸神不安者硃砂安神丸切不可作虚煩用梔豉等藥治之一方茯苓爲末無人參有防風一方有防風知母無人參有痰者加竹瀝

（箋疏）妊身心煩果是虚火無痰是方極合然挾痰者十之七八參麥胡可妄投訒菴方下謂亦有停痰積飲滯於胸膈是渠亦未嘗不知有此一症而乃並列於本方之下一似此方並可治停痰積飲者豈非大謬方後且謂人

參補虛妊娠心煩固多虛症云云又與停痰積飲一層兩不照顧汪氏書之顢頇模糊最易引初學入重霧中皆此等騎牆兩可之説誤人實是不淺又謂不可作虛煩用梔豉等藥頤謂梔子清心而不大苦大寒心家有火胡不可用且香豉質鬆古者本治心中煩熱之主藥惟今之江浙市肆中以麻黃湯製過用爲發汗之藥則非心煩者所宜耳方後既曰心煩多虛而又曰切不可作虛煩出爾反爾更是可笑

子懸

嚴氏紫蘇散　許叔微曰治懷胎近上脹滿疼痛謂之子懸　陳良甫曰妊至四五月君相二火養胎熱氣逆上胎湊心胸腹滿痞悶名曰子懸用此加黃芩山梔之類一方無川芎名七寶散許叔微云六七月子懸者用之數數有驗不十服便近下

参补虚，妊娠心烦，固多虚症云云，又与停痰积饮一层，两不照顾。汪氏书之颟顸模糊，最易引初学入重雾中，皆此等骑墙两可之说，误人实是不浅。又谓不可作虚烦，用栀豉等药，颐谓栀子清心而不大苦大寒，心家有火，胡不可用，且香豉质松，古者本治，心中烦热之主药。惟今之江浙市肆中以麻黄汤制过，用为发汗之药，则非心烦者所宜耳。方后既曰心烦多虚，而又曰切不可作虚烦，出尔反尔，更是可笑。

子悬

严氏紫苏散　许叔微曰：治怀胎近上胀满疼痛，谓之子悬。陈良甫曰：妊至四五月，君相二火养胎，热气逆上胎，凑心胸腹满痞闷，名曰子悬，用此加黄芩、山栀之类。一方无川芎，名七宝散。许叔微云：六七月子悬者，用之数数有验，不十服便近下。

紫苏一两　腹皮　人参　川芎　橘皮　白芍　当归三分　甘草一分，剉

分三服，水一盏，生姜四片，葱白，煎，去渣服。

徐蔼辉曰：去川芎，因避升提之故。

汪讱庵曰：治胎气不和，凑上胸腹，腹满头疼，心腹腰胁皆痛，名子悬。因下焦气实，相火旺盛，举胎而上，上通心胸也。每服止用苏叶一钱，当归七分，腹皮以下皆五分，甘草二分，无葱白。心腹痛者，加木香、延胡。

陈来章曰：芎、归、芍药，以和其血，苏、橘、大腹，以顺其气，气顺血和，则胎安矣。既利其气，复以人参、甘草养其气者，顺则顺其邪逆之气，养则养其冲和之气也。

徐蔼辉曰：延胡动血，恐未可用。

【笺疏】子悬是胎元之上迫，良由妊妇下焦气分不疏，腹壁逼窄，所以胎渐

紫蘇一兩腹皮　人參　川芎　橘皮　白芍　當歸三分　甘草一分剉

分三服水一盞生姜四片葱白煎去渣服

徐藹輝曰去川芎因避升提之故

汪訒菴曰治胎氣不和湊上胸腹腹滿頭疼心腹腰脇皆痛名子懸因下焦氣實相火旺盛舉胎而上上通心胸也每服止用蘇葉一錢當歸七分腹皮以下皆五分甘草二分無葱白心腹痛者加木香延胡

陳來章曰芎歸芍藥以和其血蘇橘大腹以順其氣氣順血和則胎安矣既利其氣復以人參甘草養其氣者順則順其邪逆之氣養則養其沖和之氣也

徐藹輝曰延胡動血恐未可用

（箋疏）子懸是胎元之上迫良由妊婦下焦氣分不疏腹壁逼窄所以胎漸

居上而脹滿疼痛乃作濟生紫蘇飲用蘇葉腹皮橘皮芎歸疏通下焦之氣再加姜葱亦是通陽作用不可認作發散通套程鍾齡醫學心悟解釋保生無憂散一方謂全用撑法故使易産頤謂嚴氏此方亦是撑法令其腹壁開展而胎自安於故宅惟其分兩甚輕故疏展而無擾動之慮陳氏不用川芎徐藹輝謂其嫌於升提洵是確論但本方止用三分開展氣機亦無不可若不知此理而重用之則大謬矣訒菴所謂相火旺盛認症未切須知方中並無清火之藥並不爲火旺而設總之汪氏書中議論不少總覺膚浮甚則溢出題外所以徒授俗子簡陋惡習而此道乃愈趨愈下又謂心腹痛加木香延胡則運行氣滯尚是正着徐雖謂延胡動血惟恐碍胎然止是行血中之氣俗雖謂其破血其實氣體旺者尚可無妨惟柔脆者忌之陳來章説解亦極浮泛是汪訒菴之流亞非能闡發醫理之實用者

居上而胀满，疼痛乃作，济生紫苏饮用苏叶、腹皮、橘皮、芎、归疏通下焦之气，再加姜、葱，亦是通阳作用，不可认作发散通套。程钟龄《医学心悟》解释保生无忧散一方，谓全用撑法，故使易产。颐谓严氏此方亦是撑法，令其腹壁开展，而胎自安于故宅，惟其分两甚轻，故疏展而无扰动之虑。陈氏不用川芎。徐蔼辉谓其嫌于升提，洵是确论，但本方止用三分开展气机，亦无不可。若不知此理，而重用之，则大谬矣。讱庵所谓相火旺盛，认症未切，须知方中并无清火之药，并不为火旺而设。总之，汪氏书中议论不少，总觉肤浮，甚则溢出题外，所以徒授俗子简陋恶习，而此道乃愈趋愈下。又谓心腹痛，加木香、延胡，则运行气滞，尚是正着，徐虽谓延胡动血，惟恐碍胎。然止是行血中之气，俗虽谓其破血，其实气体旺者，尚可无妨，惟柔脆者忌之。陈来章说，解亦极浮泛，是汪讱庵之流亚非能阐发医理之实用者。

赵养葵有命门虚寒，胎下凑心就暖一说。

沈尧封曰：此是百中仅一，非实是虚寒脉证，热药不可尝试。

【笺疏】养葵此条，纯是谬想，心虽属火而位居膈上，岂胎能凑得其暖气者，且腹中岂无热度，命门虚者，将全腹寒，止有其心独暖耶？响壁虚构，而不顾其理，有难安养葵之谬，一至于此，尧封采之，得毋失检。

沈又曰：郁姓妇怀妊九月，偶因劳动，遂觉腹痛，胎渐升至胸中，气塞不通，忽然狂叫，咬人数人，扶持不住，病名子上撞心，即子悬之最重者。用旋覆花代赭汤，去参枣，连灌两剂，胎堕得生。又一妇证亦如之，服前药胎堕而死。

【笺疏】此诚是子悬之重症，上逼太甚，竟致神志为蒙，此非重剂镇坠，复有何药可以救急。胎之堕否本已不暇兼顾，即使堕胎而母命难全，亦止有尽人力，以听气数而已。颐谓代赭石入煎剂，尚非末之冲服可比，亦未必皆堕

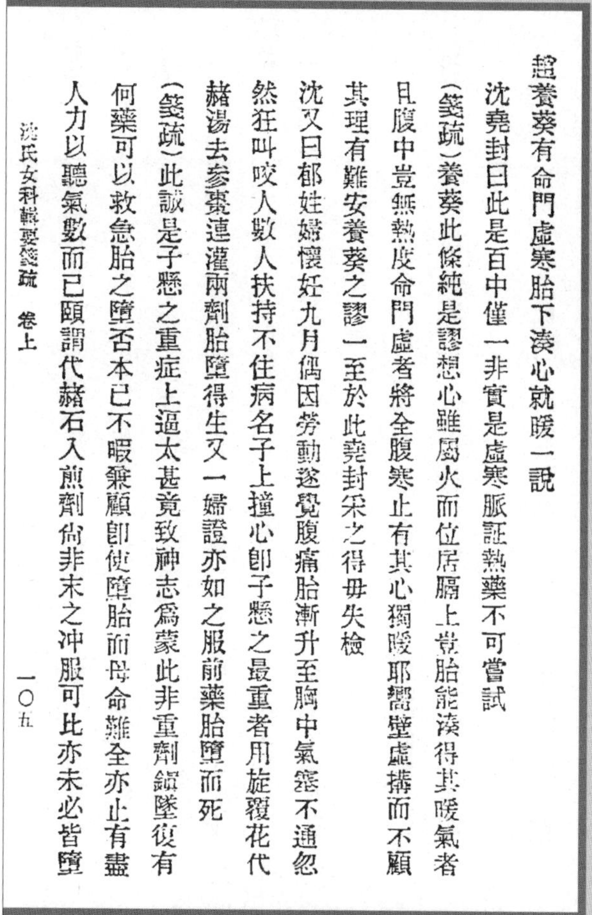
趙養葵有命門虛寒胎下湊心就暖一說

沈堯封曰此是百中僅一非實是虛寒脈証熱藥不可嘗試

（箋疏）養葵此條純是謬想心雖屬火而位居膈上豈胎能湊得其暖氣者且腹中豈無熱度命門虛者將全腹寒止有其心獨暖耶嚮壁虛搆而不顧其理有難安養葵之謬一至於此堯封采之得毋失檢

沈又曰郁姓婦懷妊九月偶因勞動遂覺腹痛胎漸升至胸中氣塞不通忽然狂叫咬人數人扶持不住病名子上撞心即子懸之最重者用旋覆花代赭湯去參棗連灌兩劑胎墮得生又一婦證亦如之服前藥胎墮而死

（箋疏）此誠是子懸之重症上逼太甚竟致神志為蒙此非重劑鎮墜復有何藥可以救急胎之墮否本已不暇兼顧即使墮胎而母命難全亦止有盡人力以聽氣數而已頤謂代赭石入煎劑尚非末之沖服可比亦未必皆墮

沈氏女科輯要箋疏　卷上　一〇五

胎果有急症不妨借用此時母命極危更不當疲藥塞責并此一綫可生之機而絕之也　案中升至胸中四字終是言之太甚胎在腹部必不能撞破膈膜直犯心宮此是古人下筆之不愼讀者不可誤認

沈又曰陸檢修正室子上撞心江穩婆教磨代赭汁服遂產兩子一子在上橫於心下一子撞着上子故經一晝夜不至撞心得不死產下遂安

（箋疏）此條一子在上橫於心下一子撞着上子三句亦是理想而云然誰能入其母懷認得清楚如是

葱白湯　治胎上逼心煩悶又治逼動困篤本草云葱白通陰安胎樓全善曰此方神效脈浮滑者宜之葱白二七莖濃煮汁飲之胎未死卽安已死卽出未效再服

（箋疏）葱白是根莖故能達下焦而通陽氣此亦頤之所謂撐法其陽氣宣

胎，果有急症，不妨借用，此时母命极危，更不当疲药塞责，并此一线可生之机，而绝之也。

案中升至胸中四字，终是言之太甚，胎在腹部，必不能撞破膈膜，直犯心宫，此是古人下笔之不慎，读者不可误认。

沈又曰：陆检修正室，子上撞心，江稳婆教磨代赭汁服，遂产两子，一子在上，横于心下，一子撞着上子，故经一昼夜不至撞心，得不死，产下遂安。

【笺疏】此条一子在上，横于心下，一子撞着上子三句，亦是理想而云，然谁能入其母怀，认得清楚如是。

葱白汤　治胎上逼，心烦闷，又治逼动困笃。《本草》云：葱白通阴安胎。楼全善曰：此方神效，脉浮滑者宜之。葱白二七茎，浓煮汁饮之，胎未死即安，已死即出，未效再服。

【笺疏】葱白是根茎，故能达下焦而通阳气，此亦颐之所谓撑法，其阳气宣

通，腹壁不窄，则胎自安矣。

陈良甫曰：治一妇，孕七个月，远归忽然胎上冲作痛，坐卧不安，两医治之无效，遂云胎已死矣。用蓖麻子研烂，和麝香贴脐中，下之命在呼吸。召余诊视，两尺脉绝，他脉和平。余问二医，作何证以治之？答云：死胎。余问：何以知之？曰：两尺沈绝，以此知之。余曰：此说出何书？二医无答。余曰：此子悬也，若是死胎，却有辨处，面赤舌青，子死母活，面青舌赤吐沫，母死子活；唇舌俱青，子母俱死。今面不赤，舌不青，其子未死，是胎上逼心。宜以紫苏饮，连进至十服，而胎近下矣。

【笺疏】子死而舌青者，以胎死则阴寒之气上乘，故舌无华采而现青黯之色。

李氏曰：子悬证火盛极一时，心气闷绝而死，紫苏饮连进可救。

若两尺脉绝者，有误服动胎药，子死腹中，则憎寒。手、指、唇、爪俱青，全以舌为证验，芎归汤救

通腹壁不窄則胎自安矣

陳良甫曰治一婦孕七個月遠歸忽然胎上衝作痛坐臥不安兩醫治之無效遂云胎已死矣用蓖麻子研爛和麝香貼臍中下之命在呼吸召余診視兩尺脈絕他脈和平余問二醫作何證以治之答云死胎余問何以知之曰兩尺沈絕以此知之余曰此說出何書二醫無答余曰此子懸也若是死胎卻有辨處面赤舌青子死母活面青舌赤吐沫母死子活唇舌俱青子母俱死今面不赤舌不青其子未死是胎上逼心宜以紫蘇飲連進至十服而胎近下矣

（箋疏）子死而舌青者以胎死則陰寒之氣上乘故舌無華采而現青黯之色

李氏曰子懸證火盛極一時心氣悶絕而死紫蘇飲連進可救　若兩尺脈絕者有誤服動胎藥子死腹中則憎寒手指唇爪俱青全以舌為證驗芎歸湯救

一〇七

之

（箋疏）子懸本非火盛之證所以蘇葉葱白皆能桴應　李氏此言眞是臆説

王孟英曰戊申秋荆人妊八月而患欬嗽碍眠鼻衄如射面浮指腫諸藥不應諦思其故素屬陰虚內火自盛胎因火動上湊心胸肺受其衝欬逆乃作是不必治其嗽仍當以子懸治之因以七寶散去參芎生姜爲其胸滿而內熱也加生石膏以清陽明之火熟地黄以攝根蒂之陰投匕即安今年冬仲亦以八月之娠而悲哀勞瘁之餘胎氣衝逆眩暈嗽痰脘脹便溏苔黄口渴予蠲飲六神湯去胆星茯苓加枳實蘇葉大腹皮以理氣開鬱黄芩巵子竹茹以清熱安胎一劑知二劑已凡子懸因於痰滯者余每用此法無不應如桴鼓

之。

【笺疏】子悬本非火盛之证，所以苏叶、葱白皆能桴应。李氏此言真是臆说。

王孟英曰：戊申秋，荆人妊八月而患欬嗽，碍眠鼻衄如射，面浮指肿，诸药不应。谛思其故，素属阴虚，内火自盛，胎因火动上凑心胸，肺受其冲欬逆乃作，是不必治其嗽，仍当以子悬治之。因以七宝散去参、芎、生姜，为其胸满而内热也，加生石膏以清阳明之火，熟地黄以摄根蒂之阴，投匕即安。今年冬仲，亦以八月之娠而悲哀劳瘁之余，胎气冲逆，眩晕嗽痰，脘胀便溏，苔黄口渴，予蠲饮六神汤去胆星、茯苓，加枳实、苏叶、大腹皮，以理气开郁，黄芩、卮（栀）子、竹茹以清热安胎，一剂知，二剂已。凡子悬因于痰滞者，余每用此法，无不应如桴鼓。

【笺疏】此症是阴虚，有素气火上升为咳，为衄，为面浮肤肿，尚非胎元之上逼。然凡胎之能逆上者，亦无非气升使然，病状虽殊，其理则一，故治法皆同。且凡所谓子悬者，本是气升为多，亦不必其胎之果能上升也。七宝、六神只是顺气化痰，所以不致碍胎。若使投以大剂重坠之药，亦将有伤胎之变。

妊娠肿胀

沈尧封曰：妊妇腹过胀满，或一身及手足面目俱浮，病名子肿，或名子气，或名琉璃胎。但两脚肿者，或名皱脚，或名肥脚，名色虽多，不外有形之水病与无形之气病而已，何则胎碍藏府，机括不灵。肾者胃之关也，或关门不利，因而聚水，或脾不能散，精行肺，或肺不能水精四布，此有形之水病也。又腹中增一物，则大气升降之道窒塞，此无形之气病也。病在有形之水，其证必皮薄色白，而亮病在无形之气，其证必皮厚色不变说，见《内经·胀论》，细玩自明。

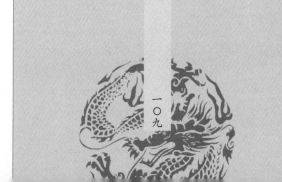

（箋疏）此症是陰虛有素氣火上升爲咳爲衄爲面浮膚腫尙非胎元之上逼然凡胎之能逆上者亦無非氣升使然病狀雖殊其理則一故治法皆同且凡所謂子懸者本是氣升爲多亦不必其胎之果能上升也七寶六神祇是順氣化痰所以不致碍胎若使投以大劑重墜之藥亦將有傷胎之變

妊娠腫脹

沈堯封曰妊婦腹過脹滿或一身及手足面目俱浮病名子腫或名子氣或名琉璃胎但兩脚腫者或名皺脚或名肥脚名色雖多不外有形之水病與無形之氣病而已何則胎礙藏府機括不靈腎者胃之關也或關門不利因而聚水或脾不能散精行肺或肺不能水精四布此有形之水病也又腹中增一物則大氣升降之道窒塞此無形之氣病也病在有形之水其證必皮薄色白而亮病在無形之氣其證必皮厚色不變說見內經脹論細玩自明

更有痰滯一證痰雖水類然凝聚質厚不能遍及皮膚惟壅滯氣道使氣不宣通亦能作腫其皮色亦不變故用理氣藥不應加化痰之品自然獲效

（箋疏）妊身發腫良由眞陰凝聚以養胎元而腎氣不能敷布則腎中之輸尿管無權遂致水道不通泛溢莫制治當展布腎氣庶幾水行故道小溲利而腫脹可消此惟仲景腎氣丸最爲正治但附子最是碍胎苟非症勢危急愼弗輕率援用以貽口實其頭面腫者則肺氣不降上源不清而水道亦不利則當開宣肺氣復其肅降之常面卽不浮

徐藹輝曰靈樞水脹論曰水始起目窠上微腫如新臥起之狀其頸脈動時欬陰股間寒足脛腫腹乃大其水已成矣以手按其腹隨手而起如裹水之狀此其候也膚脹者寒氣客於皮膚之間鼛鼛然不堅腹大身盡腫皮厚按其腹窅而不起腹色不變此其候也愚按於膚脹言皮厚色不變則水脹之

更有痰滞一证，痰虽水类，然凝聚质厚，不能遍及皮肤，惟壅滞气道，使气不宣通，亦能作肿，其皮色亦不变，故用理气药，不应加化痰之品，自然获效。

【笺疏】妊身发肿，良由真阴凝聚以养胎元，而肾气不能敷布，则肾中之输尿管无权，遂致水道不通，泛溢莫制。治当展布肾气，庶几水行故道，小溲利而肿胀可消。此惟仲景肾气丸最为正治，但附子最是碍胎，苟非症势危急，慎弗轻率，援用以贻口实。其头面肿者，则肺气不降，上源不清而水道亦不利，则当开宣肺气，复其肃降之常，面即不浮。

徐蔼辉曰：《灵枢·水胀论》曰：水始起自窠上，微肿如新卧起之状，其颈脉动时欬，阴股间寒，足胫肿，腹乃大，其水已成矣。以手按其腹，随手而起，如裹水之状，此其候也。肤胀者，寒气客于皮肤之间，凿凿然不坚，腹大身尽肿，皮厚，按其腹窅而不起，腹色不变，此其候也。

【愚按】于肤胀言皮厚色不变，则水胀之

皮薄色变可知矣，存参。

千金鲤鱼汤　治妊娠腹胀胀满，或浑身浮肿，小便赤涩。

【沈按】此治有形之水也，以腹胀满为主，身肿溺涩，上加一或字，乃或有或无之词，不必悉具。

陈良甫曰：胎孕至五六个月，腹大异常，此由胞中畜水，名曰胎水，不早治，恐胎死，或生子手足软短，宜千金鲤鱼汤。盖鲤鱼归肾，又是活动之药，臣以苓、术、姜、橘直达胞中，去水又恐水去胎虚，佐以归芍，使胎得养，真神方也。

当归　白芍各一钱　茯苓一钱五分　白术二钱　橘红五分　鲤鱼一尾，去鳞肠，作一服，白水煮熟去鱼，用汁一盏半，入生姜三片，煎一盏，空心服，胎水即下。如腹闷未尽除，再合一服。

金匮葵子茯苓汤　治妊娠有水气，身重小便不利，洒淅恶寒，起即头眩，按

皮薄色變可知矣存叅

千金鯉魚湯　治妊娠腹脹脹滿或渾身浮腫小便赤澀

沈按此治有形之水也以腹脹滿爲主身腫溺澀上加一或字乃或有或無之詞不必悉具

陳良甫曰胎孕至五六個月腹大異常此由胞中畜水名曰胎水不早治恐胎死或生子手足軟短宜千金鯉魚湯蓋鯉魚歸腎又是活動之藥臣以苓朮姜橘直達胞中去水又恐水去胎虛佐以歸芍使胎得養眞神方也

當歸　白芍各一錢　茯苓一錢五分　白朮二錢　橘紅五分　鯉魚一尾去鱗腸作一服白水煮熟去魚用汁一盞半入生姜三片煎一盞空心服胎水即下如腹悶未盡除再合一服

金匱葵子茯苓湯　治妊娠有水氣身重小便不利洒淅惡寒起即頭眩按

此滑利之劑亦治有形之水

葵子一斤　茯苓三錢爲散飲服方寸匕日三服小便利則愈

（箋疏）葵子滑而下行近人有傷胎之説雖是古方必須慎用

天仙藤散　治妊娠自三月成胎之後兩足自脚面漸腫至腿膝行步艱難喘悶妨食狀似水氣甚至足指間出黄水者謂之子氣　此元豐中淮南名醫陳景初製也本名香附散後李伯時更名天仙藤散按此理氣方也脚面漸腫至腿膝併足指間黄水出是水與氣同有之證不得卽謂之氣病必皮厚色不變方是氣病用此方爲對證

天仙藤卽青木香藤洗略焙　香附炒　陳皮　甘草烏藥　木香等分剉末每服五錢加生薑三片紫蘇五葉水煎日三服腫消止藥

（箋疏）是方專從氣分着想意謂氣得通調而腫可自愈然方下則謂三月

此滑利之剂，亦治有形之水。

葵子一斤　茯苓三钱

为散，饮服方寸匕，日三服，小便利则愈。

【笺疏】 葵子滑而下行，近人有伤胎之说，虽是古方，必须慎用。

天仙藤散　治妊娠自三月成胎之后，两足自脚面渐肿至腿膝，行步艰难，喘闷妨食，状似水气，甚至足指间出黄水者，谓之子气。

此元丰中淮南名医陈景初制也，本名香附散，后李伯时更名天仙藤散。

【按】 此理气方也，脚面渐肿至腿膝，并足指间黄水出，是水与气同有之证，不得即谓之气病，必皮厚，色不变，方是气病，用此方为对证。

天仙藤即青木香藤，洗略焙　香附炒　陈皮　甘草　乌药　木香

等分锉末，每服五钱，加生姜三片，紫苏五叶，水煎，日三服，肿消止药。

【笺疏】 是方专从气分着想，意谓气得通调而肿可自愈，然方下则谓三月

成胎之后，脚肿至膝，甚至喘闷，妨食，足指间出水，则水之泛滥甚矣。岂仅理其气所能有效。沈尧封谓：必皮厚，色不变，方是气病，用此为对症，乃是认证要诀。

齐仲甫曰：妊娠八九月，见脚肿不必治，当易产，因胎中水不多，不致燥胎故也。若初妊即得是水气过多，儿未成体，恐胎伤坏。

【笺疏】 妊至八九月而始有脚肿，尚是常事，其症本轻，既不上升大肿，则娩后自消，固不必治，非若妊身三四月而即肿者可比也。

脚肿主男胎，宋少主微行，徐文伯从见一妊妇，不能行，少主脉之曰：此女形也。文伯诊之曰：此男胎也，在左是胎色黑，少主怒欲破之。文伯恻然曰：臣请针之补合谷，泻三阴交，应手而下，男形而色黑。

【笺疏】 此节出于正史，似乎必有此事。然言其然而不能言其所以然，虽针

成胎之後脚腫至膝甚至喘悶妨食足指間出水則水之泛濫甚矣豈僅理其氣所能有效沈堯封謂必皮厚色不變方是氣病用此爲對症乃是認症要訣

齊仲甫曰妊娠八九月見脚腫不必治當易產因胎中水不多不致燥胎故也若初妊即腫者是水氣過多兒未成體恐胎傷壞

（箋疏）妊至八九月而始有脚腫尚是常事其症本輕既不上升大腫則娩後自消固不必治非若妊身三四月而即腫者可比也

脚腫主男胎宋少主微行徐文伯從見一妊婦不能行少主脈之曰此女形也文伯診之曰此男胎也在左則胎色黑少主怒欲破之文伯惻然曰臣請針之補合谷瀉三陰交應手而下男形而色黑

（箋疏）此節出於正史似乎必有此事然言其然而不能言其所以然雖針

剌家書言之鑿鑿曲爲附會咸推徐氏仁心妙手頤竊謂文士言醫不諳此中眞理每每侈詡新奇而實無理可喻二十四史方伎傳中十九難信更何論諸家文籍及郡縣志乘而此外之小說家言益可知矣江氏魏氏名醫類案不知芟薙以多爲貴可笑者不知凡幾又圖書集成醫部之末數卷搜輯醫術名流列傳專采省縣志書奇奇怪怪複叠重累依樣描摹者甚至前後十餘條如出一手文人之筆鄙俚一至於此頤戲爲之集成一編名之曰古今怪案可爲醫界中一部笑史文伯此條亦其一耳必不可信

薛立齋案云一妊婦腹脹小便不利吐逆諸醫雜進温胃寬氣等藥服之反吐轉加脹滿湊心驗之胎死已久服下死胎藥不能通因得鯉魚湯其論曰妊婦通身腫滿或心胸急脹名曰胎水遂看妊婦胸肚不分急以鯉魚湯三五服大小便皆下惡水腫消脹去方得分娩死胎此證蓋因懷妊腹大不以爲怪竟至

剌家书言之凿凿，曲为附会，咸推徐氏仁心妙手。颐窃谓，文士言医，不谙此中真理，每每侈诩新奇，而实无理可喻。《二十四·史方伎传》中十九难，信更何论诸家文籍，及郡县志，乘而此外之小说家言，益可知矣。江氏、魏氏名医类案，不知芟薙以多为贵，可笑者，不知凡几。又《图书集成·医部》之末数卷，搜辑医术名流列传，专采省、县志书奇奇怪怪，复叠重累，依样描摹者，甚至前后十余条如出一手，文人之笔，鄙俚一至于此。颐戏为之集成一编，名之曰古今怪案，可为医界中一部笑史，文伯此条亦其一耳，必不可信。

薛立斋案云：一妊妇腹胀，小便不利，吐逆，诸医杂进温胃宽气等药，服之反吐转加胀满，凑心验之胎死已久，服下死胎药，不能通。因得鲤鱼汤，其论曰：妊妇通身肿满，或心胸急胀，名曰胎水，遂看妊妇胸肚不分，急以鲤鱼汤，三五服大小便皆下，恶水肿消胀去，方得分娩死胎。此证盖因怀妊腹大，不以为怪，竟至

伤胎，可不慎哉！

【笺疏】水既洋溢，胎浸其中，安有不坏之理，必二便畅行而死胎始下，亦是至理。

妊娠经来

王叔和曰：妇人月经下，但少师脉之反言有娠，其后审然其脉何类曰寸口脉，阴阳俱平，营卫调和（沈注：寸口脉阴阳俱平，自然营卫调和也），按之则滑浮之则轻（沈注：重按之以候阴分则滑，是有余之象，浮取之以候阳分则轻，是不足之象。窃谓，此即阴搏阳别之义），阳明、少阴各如经法（沈注：冲隶阳明，主血，任隶少阴，主精，各如经法，精血无损，是有娠而不堕之象）。身反洒淅不欲食，头痛心乱，呕吐（沈注：诸症经所谓身有病而无邪，脉妊子也），呼之则微吸之不惊，阳多气溢，阴滑气盛，滑则多实，六经养成，所以月见（沈注：呼

傷胎可不愼哉
（箋疏）水既洋溢胎浸其中安有不壞之理必二便暢行而死胎始下亦是至理

妊娠經來

王叔和曰婦人月經下但少師脈之反言有娠其後審然其脈何類曰寸口脈陰陽俱平營衛調和（沈注寸口脈陰陽俱平自然營衛調和也）按之則滑浮之則輕（沈注重按之以候陰分則滑是有餘之象浮取之以候陽分則輕是不足之象竊謂此卽陰搏陽別之義）陽明少陰各如經法（沈注衝隸陽明主血任隸少陰主精各如經法精血無損是有娠而不墮之象）身反洒淅不欲食頭痛心亂嘔吐（沈注諸症經所謂身有病而無邪脈妊子也）呼之則微吸之不驚陽多氣溢陰滑氣盛滑則多實六經養成所以月見（沈注呼

出之氣微數吸入之氣舒徐不驚是陽氣多溢於外今陽氣不足於内陰脈滑則陰血内盛所以月見經來六經養成句無解尚須査詳）陰見陽精汁凝胞散散者損胎（沈注若陰分虛而陽精乘之胞中必散方是胎墮然胞中若散脈必散而不滑今脈滑無處也）設復陽盛雙妊二胎今陽不足故令激經也（沈注設陰陽俱盛必雙胎今氣不足而血有餘非雙胎乃激經也）

（箋疏）此節出脈經第九卷考脈經一書單行佳本極不易得金山錢氏守山閣叢書有之光緒十七年皖南周澄之亦刻入醫學叢書中則据嘉定黄氏道光間校刻本頗與錢本微有出入茲据周本校沈氏所引此節錄其同異於下以備考覈但本節文義亦頗有不甚明瞭者吾國極古醫書多有此可疑之處本不能勉強注釋強求眞解亦不容自吾作古妄詡聰明姑付闕如以俟賢者

出之气微数，吸入之气舒徐不惊，是阳气多溢于外。今阳气不足，于内阴脉滑，则阴血内盛，所以月经来，六经养成句无解，尚须查详）。阴见阳精汁凝胞散，散者损胎（沈注：若阴分虚而阳精乘之，胞中必散，方是胎堕。然胞中若散，脉必散而不滑，今脉滑无处也）。设复阳盛，双妊二胎，今阳不足，故令激经也（沈注：设阴阳俱盛，必双胎，今气不足而血有余，非双胎，乃激经也）。

【笺疏】 此节出《脉经》第九卷，考《脉经》一书，单行佳本极不易得，金山钱氏守山关丛书有之，光绪十七年皖南周澄之亦刻入医学丛书中，则据嘉定黄氏道光间校刻本颇与钱本微有出入，兹据周本校沈氏所引此节录，其同异于下，以备考核。但本节文义亦颇有不甚明瞭者，吾国极古医书多有此可疑之处，本不能勉强注释，强求真解。亦不容自吾作古，妄诩聪明，姑付阙，如以俟贤者。

（考异）月经下，周本作经月下。

但少作，但为微少，娠作躯。

何类周本下有何以别之四字。

按之则滑，周无则字。

不欲食，周本下有饮字。

呕吐，周本作呕哕欲吐。

呼之是微，周作呼作微数。

吸之不惊，周作吸则不惊。

散者损胎，周作散者损堕。

《产乳集》曰：妊妇月信不绝而胎不损，问：产科熊宗立答云：此妇血盛气衰，其人必肥，既妊后月信常来而胎不动，若便以漏胎治之，则胎必堕。若不作漏胎治，则胎未必堕。宗立之言，诚为有见，然亦未必因血盛者荣经，有风则经血喜动，以风胜也，则所下者非养胎之血。若作漏胎治，投以滋补是实实也，胎岂有不堕。若知是风，专以一味，风药投之，经信可止，即不服药，胎亦无恙。然亦有胎本不固，因房室不节，先漏而后堕胎者，须作漏胎治，又不可不审也。

沈尧封曰：妊娠经来，与漏胎不同，经来是按期而至，来亦必少，其人血盛气

（考異）月經下周本作經月下　但少作但爲微少娠作軀　何類周本下有何以別之四字　按之則滑周無則字　不欲食周本下有飲字　嘔吐周本作嘔噦欲吐　呼之則微周作呼作微數　吸之不驚周作吸則不驚　散者損胎周作散者損墮

產乳集曰妊婦月信不絕而胎不損問產科熊宗立答云此婦血盛氣衰其人必肥既妊後月信常來而胎不動若便以漏胎治之則胎必墮若不作漏胎治則胎未必墮宗立之言誠爲有見然亦未必因血盛者榮經有風則經血喜動以風勝故也則所下者非養胎之血若作漏胎治投以滋補是實實也胎豈有不墮若知是風以一味風藥投之經信可止卽不服藥胎亦無恙然亦有胎本不固因房室不節先漏而後墮胎者須作漏胎治又不可不審也

沈堯封曰妊娠經來與漏胎不同經來是按期而至來亦必少其人血盛氣

衰體必肥壯漏胎或因邪風所迫或因房室不節血來未必按期體亦不必肥壯且漏胎因不盡風邪房室更有血熱肝火諸證不可不察脈辨證風入脈中其脈乍大乍小有時隴起所云一味治風藥是舉卿古拜散（沈注即華陀愈風散荆芥略炒爲末每服三錢黑豆汁調服）血熱證必五心煩熱治以黄芩阿膠凉血之藥肝火内動脈必弦數併見氣脹腹痛治以加味逍遥散房勞證脈必虚宜人參或虚而帶數宜六味湯

（箋疏）產乳集今未見此書考四庫書目提要產育寶慶方二卷係從永樂大典錄出重編嘗引產乳備要似即此書乃宋人舊本頤謂榮經有風一層殊不可信荆芥一味非可浪投堯封所謂血熱肝火二者其症最多可師可法房室不節擾動衝任尤爲墮胎半產之根萌則必有腰痠等證亦不僅脈虚二字足以概之并非人參所能有效六味太泛亦非必需之藥

衰，体必肥壮。漏胎或因邪风所迫，或因房室不节，血来未必按期，体亦不必肥壮，且漏胎因不尽风邪，房室更有血热肝火诸证，不可不察脉辨证。风入脉中，其脉乍大乍小，有时陇起，所云一味治风药，是举卿古拜散（沈注：即华陀愈风散，荆芥略炒为末，每服三钱，黑豆汁调服）。血热证必五心烦热，治以黄芩、阿胶凉血之药，肝火内动，脉必弦数，并见气胀腹痛，治以加味逍遥散。房劳证脉必虚，宜人参，或虚而带数，宜六味汤。

【笺疏】《产乳集》今未见此书，考四库书目提要，产育宝庆方二卷，系从《永乐大典》录出重编，尝引产乳备要，似即此书乃宋人旧本。颐谓荣经有风一层，殊不可信。荆芥一味非可浪投，尧封所谓血热、肝火二者，其症最多，可师可法。房室不节，扰动冲任，尤为堕胎半产之根萌，则必有腰痠等证，亦不仅脉虚二字，足以概之，并非人参所能有效，六味太泛，亦非必需之药。

虞天民曰：或问妊妇，有按月行经而胎自长者，有三五个月间，其血大下而胎不堕者，或及期而分娩，或逾月而始生，其理何欤？曰：按月行经而胎自长者，名曰盛胎，其妇气血充盛，养胎之外，其血有余故也。有数月之胎而血大下，谓之漏胎，因事触胎动其冲脉，故血下而不伤子宫也。然孕中失血，胎虽不堕，气血亦亏，多致逾月不产。曾见十二三月，十七八月，或二十四五月生者，往往有之，俱是气血不足，胚胎难长。故耳凡十月之后未产者，当大补气血，以培养之，庶无分娩之患也。

【笺疏】花溪老人此论，分别有余、不足，甚是明析，谓逾月不产，因于不足，宜用培养一层，洵是要诀。纵使其人本未漏胎而既以逾期不生，母气不旺，亦复何疑。

李氏曰：胎漏自人门下血尿，血自尿门下血。

虞天民曰或問妊婦有按月行經而胎自長者有三五個月間其血大下而胎不墜者或及期而分娩或逾月而始生其理何歟曰按月行經而胎自長者名曰盛胎其婦氣血充盛養胎之外其血有餘故也有數月之胎而血大下謂之漏胎因事觸胎動其衝脈故血下而不傷子宮也然孕中失血胎雖不墮氣血亦虧多致踰月不產曾見十二三月十七八月或二十四五月生者往往有之俱是氣血不足胚胎難長故耳凡十月之後未產者當大補氣血以培養之庶無分娩之患也

（箋疏）花溪老人此論分別有餘不足甚是明析謂踰月不產因於不足宜用培養一層洵是要訣縱使其人本未漏胎而既以逾期不生母氣不旺亦復何疑

李氏曰胎漏自人門下血尿血自尿門下血

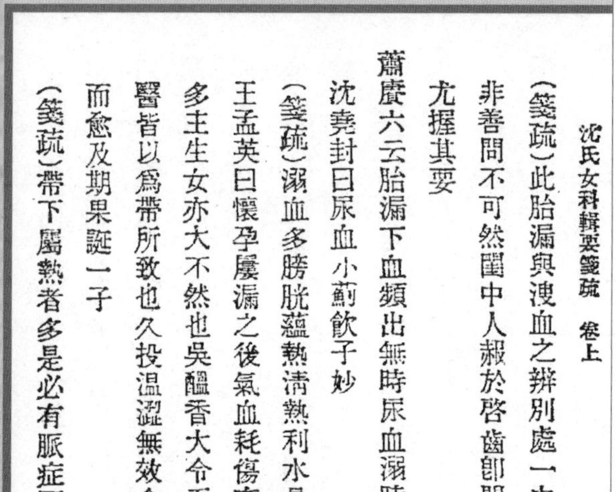

〔箋疏〕此胎漏與溲血之辨別處一由精竅一由溺竅此惟患者有能知之非善問不可然閨中人赧於啓齒卽問之亦不易得其詳則下條蕭氏一說尤握其要

蕭賡六云胎漏下血頻出無時尿血溺時方下不溺則不下

沈堯封曰尿血小薊飲子妙

〔箋疏〕溺血多膀胱蘊熱清熱利水是也然在妊身則傷胎之藥宜避

王孟英曰懷孕屢漏之後氣血耗傷有遲至三四十月而生者若妊娠帶下多主生女亦大不然也吳醖香大令五令媳素患帶婚後帶益盛繼漸汛愆醫皆以爲帶所致也久投温澀無效余診之脈甚滑數以懷麟斷清其胎火而愈及期果誕一子

〔箋疏〕帶下屬熱者多是必有脈症可憑俗子輒認爲虛本極可笑　終

【笺疏】此胎漏与溲血之辨别处，一由精窍，一由溺窍，此惟患者有能知之，非善问不可。然闺中人赧于启齿，即问之，亦不易得，其详则下条萧氏一说，尤握其要。

萧赓六云：胎漏下血频出无时，尿血溺时方下，不溺则不下。

沈尧封曰：尿血小蓟饮子妙。

【笺疏】溺血多膀胱蕴热，清热利水是也。然在妊身，则伤胎之药宜避。

王孟英曰：怀孕屡漏之后，气血耗伤，有迟至三四十月而生者。若妊娠带下，多主生女，亦大不然也。吴醖香大令五令媳，素患带，婚后带益盛，继渐汛愆，医皆以为带所致也，久投温涩无效。余诊之脉甚滑数，以怀麟断清其胎火而愈，及期果诞一子。

【笺疏】带下属热者多是，必有脉症可凭，俗子辄认为虚，本极可笑。

终

沈氏女科辑要笺疏卷中

沈又彭尧封先生原辑
海盐王士雄孟英先生参
徐政杰蔼辉先生补注
嘉定张寿颐山雷甫笺疏

子淋　转胞

徐蔼辉曰：此淋字与俗所云赤淋淋字不同，彼指赤带言，系女精，此系指小水言也。

【笺疏】小便频数短涩，热痛，乃谓之淋，妊妇得此，是阴虚热炽，津液耗伤者为多，不比寻常淋痛，皆由膀胱湿热郁结也。故前人治此，多于毓阴之中参以清泄，非一味苦寒胜湿，淡渗利水之比，转胞之症亦是小溲频数不能畅达。但不必热，不必痛，则胎长而压塞膀胱之旁，府气不得自如，故宜归芎之

沈氏女科輯要箋疏卷中

沈又彭堯封先生原輯　海鹽王士雄孟英先生參
徐政杰藹輝先生補注　嘉定張壽頤山雷甫箋疏

子淋　轉胞

徐藹輝曰此淋字與俗所云赤淋淋字不同彼指赤帶言係女精此係指小水言也

（箋疏）小便頻數短澀熱痛乃謂之淋妊婦得此是陰虛熱熾津液耗傷者爲多不比尋常淋痛皆由膀胱濕熱鬱結也故前人治此多於毓陰之中參以清泄非一味苦寒勝濕淡滲利水之比轉胞之症亦是小溲頻數不能暢達但不必熱不必痛則胎長而壓塞膀胱之旁府氣不得自如故宜歸芎之

升舉竊謂此症與子懸正是兩兩對峙彼爲胎元之太升此是胎元之太降則子淋與轉胞似不可認作同類但就病狀言之約略相似耳徐謂赤淋赤帶則確與子淋不同彼出精竅卽不小溲而亦時時自下此則惟小溲時作痛不溲亦必不痛

妊婦淋曰子淋小便不出曰轉胞子淋小便頻數點滴而痛轉胞頻數出少不痛淋屬肝經陰虧火熾轉胞因膀胱被胎壓住膀胱止有一口未溺時其口向上口端橫一管上半管卽名下焦下半管卽溺孔未溺時膀胱之底下垂如瓶狀其口在上與下焦直對溺從下焦滲入故曰下焦者別迴腸而滲入膀胱焉欲溺時大氣舉膀胱之底如傾瓶狀其口向下從溺孔注出故曰氣化則能出矣轉胞一證因胞大壓住膀胱或因氣虛不能舉膀胱之底氣虛者補氣胎壓者托胎若浪投通利無益於病反傷正氣

升举。窃谓此症与子悬正是两两对峙，彼为胎元之太升，此是胎元之太降，则子淋与转胞似不可认作同类。但就病状言之，约略相似耳。徐谓：赤淋赤带则确与子淋不同，彼出精窍，即不小溲而亦时时自下，此则惟小溲时作痛，不溲亦必不痛。

妊妇淋曰子淋，小便不出曰转胞，子淋小便频数，点滴而痛。转胞频数，出少不痛。淋属肝经阴亏火炽，转胞因膀胱被胎压住，膀胱止有一口，未溺时其口向上，口端横一管，上半管即名下焦，下半管即溺孔。未溺时膀胱之底下垂如瓶状，其口在上，与下焦直对，溺从下焦渗入，故曰下焦者，别回肠而渗入膀胱焉。欲溺时，大气举膀胱之底，如倾瓶状，其口向下，从溺孔注出，故曰气化，则能出矣。转胞一证，因胞大压住膀胱，或因气虚不能举膀胱之底，气虚者补气，胎压者，托胎。若浪投通利，无益于病，反伤正气。

徐蔼辉曰：汪讱庵又谓，胞系转戾，脐下急痛为转胞，溲或数，或闭，二说小异。

【笺疏】淋则痛，转胞则不痛，辨症甚是。胎大压住膀胱，气虚不举，亦是确论，浪投通利无益于病，至理名言，有如皎日。若谓膀胱止有一口，不溺则其口在上云云，以转胞二字造出许多怪语，那不令人笑死。须知近人绎泰西生理家，言膀胱明有上源，岂有频频倒转之理，此即古人转胞之名，有以误之，此等臆说扣槃扪烛，实是中医之绝大污点，何可不正。汪讱庵胞系转戾四字，亦是盲人谈天，最为得意之笔。

子淋方

生地　阿胶　黄芩　黑山栀　木通　甘草　水煎服。

丹溪治一妊妇，小便不通，令一妇用香油涂手，自产门入托起其胎，溺出如注，即用人参、黄芪、升麻大剂煮服。又治一妇，转胞用参归煎服，探吐得愈。

徐藹輝曰汪訒菴又謂胞系轉戾臍下急痛爲轉胞溲或數或閉二說小異

（箋疏）淋則痛轉胞則不痛辨症甚是胎大壓住膀胱氣虛不舉亦是確論浪投通利無益於病至理名言有如皎日若謂膀胱止有一口不溺則其口在上云云以轉胞二字造出許多怪語那不令人笑死須知近人繹泰西生理家言膀胱明有上源豈有頻頻倒轉之理此卽古人轉胞之名有以誤之此等臆說扣槃捫燭實是中醫之絕大汚點何可不正汪訒菴胞系轉戾四字亦是盲人談天最爲得意之筆

子淋方

生地　阿膠　黃芩　黑山梔　木通　甘草　水煎服

丹溪治一妊婦小便不通令一婦用香油塗手自産門入托起其胎溺出如注卽用人參黃芪升麻大劑煮服又治一婦轉胞用參歸煎服探吐得愈

沈堯封曰：訒菴載其方，名参朮飲。蓋當歸熟地黃芎藭芍藥人参白朮留白陳皮半夏炙甘草加姜煎空心服丹溪論曰窘胞之病婦之稟受弱者憂悶多者性躁急者食味厚者多有之古方用滑藥鮮效因思胞不自轉爲胎被壓胎若舉胞必自疏水道自通矣近吳宅寵人患此脈似濇重則弦予曰此得之憂患濇爲血少氣多弦爲有飲血少則胎弱不能舉氣多有飲中焦不清而溢則胎避而就下乃以上藥與飲隨以指探喉中吐出藥汁候氣定又與之而安此恐偶中後治數人皆效

（箋疏）清陽之氣不舉以致胎壓膀胱小溲不暢其理可信故宜川芎黃芪升麻等藥丹溪書中竟謂令人手入產門託起其胎豈不知產婦不到臨盆交骨不開安有可以伸入人手之理此荒謬極端之妄想全不知從實際上稍稍體會可駭亦最可殺而乃出於堂堂正正丹溪之書則人皆信以爲眞

沈尧封曰：讱庵载其方，名参术饮。盖当归、熟地黄、芎䓖、芍药、人参、白术、留白陈皮、半夏、炙甘草，加姜煎，空心服。丹溪论曰：窘胞之病，妇之禀受弱者，忧闷多者，性躁急者，食味厚者多有之，古方用滑药鲜效。因思胞不自转为胎被压，胎若举胞必自疏水道自通矣。近吴宅宠人患此，脉似涩重则弦。予曰：此得之忧患，涩为血少气多，弦为有饮，血少，则胎弱不能举气，多有饮。中焦不清而溢，则胎避而就下，乃以上药与饮，随以指探喉中，吐出药汁，候气定，又与之而安。此恐偶中，后治数人皆效。

【笺疏】清阳之气不举，以致胎压膀胱，小溲不畅，其理可信。故宜川芎、黄芪、升麻等药。丹溪书中竟谓令人手入产门，托起其胎，岂不知产妇不到临盆，交骨不开，安有可以伸入人手之理。此荒谬极端之妄想，全不知从实际上稍稍体会，可骇亦最可杀，而乃出于堂堂正正丹溪之书，则人皆信以为真。

竟不为之思索一番，一盲群盲，大为可怪。尧封胞不自转一句说得尚是模糊，盖古人命名用一转字，本是大误，须知膀胱之府，位在腹中，决非能自翻覆之物。惟被压于胎一层，断为至当不易之理。尧封所谓胎若举，则胞必自疏水道、自利之说最是明白晓畅，拨重雾而见青天矣。吴宅宠人案中，涩为血少气多一句，亦踵古人之误。要知气为血帅，血随气行，两者并辔而驰，本无须臾可离之理。乃古者竟能创为滑脉，血多气少，涩脉血少气多两言，必以气血二字判分畛域，宁非琢句之失检，而读者偏能不假思索，奉若南针，抑亦过矣。

丹溪又谓：中气不清而溢，措词亦未妥。

仲景云：妇人本胎盛，今反羸瘦，胞系了戾，但利小便则愈，宜服肾气丸，以中有茯苓故也。地黄为君，功在补胞。又法，将孕妇倒竖，胞转而小便自通矣。

竟不爲之思索一番一盲羣盲大爲可怪堯封胞不自轉一句說得尚是糢糊蓋古人命名用一轉字本是大誤須知膀胱之府位在腹中决非能自翻覆之物惟被壓於胎一層斷爲至當不易之理堯封所謂胎若舉則胞必自疏水道自利之說最是明白曉暢撥重霧而見青天矣吳宅寵人案中濇爲血少氣多一句亦踵古人之誤要知氣爲血帥血隨氣行兩者並轡而馳本無須臾可離之理乃古者竟能創爲滑脈血多氣少濇脈血少氣多兩言必以氣血二字判分畛域寧非琢句之失檢而讀者偏能不假思索奉若南針抑亦過矣

丹溪又謂中氣不清而溢措詞亦未妥

仲景云婦人本胎盛今反羸瘦胞系了戾但利小便則愈宜服腎氣丸以中有茯苓故也地黃爲君功在補胞又法將孕婦倒豎胞轉而小便自通矣

（箋疏）金匱轉胞不得溺一條謂爲胞系了戾主以腎氣丸病情藥理不甚明白止可存而不論尤氏心典以繚亂乖戾爲了戾二字注解訓詁可謂積切然細審病情胞卽膀胱假令其系果致繚亂豈腎氣丸之功用可以整齊之且所亂者在系而不在胞何故遂致小便不利此中眞相殊不可知況金匱婦人篇本條原屬不甚可解而沈引此條本於丹溪又與金匱不符者耶又謂將妊婦倒豎使胞轉而小便自通雖似言之有理實亦事不可行竊謂似此談醫皆是魔道不必存也

沈堯封曰汪昂採本事安榮散治子淋心煩悶亂云子淋膀胱小腸虛熱也虛則不能制水熱則不能通利故淋心與小腸相表裏故煩悶方用人參甘艸之甘以補虛木通燈草之滲滑石之滑以通淋悶肺燥則天氣不降而麥冬能清之腎燥則地氣不升而細辛能潤之血燥則溝瀆不濡而當歸能滋

【笺疏】《金匮》转胞不得溺一条，谓为胞系了戾，主以肾气丸，病情药理不甚明白，止可存而不论。《尤氏心典》以缭乱乖戾为了戾二字注解，训诂可谓积切。然细审病情，胞即膀胱，假令其系果致缭乱，岂肾气丸之功用可以整齐之。且所乱者在系而不在胞，何故遂致小便不利，此中真相殊不可知。况《金匮》妇人篇本条原属不甚可解，而沈引此条本于丹溪，又与《金匮》不符者耶。又谓将妊妇倒竖，使胞转而小便自通，虽似言之有理，实亦事不可行。窃谓似此谈医皆是魔道，不必存也。

沈尧封曰：汪昂采本事安荣散治子淋心烦，闷乱，云子淋膀胱、小肠虚热也，虚则不能制水，热则不能通利，故淋。心与小肠相表里，故烦闷方用人参、甘草之甘以补虚，木通、灯草之渗，滑石之滑，以通淋闷肺燥，则天气不降，而麦冬能清之，肾燥则地气不升，而细辛能润之，血燥则沟渎不濡，而当归能滋

之也。亦有因房劳，内伤胞门冲任，虚者宜八珍汤或肾气丸。

【笺疏】 小溲淋闭而兼心烦闷乱，是热盛于上，水源枯，涸非仅胞中之病，方用参麦滋润肺金，探河源于星宿之海，其旨可见。汪讱庵只知心与小肠相为表里，所见甚浅，实是模糊之语。须知小便之变，自有肺燥失其清肃之职，右降不及一层，断非从小肠而来。喻西昌羽族之证，所谓无肺者无溺，有肺者有溺，最为精切，此非汪氏所知。

【又按】 安荣散方出自《准绳》，非许白沙《本事方》中所有，汪氏《医方集解》不知何所据而云。然此知讱庵之言殊不可信。

房劳内伤，宜用八珍或肾气丸云云，亦是汪氏旧说。颐谓真液耗伤之病，药用八珍虽曰滋补，尚嫌呆笨不灵，且津液枯矣。自当滋养肾气，中之桂附亦非必需之药，而苓、泽、丹皮淡渗利水，夫岂所宜此。皆浮泛之语，貌似相合，实则多所膈膜，毫厘千里之谬，极是颟顸，浪用古人成方，必有貌合神离之

之也亦有因房勞內傷胞門衝任虛者宜八珍湯或腎氣丸

〔箋疏〕小溲淋閉而兼心煩悶亂是熱盛於上水源枯涸非僅胞中之病方用參麥滋潤肺金探河源於星宿之海其旨可見汪訒庵只知心與小腸相爲表裏所見甚淺實是模糊之語須知小便之變自有肺燥失其清肅之職右降不及一層斷非從小腸而來喻西昌羽族之證所謂無肺者無溺有肺者有溺最爲精切此非汪氏所知　又按安榮散方出自準繩非許白沙本事方中所有汪氏醫方集解不知何所據而云然此知訒庵之言殊不可信

房勞內傷宜用八珍或腎氣丸云云亦是汪氏舊說頤謂眞液耗傷之病藥用八珍雖曰滋補尙嫌呆笨不靈且津液枯矣自當滋養腎氣中之桂附亦非必需之藥而苓澤丹皮淡滲利水夫豈所宜此皆浮泛之語貌似相合實則多所膈膜毫厘千里之謬極是顢頇溷用古人成方必有貌合神離之

弊初學最宜猛省一涉此境終身必無清醒之日頤竊謂訒庵之書恒蹈此弊學者胡可渾侖吞棗

妊娠滯下

本草綱目妊娠下利用雞卵一個烏骨者尤妙開孔去白留黃入漂鉛丹五錢攪勻泥裹煨透研末每服二錢米飲下一服效是男兩服效是女

沈曰曾試過有效有不效然利卽不止而腹痛必緩

（箋疏）此下利是滯下非泄瀉沈舉腹痛一症可知綱目此條乃單方凡滯下總是腸中淤積所以下不爽而痛頻仍雞子黃燒灰可以蕩滌穢垢故能去滯止痛又是血肉之品不嫌峻利則無害於妊身然又謂一服效是男兩服效是女則其理安在恐不足徵沈謂腹痛必緩此灰能滌滯之明徵也

薛立齋云一妊婦久利用消導帶理氣之劑腹內重墜胎氣不安又用阿膠艾葉之類不應用補中益氣湯而安繼用六君子全愈

弊。初学最宜猛省，一涉此境，终身必无清醒之日。颐窃谓讱庵之书，恒蹈此弊学者，胡可浑仑吞枣。

妊娠滞下

《本草纲目》：妊娠下利，用鸡卵一个，乌骨者尤妙，开孔去白留黄，入漂铅丹五钱，搅匀，泥裹煨透，研末，每服二钱，米饮下，一服效是男，两服效是女。

沈曰：曾试过有效有不效，然利即不止，而腹痛必缓。

【笺疏】 此下利是滞下，非泄泻，沈举腹痛一症，可知《纲目》此条乃单方。凡滞下总是肠中淤积，所以下不爽而痛频，仍鸡子黄烧灰，可以荡涤秽垢，故能去滞止痛。又是血肉之品，不嫌峻利，则无害于妊身。然又谓，一服效是男，两服效是女，则其理安在，恐不足征。沈谓腹痛必缓，此灰能涤滞之明征也。

薛立斋云：一妊妇久利，用消导带理气之剂，腹内重坠，胎气不安，又用阿胶、艾叶之类不应，用补中益气汤而安，继用六君子全愈。

【笺疏】 此条明言，久利过用消导理气，以致胎气重坠不安，则积滞已轻而气坠为急，故东垣补中升清之法可效。非谓凡是妊身滞下，不问有滞无滞，皆投是药也。

又云：妊身利下黄水，是脾土亏损，其气下陷也，宜补中汤。

王孟英曰：此下利乃泄泻自利之证，若滞下赤白之痢证，仍当别治。

【笺疏】 利下黄水，则无黏滞秽垢矣。故曰：脾亏，然仍当凭脉症治之。王谓此是泄泻自利，诚然又谓滞下赤白，仍当别治，则以滞下终是湿热淤积，不可误补，养痈贻害。即在休息久痢，正气已伤者，亦必余垢未净，虽曰宜补，尚须参用疏通导滞以消息之，益气补中均非正治，不以妊身而独异也。

妊身腹痛

《金匮》曰：妇人怀妊，腹中㽲痛者，当归芍药散主之。

（箋疏）此條明言久利過用消導理氣以致胎氣重墜不安則積滯已輕而氣墜爲急故東垣補中升清之法可效非謂凡是妊身滯下不問有滯無滯皆投是藥也

又云妊身利下黃水是脾土虧損其氣下陷也宜補中湯

王孟英曰此下利乃泄瀉自利之證若滯下赤白之痢證仍當別治

（箋疏）利下黃水則無黏滯穢垢矣故曰脾虧然仍當憑脈症治之王謂此是泄瀉自利誠然又謂滯下赤白仍當別治則以滯下終是濕熱淤積不可誤補養癰貽害卽在休息久痢正氣已傷者亦必餘垢未淨雖曰宜補尚須參用疏通導滯以消息之益氣補中均非正治不以妊身而獨異也

妊身腹痛

金匱曰婦人懷妊腹中㽲痛者當歸芍藥散主之

當歸三兩　芍藥一斤　茯苓四兩　白朮四兩　澤瀉半斤　芎藭三兩

右六味爲散取方寸匕酒和日三服

又曰妊脈腹中痛爲胞阻膠艾湯主之

芎藭　阿膠　甘草　各二兩　艾葉　當歸　各三兩　芍藥四兩　乾地黃六兩

右七味水五升清酒三升合煮取三升去渣內膠令消盡温服一升日三次

徐藹輝曰嚴氏用治胎動漏下經漏腰痛腹滿搶心短氣加黃芪訒菴亦謂妊娠下血腹痛爲胞阻主此湯又曰又方阿膠一斤蛤粉炒艾葉數莖亦名膠艾湯治胎動不安腰腹疼痛或胎上搶心去血腹痛

（箋疏）金匱膠艾湯爲眞陽不足虛寒氣滯之神丹補陰和血行氣温經選藥精當不僅專治妊娠之腹痛凡氣血不足滯而作痛者無往不宜尤在涇

当归三两　芍药一斤　茯苓四两　白术四两　泽泻半斤　芎䓖三两

右六味为散，取方寸匕，酒和，日三服。

又曰：妊脉腹中痛为胞阻，胶艾汤主之。

芎䓖　阿胶　甘草各二两　艾叶　当归各三两　芍药四两　干地黄六两

右七味，水五升，清酒三升，合煮取三升，去渣，内胶，令消尽，温服一升，日三次。

徐蔼辉曰：严氏用治胎动漏下，经漏腰痛，腹满抢心、短气，加黄芪。讱庵亦谓妊娠下血，腹痛为胞阻，主此汤。又曰：又方阿胶一斤，蛤粉炒，艾叶数茎，亦名胶艾汤。治胎动不安，腰腹疼痛，或胎上抢心，去血腹痛。

【笺疏】金匮胶艾汤为真阳不足，虚寒气滞之神丹，补阴和血，行气温经，选药精当。不仅专治妊娠之腹痛，凡气血不足，滞而作痛者，无往不宜。尤在泾

《金匮心典》谓：妇人经水淋沥，及胎产前后下血不止者，皆冲任脉虚而阴不能守也。是惟胶艾汤为能补而固之，有芎归能于血中行气，艾叶利阴气，止痛安胎，故亦治妊娠胞阻。胞阻者，胞脉阴滞，血少，其气不行也。

【颐按】血液虚寒而气行不利，故有淋沥腹痛等病。是方温和流动，补而不滞，尽人所知，而腹之所以痛者，亦由阴气耗散所致。在泾阴不能守四字，大有可味。芍药纯阴，能收摄溃散耗乱之阴气，故治淋沥下血，非仅为血虚家定痛之良剂。宋人局方四物汤，世咸知，为女科通用要药，岂非即从此方脱化而来。颐则谓，芎䓖升发之性甚烈，古用阿胶恐其太滞，故以芎之灵通疏散者相辅而行，颇有妙用。若四物汤既去阿胶，则芎性太走，最宜斟酌，而世俗不知裁度，甚至芎、归、地、芍呆用等分，则徒读父书，弊多利少，真是笨伯徐氏所引后人之胶艾汤，独用阿胶、艾叶亦是太笨，不足法也。

金匱心典謂婦人經水淋瀝及胎產前後下血不止者皆衝任脈虛而陰不能守也是惟膠艾湯爲能補而固之有芎歸能於血中行氣艾葉利陰氣止痛安胎故亦治妊娠胞阻胞阻者胞脈阻滯血少其氣不行也頤按血液虛寒而氣行不利故有淋瀝腹痛等病是方溫和流動補而不滯盡人所知而腹之所以痛者亦由陰氣耗散所致在淫陰不能守四字大有可味芍藥純陰能收攝潰散耗亂之陰氣故治淋瀝下血非僅爲血虛家定痛之良劑宋人局方四物湯世咸知爲女科通用要藥豈非卽從此方脫化而來頤則謂芎藭升發之性甚烈古用阿膠恐其太滯故以芎之靈通疏散者相輔而行頗有妙用若四物湯旣去阿膠則芎性太走最宜斟酌而世俗不知裁度甚至芎歸地芍呆用等分則徒讀父書弊多利少眞是笨伯徐氏所引後人之膠艾湯獨用阿膠艾葉亦是太笨不足法也

又曰懷妊六七月脈弦發熱其胎愈脹腹痛惡寒者少腹如扇所以然者子藏開放也當以附子湯温其藏

附子　人參　白朮　芍藥　茯苓

（箋疏）此妊身內藏受寒腹痛之症治然附子墮胎爲百藥長必不可輕試卽當温養中下亦自有善治之法此古書之不可拘泥者今本金匱本未出方說者謂卽傷寒論少陰篇之附子湯堯封所錄卽傷寒論方　本條病情尤氏心典注文極爲明白并錄之　脈弦發熱有似表邪而乃身不痛而腹反痛背不惡寒而腹反惡寒甚至少腹陣陣作冷若或扇之者然所以然者子藏開不能合而風冷之氣乘之也夫藏開風入其陰內勝則其脈弦爲氣而發熱且爲格陽矣胎脹者胎熱則消寒則脹也附子湯方未見然温裏散寒之意概可推矣

又曰：怀妊六七月，脉弦发热，其胎愈胀，腹痛恶寒者，少腹如扇，所以然者，子藏开放也，当以附子汤温其藏。

附子　人参　白术　芍药　茯苓

【笺疏】 此妊身内藏受寒，腹痛之症，治然附子堕胎，为百药长，必不可轻试，即当温养中下，亦自有善治之法。此古书之不可拘泥者，今本《金匮》本未出方说者，谓即《伤寒论》少阴篇之附子汤。尧封所录，即《伤寒论》方。

本条病情，《尤氏心典》注文极为明白，并录之：

脉弦发热，有似表邪，而乃身不痛，而腹反痛，背不恶寒，而腹反恶寒，甚至少腹阵阵作冷，若或扇之者。然所以然者，子藏开不能合，而风冷之气乘之也。夫藏开风入，其阴内胜则其脉弦，为气而发热，且为格阳矣。胎胀者胎热，则消寒则胀也。附子汤方未见，然温里散寒之意，概可推矣。

《大全》云：妊娠四五月后，每常胸腹间气刺满痛，或肠鸣，以致呕逆减食，此由忿怒忧思过度，饮食失节所致。蔡元度宠人有子，夫人怒欲逐之，遂成此病，医官王师复处以木香散，莪术、木香、甘草、丁香，盐汤下，三服而愈。

【笺疏】此忧郁气滞，肝络郁窒而为腹痛之症，治方是行气温中之法，其呕逆必于中寒，故用丁香。若肝郁有火，炎上作呕者，不可妄用。

沈尧封曰：夏墓荡一妇，丰前乔章氏女也，己卯夏章氏来请，云怀孕七个月，患三疟利疾，及诊病者止云小便不通，腹痛欲死，小腹时有物垄起，至若利疾昼夜数十起，所下无多，仍是粪水，疟亦寒热甚微。予思俱是肝病，盖肝脉环阴器抵小腹，肝气作胀，故小腹痛溺不利，胀甚则数，欲大便，肝病似疟，故寒热。予议泄肝法，许其先止腹痛、后利小便。彼云：但得服此即活，不必顾胎。予用川楝子、橘核、白通草、白芍、茯苓、甘草，煎服一剂，腹痛止，小便利；四剂疟

大全云妊娠四五月後每常胸腹間氣刺滿痛或腸鳴以致嘔逆減食此由忿怒憂思過度飲食失節所致蔡元度寵人有子夫人怒欲逐之遂成此病醫官王師復處以木香散莪朮木香甘草丁香鹽湯下三服而愈

（箋疏）此憂鬱氣滯肝絡鬱窒而爲腹痛之症治方是行氣温中之法其嘔逆必於中寒故用丁香若肝鬱有火炎上作嘔者不可妄用

沈堯封曰夏墓蕩一婦豐前喬章氏女也己卯夏章氏來請云懷孕七個月患三瘧利疾及診病者止云小便不通腹痛欲死小腹時有物壟起至若利疾晝夜數十起所下無多仍是糞水瘧亦寒熱甚微予思俱是肝病蓋肝脈環陰器抵小腹肝氣作脹故小腹痛溺不利脹甚則數欲大便肝病似瘧故寒熱予議泄肝法許其先止腹痛後利小便彼云但得服此即活不必顧胎予用川楝子橘核白通草白芍茯苓甘草煎服一劑腹痛止小便利四劑瘧

利盡除胎亦不墮以後竟不服藥彌月而產

（箋疏）此亦肝家鬱滯之腹痛症然屬陰虛內熱故宜清肝與上二條症絕不相同堯封選藥醇正可法善學古人者參此數則舉一反三無難治之病矣

王孟英曰徐悔堂云秣陵馮學園之內久患痞痛每發自臍間策策動未幾徧行腹中疼不可忍頻年醫治不一其人而持論各異外貼膏藥內服湯丸攻補溫涼備嘗不效病已瀕危謝絕醫藥迨半月後病勢稍減兩月後飲食如常而向之策策動者日覺其長馴至滿腹又疑其鼓也復爲醫治亦不能愈如是者又三年忽一日腹痛幾死旋產一男母子無恙而腹痞消計自初病至產蓋已九年餘矣此等異證雖不恒見然爲醫者不可不知也

（箋疏）此人當初痞痛腹中徧動之時原是病不是胎頻年醫治必是不得

利尽除，胎亦不堕。以后竟不服药，弥月而产。

【笺疏】此亦肝家郁滞之腹痛症，然属阴虚内热，故宜清肝，与上二条症绝不相同。尧封选药醇正可法，善学古人者参此数则，举一反三，无难治之病矣。

王孟英曰：徐悔堂云，秣陵冯学园之内，久患痞痛，每发自脐间策策动，未几遍行腹中，疼不可忍，频年医治不一，其人而持论各异。外贴膏药，内服汤丸，攻补温凉备尝，不效，病已濒危，谢绝医药。迨半月后，病势稍减，两月后饮食如常，而向之策策动者，日觉其长，驯至满腹，又疑其鼓也。复为医治，亦不能愈，如是者又三年。忽一日腹痛几死，旋产一男，母子无恙，而腹痞消，计自初病至产，盖已九年余矣。此等异证，虽不恒见，然为医者不可不知也。

【笺疏】此人当初痞痛，腹中遍动之时，原是病不是胎，频年医治，必是不得

其法，故百不一效。迨至谢绝医药，病渐减，饮食如常之后，策策动者，日觉其长，颐谓此时方是有身，惟终以抱病有年，气营未足，所以胎元不旺，不能如期长成，竟至三年乃产。若谓乍病腹动即是怀胎，积至九年之久而始达生，殆不其然。

妊娠腰痛

《大全》云：妇人肾以系胞，腰痛甚，则胎堕，故最为紧要。若闪挫，气不行者，通气散。肾虚者，青娥不老丸，总以固胎为主。

通气散方 良方

破故纸瓦上炒香，为末，先嚼胡桃一个，烂后以温酒调服故纸末三钱，空心服，治妊妇腰痛不可忍，此药最神。

王孟英曰：故纸性热，妨胎，惟闪挫可以暂用，或但服胡桃较妥。

【笺疏】腰痛多肾虚症，故最易堕胎。凡肝肾阴分素亏，及房室不慎者，颇多

其法故百不一效迨至謝絕醫藥病漸減飲食如常之後策策動者日覺其長頤謂此時方是有身惟終以抱病有年氣營未足所以胎元不旺不能如期長成竟至三年乃產若謂乍病腹動即是懷胎積至九年之久而始達生殆不其然

妊娠腰痛

大全云婦人腎以繫胞腰痛甚則胎墮故最爲緊要若閃挫氣不行者通氣散腎虛者青娥不老丸總以固胎爲主

通氣散方良方破故紙瓦上炒香爲末先嚼胡桃一個爛後以温酒調服故紙末三錢空心服治妊婦腰痛不可忍此藥最神

王孟英曰故紙性熱妨胎惟閃挫可以暫用或但服胡桃較妥

（箋疏）腰痛多腎虛症故最易墮胎凡肝腎陰分素虧及房室不慎者頗多

此症胎最難保善養身者宜知此理非醫藥之所能治若閃挫傷氣之痛尚是輕症凡妊娠腹痛漏紅胎元墜滯勢將半產者腰不痠痛胎尚可安一有腰痛腰痠則未有不墜者矣

薛立齋云腰痛因肝火動者小柴胡湯加白朮枳殼山梔

沈堯封曰腰之近脊處屬腎兩旁近季脇者屬肝

（箋疏）肝火既動理宜柔肝清火而以小柴胡升提之豈非助桀爲虐立齋慣伎最是欺人濫用古方誤盡後世學者依樣葫蘆不效而反以增劇則且歸咎於古方相戒不敢復用并可使古人製方精義淹沒失傳那不可嘆

妊娠腹內鐘鳴

大全用鼠窟前後土爲細末研麝香酒調下立愈

（箋疏）是症是方據準繩係出產寶方云治小兒在腹中哭及孕婦腹內鐘

此症。胎最难保，善养身者，宜知此理，非医药之所能治。若闪挫伤气之痛，尚是轻症。凡妊娠腹痛漏红，胎元坠滞，势将半产者，腰不酸痛，胎尚可安，一有腰痛腰酸，则未有不坠者矣。

薛立斋云：腰痛因肝火动者，小柴胡汤加白术、枳壳、山栀。

沈尧封曰：腰之近脊处属肾，两旁近季胁者属肝。

【笺疏】肝火既动，理宜柔肝清火，而以小柴胡升提之，岂非助桀为虐。立斋惯伎最是欺人，滥用古方误尽，后世学者依样葫芦，不效，而反以增剧，则且归咎于古方。相戒不敢复用，并可使古人制方精义淹没失传，那不可叹。

妊娠腹内钟鸣

《大全》用鼠窟前后土为细末，研麝香，酒调下，立愈。

【笺疏】是症是方据《准绳》，系出《产宝》，方云：治小儿在腹中哭及孕妇腹内钟

鸣，用空房鼠穴中土，令孕妇噙之即止，或为末，麝香少许，酒调二钱。李濒湖《纲目》土部，鼢鼠壤土条中，亦有此症。治则据陈藏器说，谓是田中尖嘴小鼠，阴穿地中之鼠穴，则较空房之鼠穴为洁。然妊妇腹中何故钟鸣？其鸣声究竟何？若及是土之何能治验，实是百思而不得其理。但据《产宝》与小儿在腹中哭并为一条，则仍是腹内之儿鸣，或鸣声之较大者耳，病情药性俱不足征，存而不论可也。

腹内儿哭

《产宝》云：腹中脐带上疙瘩儿含口中，因妊妇登高举臂脱出儿口，以此作声，令妊妇曲腰就地，如拾物状，仍入儿口即止。又云：用空房中鼠穴土，同川黄连，煎汁饮，亦效。

沈尧封曰：相传腹内钟鸣即是儿哭，今人治此，撒豆一把在地，令妊妇细细

鳴用空房鼠穴中土令孕婦噙之卽止或爲末麝香少許酒調二錢李瀕湖綱目土部鼢鼠壤土條中亦有此症治則據陳藏器說謂是田中尖嘴小鼠陰穿地中之鼠穴則較空房之鼠穴爲潔然妊婦腹中何故鐘鳴其鳴聲究竟何若及是土之何能治驗實是百思而不得其理但據產寶與小兒在腹中哭并爲一條則仍是腹內之兒鳴或鳴聲之較大者耳病情藥性俱不足徵存而不論可也

腹內兒哭

產寶云腹中臍帶上疙瘩兒含口中因妊婦登高舉臂脫出兒口以此作聲令妊婦曲腰就地如拾物狀仍入兒口卽止又云用空房中鼠穴土同川黃連煎汁飲亦效

沈堯封曰相傳腹內鐘鳴卽是兒哭令人治此撒豆一把在地令妊婦細細

拾完即愈此是妙法

王孟英曰此誓言也王清任曰初結胎無口時又以何物吮血養生既不明白何不歸而謀諸婦訪問的確再下筆庶不貽笑後人此說甚精余嘗謂身中之事而身外揣測雖聖人亦不免有未必盡然之處故拙案論證但以氣血寒熱言之固屬弇陋實不敢以己所未信者欺人也今春與楊素園大令言及從來藏府之論殊多可疑楊侯歎曰君可謂讀書得閒不受古人之欺者矣因出玉田王清任醫林改錯見贈披閱之下竟將軒岐以來四千餘年之案一旦全反毋乃駭聞然此公徵諸目擊非託空言且楊侯徧驗諸獸無不脗合然則昔之鑿鑿言藏府之形者豈不皆成笑柄哉然泰西人身圖說一書流入中國已二百餘年所載藏府與王說略同而俞理初未見改錯過信古書於癸巳類稿內沿襲舊譌謂中外藏府迥殊且云外洋人睾丸有四

拾完即愈，此是妙法。

王孟英曰：此誓言也。王清任曰：初结胎无口时，又以何物吮血养生，既不明白，何不归而谋诸妇访问的确再下笔，庶不贻笑后人。此说甚精，余尝谓身中之事，而身外揣测，虽圣人亦不免有未必尽然之处。故拙案论证，但以气血寒热言之，固属弇陋，实不敢以己所未信者欺人也。今春与杨素园大令言及，从来藏府之论殊多可疑。杨侯叹曰：君可谓读书得闲，不受古人之欺者矣。因出玉田王清任《医林改错》，见赠披阅之下，竟将轩岐以来四千余年之案一旦全反，毋乃骇闻。然此公征诸目击非托空言，且杨侯遍验诸兽，无不吻合。然则昔之凿凿言藏府之形者，岂不皆成笑柄哉。然泰西人身图说一书，流入中国已二百余年，所载藏府与王说略同，而俞理初未见改错，过信古书于癸巳类稿，内沿袭旧讹，谓中外藏府迥殊，且云外洋人睾丸有四

枚，尤属杜撰欺人。

【笺疏】 儿在母腹虽已成形，然在未离胎盘之时，当无自能发声之理。孟英所谓謦言，洵然惟妊妇腹有啼声确是，时或遇之撒豆于地，令妊者俯身拾取，其声可止，颐虽未亲见。然亦尝闻之凿凿，则在王清任，又何以解此，颇似《产宝》儿含疙瘩一说，庶几近似孟英谓，身中之事不能身外揣测，洵是至理名言。惟王清任之改错，欲据暴露尸体之兽食残余，及刑场刽子抓在手中之剖出藏府，以论生前之若何部位，若何运化，则仍是揣测而已。陆九芝谓：教人于义冢地上，及杀人场上学医，其言已极堪发噱，若古书中所言之形态，诚不免以讹传讹。然终是展转传抄，鲁为鱼，而帝为虎，决非上古之不是，清任之说不过拾得西人绪余而讳言，所自借异说以欺人。孟英反谓西学与王说略同，是已堕清任术中而不悟。颐窃谓能据解剖之真，以正从古

枚尤屬杜撰欺人

（箋疏）兒在母腹雖已成形然在未離胎盤之時當無自能發聲之理孟英所謂謦言洵然惟妊婦腹有啼聲確是時或遇之撒豆於地令妊者俯身拾取其聲可止頤雖未親見然亦嘗聞之鑿鑿則在王清任又何以解此頗似產寶兒含疙瘩一說庶幾近似孟英謂身中之事不能身外揣測洵是至理名言惟王清任之改錯欲据暴露屍體之獸食殘餘及刑場劊子抓在手中之剖出藏府以論生前之若何部位若何運化則仍是揣測而已陸九芝謂教人於義塚地上及殺人場上學醫其言已極堪發噱若古書中所言之形態誠不免以訛傳訛然終是展轉傳抄魯爲魚而帝爲虎決非上古之不是清任之說不過拾得西人緒餘而諱言所自借異說以欺人孟英反謂西學與王說略同是已墮清任術中而不悟頤竊謂能据解剖之眞以正從古

相承之謬則可欲据清任之言以廢遺傳之舊必大不可昔人有詠鸚鵡句曰齒牙餘慧纔偷得便倚聰明學罵人清任之學是其類耳

養胎

徐藹輝曰金匱云懷身七月太陰當養以此見十月養胎之說其來久矣

徐之才曰妊娠一月名始胚足厥陰肝脈養之二月名始膏足少陽膽脈養之三月名始胞手少陰心主胞絡脈養之四月始受水精以成血脈手少陽三焦脈養之五月始受火精以成氣足太陰脾脈養之六月始受金精之氣以成筋足陽明胃脈養之七月始受木精之氣以成骨手太陰肺脈養之八月始受土精之氣以成膚革手陽明大腸脈養之九月始受石精之氣以成毛髮足少陰腎脈養之十月五藏六府皆具俟時而生

徐藹輝曰人鏡經惟手太陽小腸與手少陰心脈二經不養者以其上爲乳

相承之谬，则可欲据清任之言，以废遗传之旧，必大不可。昔人有咏鹦鹉句，曰齿牙余慧，才偷得便倚聪明学骂人，清任之学是其类耳。

养胎

徐蔼辉曰：《金匮》云，怀身七月，太阴当养，以此见十月养胎之说，其来久矣。

徐之才曰：妊娠一月，名始胚，足厥阴肝脉养之；二月名始膏，足少阳胆脉养之；三月名始胞，手少阴心主胞络脉养之；四月始受水精，以成血脉，手少阳三焦脉养之；五月始受火精，以成气，足太阴脾脉养之；六月始受金精之气，以成筋，足阳明胃脉养之；七月始受木精之气，以成骨，手太阴肺脉养之；八月始受土精之气，以成肤革，手阳明大肠脉养之；九月始受石精之气，以成毛发，足少阴肾脉养之；十月五藏六府皆具，俟时而生。

徐蔼辉曰：人镜经惟手太阳小肠与手少阴心脉二经不养者，以其上为乳

汁，下主月水也。

王孟英曰：此亦道其常耳，有每妊不足月而产者，有必逾期而产者，有先后不等者，亦不为病也。惟产不足月而形有未备，或产虽足月而儿极萎小者，皆母气不足为病。再有身时，须豫为调补，自然充备。余邻家畜一母鸡，连下数卵壳皆软，邻以为不祥欲杀之。余谓，此下卵过多，母气虚也，令以糯米、蛇床子饲之，数日后下卵如常，推之于人，理无二致。

【笺疏】徐之才逐月养胎之说，《千金方》妇人门载之甚详。巢氏《病源》尤为繁琐。盖六朝时相承之旧，未必果为徐氏所发明。试寻绎四、五、六、七、八等月，受五行之精，以成血脉筋骨等说，均是架空立言，想当然之事，于实在生理无从证实，而九月始受石精之气，以成毛发（巢源作成皮毛），独于五行之外，添设一个石字，尤非医理之常，益可证为凭空结撰，必不足征，则所谓某月

汁下主月水也

王孟英曰此亦道其常耳有每妊不足月而產者有必踰期而產者有先後不等者亦不爲病也惟產不足月而形有未備或產雖足月而兒極萎小者皆母氣不足爲病再有身時須豫爲調補自然充備余鄰家畜一母雞連下數卵殼皆軟鄰以爲不祥欲殺之余謂此下卵過多母氣虛也令以稬米蛇牀子飼之數日後下卵如常推之於人理無二致

〔箋疏〕徐之才逐月養胎之說千金方婦人門載之甚詳巢氏病源尤爲繁瑣蓋六朝時相承之舊未必果爲徐氏所發明試尋繹四五六七八等月受五行之精以成血脈筋骨等說均是架空立言想當然之事於實在生理無從證實而九月始受石精之氣以成毛髮（巢源作成皮毛）獨於五行之外添設一個石字尤非醫理之常益可證爲憑空結撰必不足徵則所謂某月

某經脈養胎云云者不過隨意分配佛氏所謂一切幻境皆由心造庶幾近之而隋唐以後視若聖經賢傳無不依樣葫蘆借撐門面靜言思之殊堪發噱頤明知此等舊說相沿悠久習醫者方且資爲談助以詡博聞一旦陡然駁斥嗜古者必嗤爲師心自用蔑視前人究竟問其如何分經而養之理則據病源謂肝主血一月之時血流澀始不出故足厥陰養之尚似言之成理然血發於心而附會肝經已是牽強又謂二月之時兒精成於胞裏故足少陽養之則不知胎孕於子宮之中何以與足少陽膽發生關係抑且兒精成於胞裏一句似是實非胎結子宮豈可與膀胱之胞幷作一物（中醫本無子宮之名實是生理學中一大缺典）至三月則謂手心主者脈中精神內屬於心能混神故手心主養之云云直是不成文理尤其可笑四月則謂手少陽三焦之脈內屬於府四月之時兒六府順成故手少陽養之五月則謂

某经脉养胎云云者，不过随意分配。佛氏所谓一切幻境，皆由心造，庶几近之，而隋唐以后，视若《圣经》贤传无不依样葫芦，借撑门面。静言思之，殊堪发噱。颐明知此等旧说相沿悠久，习医者方且资为谈助，以诩博闻。一旦陡然驳斥，嗜古者必嗤为师心自用，蔑视前人，究竟问其如何，分经而养之理。则据《病源》谓肝主血，一月之时，血流涩，始不出，故足厥阴养之。尚似言之成理，然血发于心而附会肝经，已是牵强。又谓二月之时，儿精成于胞里，故足少阳养之，则不知胎孕于子宫之中，何以与足少阳胆发生关系，抑且儿精成于胞里一句，似是实非，胎结子宫，岂可与膀胱之胞并作一物（中医本无子宫之名，实是生理学中一大缺典）。至三月，则谓手心主者，脉中精神内属于心，能混神，故手心主养之云云，直是不成文理，尤其可笑。四月则谓手少阳三焦之脉，内属于府，四月之时儿六府顺成，故手少阳养之。五月则谓

足太阴脾之脉，主四季。五月之时，儿原支皆成，故足太阴养之。六月则谓足阳明胃之脉，主其口目，六月之时，儿口目皆成，故足阳明养之。七月则谓手太阴肺脉，主皮毛，七月之时，儿皮毛已成，故手太阴养之。八月则谓手阳明大肠脉，主九窍。八月之时，儿九窍皆成，故手阳明养之。九月则谓足少阴肾脉，主续缕，九月之时，儿脉续缕皆成，故足少阴养之云云，可笑者不一而足，明是浅人附会，假托之才以售其妄。窃谓徐氏累世名医，断不荒谬至于此极。徐蔼辉所引人经之说，亦为古书所蒙，殊不可信。王孟英略而不道，固亦有见于此。

孟英所论母气不足一节，至理名言，洞见症结。

巢元方曰：妊娠受胎，七日一变，堕胎在三、五、七月者多，在二、四、六月者少。三月属心，五月属脾，七月属肺，皆属脏。脏为阴，阴常不足，故多堕耳。如在三月堕者，后孕至三月仍堕，以心脉受伤也。先须调心，五月、七月堕者亦然。惟一月堕者，

足太陰脾之脈主四季五月之時兒原支皆成故足太陰養之六月則謂足陽明胃之脈主其口目六月之時兒口目皆成故足陽明養之七月則謂手太陰肺脈主皮毛七月之時兒皮毛巳成故手太陰養之八月則謂手陽明大腸脈主九竅八月之時兒九竅皆成故手陽明養之九月則謂足少陰腎脈主續縷九月之時兒脈續縷皆成故足少陰養之云云可笑者不一而足明是淺人附會假託之才以售其妄竊謂徐氏累世名醫斷不荒謬至於此極徐藹輝所引人經之說亦爲古書所蒙殊不可信王孟英略而不道固亦有見於此　孟英所論母氣不足一節至理名言洞見癥結

巢元方曰妊娠受胎七日一變墮胎在三五七月者多在二四六月者少三月屬心五月屬脾七月屬肺皆屬臟臟爲陰陰常不足故多墮耳如在三月墮者後孕至三月仍墮以心脈受傷也先須調心五月七月墮者亦然惟一月墮者

人不知也一月屬肝怒則多墮洗下體竅開亦墮一次既墮肝脈受傷下次仍墮今之無子者大半是一月墮者非盡不受胎也故凡初交後最宜將息勿復交接以擾子宮勿令勞怒勿舉重勿洗浴又多服養肝平氣藥則胎固矣

（箋疏）巢氏此說不見於今本病源并不見於千金外臺未詳堯封出於何本七日一變四字最不可解謂三五七月屬藏陰多不足故多墮尚是泛辭不能徵實惟墮胎者固多在三五七月之時實在何由殊不可推測其眞相又謂如在三月五月墮胎則其後懷身仍有屆時復墮之事又確乎有之則子宮中之作用必有其眞但謂三月屬心五月屬脾補心補脾必無桴應又謂一月墮者最多尤爲至理名言蓋子宮初感凝結未固房事洗滌俱易震動而此時兒尙無形墮亦不覺觀合信氏全體新論謂兩精交會由子管而入子宮且在數日之內尙非頃刻間事則宜乎珠胎乍結之時易於暗墮而本人且毫

人不知也。一月属肝，怒则多堕。洗下体，窍开亦堕。一次既堕，肝脉受伤，下次仍堕。今之无子者大半是一月堕者，非尽不受胎也。故凡初交后，最宜将息，勿复交接，以扰子宫，勿令劳怒，勿举重，勿洗浴。又多服养肝平气药，则胎固矣。

【笺疏】巢氏此说不见于今本《病源》，并不见于《千金》、《外台》未详。尧封出于何本，七日一变四字，最不可解，谓三、五、七月属藏，阴多不足，故多堕，尚是泛辞，不能征实。惟堕胎者固多在三、五、七月之时，实在何由，殊不可推测其真相。又谓如在三月、五月堕胎，则其后怀身仍有届时复堕之事，又确乎有之，则子宫中之作用必有其真。但谓三月属心，五月属脾，补心补脾必无桴应。又谓一月堕者最多，尤为至理名言。盖子宫初感凝结未固，房事洗涤，俱易震动，而此时儿尚无形，堕亦不觉。观合信氏《全体新论》谓，两精交会，由子管而入子宫，且在数日之内，尚非顷刻间事，则宜乎珠胎乍结之时，易于暗堕，而本人且毫

不能知矣。此节最宜将息一层，夫妇之愚皆当铭之肺腑，而古人一月肝脉养胎之臆说，亦可不辨自明。颐恒谓吾国医学发源于五帝以前，而失传已在周秦之际，下逮魏晋、六朝，颇多凭空结撰，决不能与上古之学一线师承。观于此类议论，即可得其真谛，而更以西学说之得于解剖者一一佐证。其实在则孰是孰非，明白晓畅，固已拨云雾而见青天。彼泥古之儒，尚欲据二千年内相承之讹，以为笃信好古之护符，亦只见其识力之未到耳。

丹溪曰：阳施阴化胎孕成，血气虚损，不足以荣养其胎，则自堕。譬如枝枯则果落，藤萎则花堕，或劳怒伤情，内火便动，亦能动胎，正如风撼其树，人折其枝也。火能消物，造化自然。《病源》乃谓风冷伤子脏而堕，未得病情者也。有孕妇至三四月必堕，其脉左手大而无力，重取则涩，知血少也，止补中气，使血自荣，以白术浓煎，下黄芩末，数十剂而安。因思胎堕于内热而虚者为多，曰热曰虚当分

不能知矣此節最宜將息一層夫婦之愚皆當銘之肺腑而古人一月肝脈養胎之臆說亦可不辨自明頤恒謂吾國醫學發源於五帝以前而失傳已在周秦之際下逮魏晉六朝頗多憑空結撰決不能與上古之學一綫師承觀於此類議論即可得其眞諦而更以西學說之得於解剖者一一佐証其實在則孰是孰非明白曉暢固已撥雲霧而見青天彼泥古之儒尙欲据二千年內相承之謬以爲篤信好古之護符亦祇見其識力之未到耳

丹溪曰陽施陰化胎孕成血氣虛損不足以榮養其胎則自墮譬如枝枯則果落藤萎則花墮或勞怒傷情內火便動亦能動胎正如風撼其樹人折其枝也火能消物造化自然病源乃謂風冷傷子臟而墮未得病情者也有孕婦至三四月必墮其脈左手大而無力重取則濇知血少也止補中氣使血自榮以白朮濃煎下黃芩末數十劑而安因思胎墮於內熱而虛者爲多曰熱曰虛當分

輕重蓋孕至三月上屬相火所以易墮不然黃芩熟艾阿膠何謂安胎妙藥耶

（箋疏）六朝以前談醫之士極少江南人物論病多寒證正以中原之地高曠多寒不比大江以南多溫暖而少冷冽也巢源謂胎墮爲風冷傷子藏本是時固有之症丹溪南人未之思耳然人體不同各如其面黃芩亦未必是千人必用之藥丹溪亦自謂熟艾是安胎妙藥則艾豈寒凉可見丹溪亦恒用之矣

方約之曰婦人有娠則碍脾運化遲而生濕濕生熱丹溪用黃芩白朮爲安胎聖要藥蓋白朮健脾燥濕黃芩清熱故也但妊娠賴血養胎方內四物去川芎佐之爲尤備耳

（箋疏）因濕生熱正爲吾儕地土言之若至黃河以北此說必不可通

張飛疇曰古人用條芩安胎惟形瘦血熱營行過疾胎常上逼者相宜若形盛

轻重。盖孕至三月上属相火，所以易堕，不然黄芩、熟艾、阿胶何谓安胎妙药耶？

【笺疏】六朝以前谈医之士极少江南人物，论病多寒证，正以中原之地高旷多寒，不比大江以南，多温暖而少冷冽也。巢源谓胎堕为风冷伤子藏，本是时固有之症。丹溪南人未之思耳，然人体不同，各如其面，黄芩亦未必是千人必用之药。丹溪亦自谓，熟艾是安胎妙药，则艾岂寒凉，可见丹溪亦恒用之矣。

方约之曰：妇人有娠则碍脾运化，迟而生湿，湿生热。丹溪用黄芩、白术为安胎圣要药。盖白术健脾燥湿，黄芩清热故也。但妊娠赖血养胎，方内四物去川芎，佐之为尤备耳。

【笺疏】因湿生热，正为吾侪地土言之，若至黄河以北，此说必不可通。

张飞畴曰：古人用条芩安胎，惟形瘦血热，营行过疾，胎常上逼者相宜。若形盛

气衰，胎常下坠者。非人参举之不安形。实气盛，胎常不运者，非香砂耗之不安。血虚火旺，腹常急痛者，非归芍养之不安。体肥痰盛，呕逆眩晕者，非二陈豁之不安，此皆治母气之偏胜也。若有外邪，仍宜表散伏邪时，气尤宜急下，惟忌芒硝，切不可犯。

【笺疏】 相体裁衣，本是医家真谛，亦岂仅为妊身而言，奈何一孔之见，意以黄芩、白术安胎圣药八字，作为自始至终一成不变之局，亦只见其不知量耳。

伏邪时气，尤宜急下，两言含浑不清，弊亦不小。

王孟英曰：条芩但宜于血热之体，若血虚有火者，余以竹茹、桑叶、丝瓜络为君，随证而辅以他药，极有效。盖三物皆养血清热而息内风也，物之坚强，莫如竹皮。《礼》云：竹箭之有筠是也，皮肉之紧贴，亦莫如竹。故竹虽篾而皮肉不相离，实为诸血证之要药，观塞舟不漏可知矣。桑叶蚕食之以成丝，丝瓜

氣衰胎常下墜者非人參舉之不安形實氣盛胎常不運者非香砂耗之不安血虛火旺腹常急痛者非歸芍養之不安體肥痰盛嘔逆眩暈者非二陳豁之不安此皆治母氣之偏勝也若有外邪仍宜表散伏邪時氣尤宜急下惟忌芒硝切不可犯

（箋疏）相體裁衣本是醫家眞諦亦豈僅爲妊身而言奈何一孔之見意以黄芩白朮安胎聖藥八字作爲自始至終一成不變之局亦祇見其不知量耳　伏邪時氣尤宜急下兩言含渾不清弊亦不小

王孟英曰條芩但宜於血熱之體若血虛有火者余以竹茹桑葉絲瓜絡爲君隨證而輔以他藥極有效蓋三物皆養血清熱而息內風也物之堅强莫如竹皮禮云如竹箭之有筠是也皮肉之緊貼亦莫如竹故竹雖篾而皮肉不相離實爲諸血證之要藥觀塞舟不漏可知矣桑葉蠶食之以成絲絲瓜

絡質韌子堅具包羅維繫之形且皆色青入肝肝虛而胎系不牢者勝於四物阿膠多矣惜未有發明之者

（箋疏）芩治血熱其理固顯而易知然王所謂血虛有火者貌視之似與血熱無甚區別然彼是實火自當苦寒此是虛火亦非黄芩白朮可以籠統療治孟英所謂養血清熱泛言之亦仍是血熱治法然此中情實同異若何苟非孟英恐未易有此批郄導窾明析之筆雖自謂未有發明然經此一番剖解其發明不已多耶

王海藏曰安胎之法有二如母病以致動胎者但療母則胎自安若胎有觸動以致母病者安胎則母自愈

（箋疏）治病必求其本固是至理名言

丹溪云有婦經住或成形未具其胎必墮察其性急多怒色黑氣實此相火太

络质韧，子坚，具包罗维系之形，且皆色青入肝。肝虚而胎系不牢者，胜于四物、阿胶多矣，惜未有发明之者。

【笺疏】芩治血热，其理固显而易知，然王所谓血虚有火者貌视之，似与血热无甚区别。然彼是实火，自当苦寒，此是虚火，亦非黄芩、白术可以笼统疗治。孟英所谓养血清热泛言之，亦仍是血热治法，然此中情实同异，若何？苟非孟英恐未易有此批郄导窾明析之笔，虽自谓未有发明，然经此一番剖解，其发明不已多耶。

王海藏曰：安胎之法有二：如母病以致动胎者，但疗母则胎自安。若胎有触动，以致母病者，安胎则母自愈。

【笺疏】治病必求其本，固是至理名言。

丹溪云：有妇经住，或成形未具，其胎必堕，察其性急多怒，色黑气实，此相火太

盛，不能生气化胎，反食气伤精故也。

【笺疏】此是火旺，确宜黄芩，然仍宜参王孟英竹茹一条治法，方能恰合分寸。

又曰：有妇经住三月后，尺脉或涩或微弱，其妇却无病，知是子宫真气不全。故阳不施，阴不化，精血虽凝，终不成形，或产血块，或产血泡也，惟脉洪盛者不堕。

【笺疏】此经虽阻而非妊之脉症，为病为胎，必以尺脉之流利、不利，有神、无神辨之，不在乎脉形之大小，及有力、无力间也。子宫真气不全一句，语气亦大不妥。

胎动不安

血虚火盛，其妇必形瘦色黑，其胎常上逼者，宜条芩、阿胶。

徐蔼辉曰：前张飞畴说，谓形瘦血热，宜条芩，血虚火旺，宜归芎，此似将上二条并为一治，想须在胎上逼，与腹急痛上分别，未知是否存参。

【笺疏】血虚有火，何缘而胎常上逼，亦能说明其所以然之故。气虚妇体肥白，胎常下坠，宜人参。徐蔼辉曰：体肥白是气虚证据，宜与张说参看。又思体肥白者未必皆气虚，必肥白而胎下坠方是形盛气衰也。须辨存参。

盛不能生氣化胎反食氣傷精故也

（箋疏）此是火旺確宜黃芩然仍宜參王孟英竹茹一條治法方能恰合分寸

又曰有婦經住三月後尺脈或濇或微弱其婦却無病知是子宮眞氣不全故陽不施陰不化精血雖凝終不成形或產血塊或產血泡也惟脈洪盛者不墮

（箋疏）此經雖阻而非妊之脈症爲病爲胎必以尺脈之流利不利有神無神辨之不在乎脈形之大小及有力無力間也子宮眞氣不全一句語氣亦大不妥

胎動不安

血虛火盛其婦必形瘦色黑其胎常上逼者宜條芩阿膠

徐藹輝曰前張飛疇說謂形瘦血熱宜條芩血虛火旺宜歸芎此似將上二條併爲一治想須在胎上逼與腹急痛上分別未知是否存參

（箋疏）血虛有火何緣而胎常上逼亦能說明其所以然之故氣虛婦體肥白胎常下墜宜人參徐藹輝曰體肥白是氣虛證據宜與張說參看又思體肥白者未必皆氣虛必肥白而胎下墜方是形盛氣衰也須辨存參

王孟英曰審屬氣虛欲墮者補中益氣法甚妙

(箋疏)肥白之人未有不形盛氣衰者斷不可與蒼黑偉碩之體同日而語胎常下墜卽是大氣不能包舉之明徵色蒼體偉者必無是慮此證補之未必有效若用升舉又恐惹流弊惟人參滋補而不濁膩自能固氣而無升提之害堯封持論必不可易孟英謂可用補中益氣在清陽下陷者誠是相宜如以體偉氣弱致胎滯墜而非脾胃清氣下陷者浪投升柴亦有動胎上逼之慮

形氣盛胎常不運者宜香砂

(箋疏)此氣滯不能流利故宜行氣香附烏藥流動氣機而不失於燥亦是疏達之良劑

痰氣阻滯體肥嘔逆眩暈者宜二陳

王孟英曰：审属气虚欲堕者，补中益气法甚妙。

【笺疏】肥白之人，未有不形盛气衰者，断不可与苍黑伟硕之体同日而语。胎常下坠，即是大气不能包举之明征。色苍体伟者，必无是虑。此证补之未必有效，若用升举，又恐惹流弊，惟人参滋补而不浊腻，自能固气而无升提之害。尧封持论必不可易，孟英谓可用补中益气，在清阳下陷者诚是相宜，如以体伟气弱，致胎滞坠而非脾胃清气下陷者，浪投升柴，亦有动胎上逼之虑。

形气盛，胎常不运者，宜香砂。

【笺疏】此气滞不能流利，故宜行气，香附、乌药流动气机而不失于燥，亦是疏达之良剂。

痰气阻滞，体肥呕逆眩晕者，宜二陈。

【笺疏】肥人多痰，二陈温胆最是要药，半夏虽曰碍胎，而今之市品俱已制过，可不避忌。但胆星宜轻，左金丸亦佳，稍加川椒、乌梅，止呕尤捷。

怒气伤肝，加味逍遥散。

【笺疏】逍遥治肝为木不条达，郁滞窒塞者而言，故以柴胡春升之气，助其条畅，非能驯养肝气之横逆者。既曰因怒伤肝，则必以清养肝阴为上。逍遥反以扰动其气，流弊不小。此薛立斋之故，智断不可师。

毒药动胎，白扁豆二两，生，去皮为末，新汲水下。见厥逆门，须合参以辨其证。

【笺疏】此是单方，白扁豆虽能安胃，然生末水调服，不如煎汤稍凉饮之为佳。惟所谓毒药者种种不同，一味单方殊不足恃。

交接动胎，其证多呕，《产宝百问》载纲目方饮，竹沥一升，有验人参尤妙。

【笺疏】此动胎之最厉者，百脉弛张为害极巨，岂一味单方所能补救。此方

（箋疏）肥人多痰二陳溫胆最是要藥半夏雖曰碍胎而今之市品俱已製過可不避忌但胆星宜輕左金丸亦佳稍加川椒烏梅止嘔尤捷

怒氣傷肝加味逍遥散

（箋疏）逍遥治肝爲木不條達鬱滯窒塞者而言故以柴胡春升之氣助其條暢非能馴養肝氣之橫逆者既曰因怒傷肝則必以清養肝陰爲上逍遥反以擾動其氣流弊不小此薛立齋之故智斷不可師

毒藥動胎白扁豆二兩生去皮爲末新汲水下　見厥逆門須合參以辨其證

（箋疏）此是單方白扁豆雖能安胃然生末水調服不如煎湯稍涼飲之爲佳惟所謂毒藥者種種不同一味單方殊不足恃

交接動胎其證多嘔産寶百問載綱目方飲竹瀝一升有驗人參尤妙

（箋疏）此動胎之最厲者百脈弛張爲害極巨豈一味單方所能補救此方

見李氏本草綱目慈竹瀝下但曰困絕不言多嘔注明出產寶此條補出多嘔二字蓋陰泄於下而氣逆於上竹瀝下氣止嘔是以主之然但爲嘔之一症而設未必能安已動之胎也人參誠能補陰然胎既動矣正恐未必可恃雖曰尤妙亦必有不盡妙者築磕着胎惡露已下疼痛不止口噤欲絕用神妙佛手散探之若不損則痛止子母俱安若損胎立便遂下即芎藭湯治傷胎多神效

【箋疏】歸芎溫和流動而俱有升舉之力故胎元受傷震動欲墜者得其升舉而亦能安若已大損則活血行血脈絡疏通而已壞之胎自不能留效如仙佛手到成功此佛手之所以命名也

胎動下血不絕欲死本草綱目用蜜蜂蠟如雞子大煎三五沸投美酒半升服立瘥馮云神效蠟淡而性濇入陽明故也

王孟英曰懷妊臨月並無傷動驟然血下不止腹無痛苦者名海底漏亟投大劑參芪十不能救其一二此由元氣大虛衝脈不攝而營脫於下也

见李氏《本草纲目》慈竹沥下，但曰困绝不言多呕，注明出《产宝》此条，补出多呕二字。盖阴泄于下而气逆于上，竹沥下气、止呕是以主之，然但为呕之一症而设，未必能安已动之胎也。人参诚能补阴，然胎既动矣，正恐未必可恃，虽曰尤妙，亦必有不尽妙者。筑磕着胎，恶露已下，疼痛不止，口噤欲绝，用神妙佛手散探之。若不损则痛止，子母俱安。若损胎，立便遂下，即芎䓖汤治伤胎多神效。

【笺疏】归芎温和，流动而俱有升举之力，故胎元受伤，震动欲坠者，得其升举而亦能安。若已大损，则活血行血，脉络疏通，而已坏之胎自不能留，效如仙佛，手到成功，此佛手之所以命名也。

胎动下血不绝欲死，《本草纲目》用蜜蜂蜡如鸡子大，煎三五沸，投美酒半升，服立瘥。冯云：神效。蜡淡而性涩，入阳明故也。

王孟英曰：怀妊临月，并无伤动，骤然血下不止，腹无痛苦者，名海底漏，亟投大剂参芪，十不能救其一二，此由元气大虚，冲脉不摄而营脱于下也。

【笺疏】蜂蜡虽涩，然和以美酒，即是行血有余，既已下血不绝，似不可用此，亦单方之神验者，具有不可思议之妙，而药理则在可知、不可知之间。若非亲自经验，未可轻信，每有姑妄试之，而适以速祸者，颇亦屡闻之矣。吾辈从事医药，当以病理药性两相符合始为正直荡平之路，眩异矜奇所不敢取。王孟英所谓胎元不伤而骤然大下，且腹无痛苦者，则是脱症，诚非独用参芪能救此，当以暴崩例之，急投大补大固，如参、术、阿胶、龙牡之类，庶或有济。

王叔和曰：胎病不动，欲知生死，令人摸之，如覆盆者，男，如肘颈参差起者，女也。冷者为死，温者为生。

【笺疏】此以腹之冷暖辨胎之生死，太嫌呆相，至谓腹如覆盆者为男，胎如肘颈参差者，为女。胎以男胎向后，女胎向前故也，此是中医旧说。盖见男儿多背面而生，女儿多仰面而生，盖是习见之事，遂谓男胎在腹亦必背面，女

（箋疏）蜂蠟雖澀然和以美酒卽是行血有餘旣已下血不絕似不可用此亦單方之神驗者具有不可思議之妙而藥理則在可知不可知之間若非親自經驗未可輕信每有姑妄試之而適以速禍者頗亦屢聞之矣吾輩從事醫藥當以病理藥性兩相符合始爲正直蕩平之路眩異矜奇所不敢取王孟英所謂胎元不傷而驟然大下且腹無痛苦者則是脫症誠非獨用參芪能救此當以暴崩例之急投大補大固如參朮阿膠龍牡之類庶或有濟

王叔和曰胎病不動欲知生死令人摸之如覆盆者男如肘頸參差起者女也冷者爲死温者爲生

（箋疏）此以腹之冷暖辨胎之生死太嫌呆相至謂腹如覆盆者爲男胎如肘頸參差者爲女胎以男胎向後女胎向前故也此是中醫舊說蓋見男兒多背面而生女兒多仰面而生蓋是習見之事遂謂男胎在腹亦必背面女

胎在腹亦必仰面四言脈訣謂男腹如箕女腹如釜亦即此意然合信氏全體新論已言其不確彼中剖解極多所見必不妄知吾國理想舊說未必可恃

胎死腹中

聖濟總錄云胞衣不下急於胎之未生子死腹中危於胎之未下蓋胎兒未下子與母氣通其呼吸若子死腹中胞藏氣寒胎血凝沍氣不升降古方多以行血順氣藥及硝石水銀硇砂之類然胎已死軀形已冷血凝氣聚復以至寒之藥下之不惟無益而害母命也多矣古人用藥深於用意子死之理有二端用藥寒溫各從其宜如娠婦胎漏血盡子死者有墜墮顛撲內傷子死者有久病胎萎子死者以附子湯進三服使胞藏溫煖凝血流動蓋以附子能破寒氣墜胎故也若因傷寒熱證溫瘧之類胎受熱毒而死留於胞中不下者古人慮其胎受熱毒勢必脹大難出故用朴硝水銀硇砂之類不惟使胎不脹且能使胎

胎在腹亦必仰面。《四言脉诀》谓：男腹如箕，女腹如釜，亦即此意。然合信氏《全体新论》已言其不确，彼中剖解极多所见，必不妄知吾国理想旧说，未必可恃。

胎死腹中

《圣济总录》云：胞衣不下，急于胎之未生子死腹中，危于胎之未下。盖胎儿未下，子与母气通其呼吸，若子死腹中，胞藏气寒，胎血凝沍，气不升降，古方多以行血顺气药，及硝石、水银、硇砂之类。然胎已死，躯形已冷，血凝气聚复，以至寒之药下之，不惟无益而害母命也多矣。古人用药深于用意，子死之理有二端，用药寒温各从其宜。如娠妇胎漏，血尽子死者，有坠堕颠扑内伤子死者，有久病胎萎子死者，以附子汤，进三服，使胞藏温暖，凝血流动。盖以附子能破寒气坠胎故也。若因伤寒热证温疟之类，胎受热毒而死，留于胞中不下者，古人虑其胎受热毒，势必胀大难出，故用朴硝、水银、硇砂之类，不惟使胎不胀，且能使胎

化烂，副以行血顺气之药，使胎即下也。

【笺疏】 朴硝、玄明粉可下死胎，诸书多载之，而莫有言其理者。惟此节借附子下胎之理，为之两两对勘，一寒一温，适得其反，而各有真谛，益人智慧不少。盖无论何症，必有寒热虚实之不同，自当先辨此四字，而后用药，始有门径。固未有呆执一物而曰，此是治某症必用之药者。然古今之方书能为之而一孔之医生，能用之医药真理，那不扫地净绝。近世有最普通之《验方新编》一书，穷乡僻壤，无不风行，但言其功不详，其理杀人，尤不可胜数，而有力好事之家，乐为印送，辄嚣嚣然自号于众曰：吾以此广行方便，积莫大之阴功也。庸讵知为祸之烈乃至于此，岂真劫运为之耶。

硇砂、水银可下死胎，古虽有此说，然必不可试。

热病胎死腹中，新汲水浓煮红花汁，和童便热饮，立效（《本草经疏》）。

化爛副以行血順氣之藥使胎卽下也

（箋疏）朴硝玄明粉可下死胎諸書多載之而莫有言其理者惟此節借附子下胎之理爲之兩兩對勘一寒一温適得其反而各有眞諦益人智慧不少盖無論何症必有寒熱虛實之不同自當先辨此四字而後用藥始有門徑固未有呆執一物而曰此是治某症必用之藥者然古今之方書能爲之而一孔之醫生能用之醫藥眞理那不掃地淨絕近世有最普通之驗方新編一書窮鄉僻壤無不風行但言其功不詳其理殺人尤不可勝數而有力好事之家樂爲印送輒囂囂然自號於衆曰吾以此廣行方便積莫大之陰功也庸詎知爲禍之烈乃至於此豈眞刦運爲之耶　硇砂水銀可下死胎古雖有此說然必不可試

熱病胎死腹中新汲水濃煮紅花汁和童便熱飲立效（本草經疏）

妊病去胎大麥芽一升蜜一升服之即下（千金）

齊仲甫曰墜胎後血出不止一則因熱而行一則氣虛不能斂瀉血多者必煩悶而死或因風冷墮胎血結不出搶上攻心煩悶而死當溫經逐寒其血自行若血淋漓不止是衝任氣虛不能約制故也宜膠艾湯加伏龍肝散

王孟英曰有無故墮胎而惡露全無者此血虛不能榮養如果之未熟而落血既素虧不可拘常例而再妄行其瘀也

（箋疏）半產後之治法本與正產後無異懷胎之後月事不行留此以爲胎元涵養之資積之日多在子宮中半成淤濁故初產之時即宜隨胎而去古人名以惡露者正以淤濁積穢故宜露而不宜藏惟所失太多則不僅淤濁之穢惡而并經脈中固有之血不自收攝隨波逐流而去豈是細故齊氏所述血熱妄行及氣虛不固兩端已握其要熱者宜清而固之虛者非大封大

妊病去胎，大麦芽一升，蜜一升，服之即下（《千金》）。

齐仲甫曰：坠胎后血出不止，一则因热而行，一则气虚不能敛，泻血多者必烦闷而死，或因风冷堕胎，血结不出，抢上攻心，烦闷而死。当温经逐寒，其血自行。若血淋漓不止，是冲任气虚不能约制故也，宜胶艾汤加伏龙肝散。

王孟英曰：有无故堕胎而恶露全无者，此血虚不能荣养，如果之未熟而落血，既素亏不可拘常例，而再妄行其瘀也。

【笺疏】半产后之治法，本与正产后无异，怀胎之后月事不行，留此以为胎元涵养之资，积之日多，在子宫中半成淤浊，故初产之时，即宜随胎而去。古人名以恶露者，正以淤浊积秽，故宜露而不宜藏，惟所失太多，则不仅淤浊之秽恶，而并经脉中固有之血不自收摄，随波逐流而去岂是细。故齐氏所述血热妄行及气虚不固两端，已握其要，热者宜清而固之，虚者非大封大

固，而助以大补之参芪必不济事。昔贤所谓产后宜大补气血为主者，盖为此症而设，而近今世俗方且谓新产后，必不可用人参，正不知何所见而云然。如其恶露全无，则苟为瘀结不行，必有胀痛可证，自当宣化泄导。如无淤滞脉症，则孟英所说自有此理，亦非可妄设攻破者，而俗医又以生化汤为必需之品，则皆耳食之学知其一，不知其二者，亦何往而不偾事耶！

问：何以知胎死？曰：面赤舌青，母活子死，面青舌赤，子活母死，面舌俱青，子母俱死，死胎坠胀瘀痛亦与常产不同。

【笺疏】胎死舌青，确乎有据。然必胎坏日久而后现于舌。盖阴霾之气上乘而苔为变色，是宜温通活血以下之者，非朴、硝、玄明粉所可妄试也。

王孟英曰：吴鞠通云，死胎不下，不可拘执成方而悉用通法催生，亦然当求其不下之故，参以临时所理之脉证。若何补偏救弊而胎自下也。余谓诸病

固而助以大補之參芪必不濟事昔賢所謂產後宜大補氣血爲主者蓋爲此症而設而近今世俗方且謂新產後必不可用人參正不知何所見而云然如其惡露全無則苟爲瘀結不行必有脹痛可證自當宣化泄導如無淤滯脈症則孟英所說自有此理亦非可妄投攻破者而俗醫又以生化湯爲必需之品則皆耳食之學知其一不知其二者亦何往而不僨事耶

問何以知胎死曰面赤舌青母活子死面青舌赤子活母死面舌俱青子母俱死死胎墜脹瘀痛亦與常產不同

（箋疏）胎死舌青確乎有據然必胎壞日久而後現於舌蓋陰霾之氣上乘而苔爲變色是宜溫通活血以下之者非朴硝玄明粉所可妄試也

王孟英曰吳鞠通云死胎不下不可拘執成方而悉用通法催生亦然當求其不下之故參以臨時所現之脈證若何補偏救弊而胎自下也余謂諸病

皆爾不特下死胎也

又曰寓意草有用瀉白散加芩桔以下死胎之案可見人無一定之病病非一法可治藥無一定之用隨機應變貴乎用得其當也

(箋疏)凡百症治皆無一定板法雖曰見症治症然症固同而其因萬有不同必求其故四字眞是無等等咒然環顧古今能求其故者亦必不可多得矣

孟英又曰許裕卿診邵涵貞室娠十七月不產不敢執意憑脈問諸情況果孕非病但云孕五月以後不動心竊訝之爲主丹參一味令日服七錢兩旬餘胎下已死而枯其胎之死料在五月不動時經年在腹不腐而枯如果實在樹敗者必腐亦有不腐者則枯胎之理可推也余謂此由結胎之後生氣不旺未能長養萎於胞中又名僵胎亦有不足月而自下者幷有不能破胞

皆尔，不特下死胎也。

又曰：《寓意草》有用泻白散加芩、桔以下死胎之案，可见人无一定之病，病非一法可治，药无一定之用，随机应变，贵乎用得其当也。

【笺疏】凡百症治，皆无一定板法，虽曰见症治症，然症固同而其因万有不同，必求其故四字，真是无等等咒，然环顾古今，能求其故者，亦必不可多得矣。

孟英又曰：许裕卿诊邵涵贞室娠十七月不产，不敢执意凭脉，问诸情况，果孕非病。但云孕五月以后不动，心窃讶之，为主丹参一味，令日服七钱，两旬余胎下，已死而枯。其胎之死料在五月不动时，经年在腹不腐而枯。如果实在树败者必腐，亦有不腐者，则枯胎之理可推也。余谓此由结胎之后，生气不旺，未能长养，萎于胞中，又名僵胎。亦有不足月而自下者，并有不能破胞

而自落者，余见过数人矣。若胎已长成，岂能死于腹中而不为大患，至年余而始下哉，惜许君言之未详也。丹参长于行血，专用能下死胎，凡胎前皆宜慎用。世人谓其功兼四物，以之安胎，因而反速其堕，而人不知之，余见亦多矣。

【笺疏】枯胎一说，虽似奇谈而实有至理。颐尝见有孕已九月而腹不膨然者，为之调和气血，而胎即堕，长仅二寸余而不腐朽，此妇白皙而癯瘠，亦枯胎也。

妊娠药忌

孟英又曰：凡大毒大热及破血开窍、重坠利水之药，皆为妊娠所忌。便产须知歌曰蚖（青即青娘子）、盤（蝥）、水蛭与虻虫、乌头、附子及天雄、野葛、水银暨巴豆、牛膝、薏苡并蜈蚣（三）棱、莪（蒁）、赭石、芫花、麝（香）、大戟、蛇蜕、黄雌、雄砒石（火芒芽）、硝、（大）黄、牡丹、桂槐花（子同此药，凉

而自落者余見過數人矣若胎已長成豈能死於腹中而不爲大患至年餘而始下哉惜許君言之未詳也丹參長於行血專用能下死胎凡胎前皆宜愼用世人謂其功兼四物以之安胎因而反速其墮而人不知之余見亦多矣

（箋疏）枯胎一說雖似奇談而實有至理頣嘗見有孕已九月而腹不膨然者爲之調和氣血而胎卽墮長僅二寸餘而不腐朽此婦白皙而癯瘠亦枯胎也

妊娠藥忌

孟英又曰凡大毒大熱及破血開竅重墜利水之藥皆爲妊娠所忌便產須知歌曰蚖（青卽青娘子）盤（蝥）水蛭與蝱虫烏頭附子及天雄野葛水銀暨巴豆牛膝薏苡倂蜈蚣（三）稜莪（蒁）赭石芫花麝（香）大戟蛇蛻黃雌雄砒石（火芒芽）硝（大）黃牡丹桂槐花（子同此藥涼

血止血何以孕婦禁服蓋能子宮精濁也）牽牛皂角同半夏（製透者不忌）南星（膽製陳久者不忌）兼通草瞿麥乾薑桃（仁）木通鋼砂乾漆蟹爪甲地膽茅根與䗪虫本草綱目續曰烏喙側子羊躑躅藜蘆茜（根厚）朴及薇銜槐根蔄茹葵花子赤箭蔄草刺蝟皮鬼箭紅花蘇方木麥蘖常山蒺藜蟬錫粉硇砂紅娘子（卽葛上亭長）硫黃石蠶並蜘蛛螻蛄衣魚兼蜥蜴桑蠹飛生暨樗雞牛黃犬兎驢馬肉鰌鱓蝦蟆鱉共龜余又補之曰甘遂沒藥破故紙延胡商陸五靈脂薑黃葶藶穿山甲歸尾靈仙樟（腦）續隨王不留行龜鱉甲麻黃（川）椒（神）粬伏龍肝珍珠犀角車前子赤芍丹參益（母）射干澤瀉澤蘭紫草鬱（金）土瓜（根）滑石（自犀角至此雖非傷胎之藥然係行血通竅之品皆能滑胎凡胎元不足及月分尙少者究宜審用余性謹慎故用藥如是設有故無殞不在此例）及

血止血，何以孕妇禁服。盖能子宫精浊也）、牵牛、皂角同半夏（制透者不忌），南星（胆制陈久者不忌），兼通草、瞿麦、干姜、桃（仁）、木通、钢砂、干漆、蟹爪、甲、地、胆、茅根、与䗪虫。《本草纲目》续曰：乌喙、侧子、羊踯躅、藜芦、茜（根厚）朴及薇衔、槐根、蔄茹、葵花子、赤箭、蔄草、刺猬皮、鬼箭、红花、苏方木、麦蘖、常山、蒺藜、蝉、锡粉、硇砂、红娘子（即葛上亭长）、硫黄、石蚕并蜘蛛、蝼蛄、衣鱼兼蜥蜴、桑蠹、飞生暨樗鸡、牛黄、犬、兔、驴、马肉、鳝、鲤、虾蟆、鳖共龟。余又补之曰：甘遂、没药、破故纸、延胡、商陆、五灵脂、姜黄、葶苈、穿山甲、归尾、灵仙、樟（脑）、续随、王不留行、龟鳖甲、麻黄、（川）椒、（神）曲、伏龙肝、珍珠、犀角、车前子、赤芍、丹参、益（母）、射干、泽泻、泽兰、紫草、郁（金）、土瓜（根）、滑石（自犀角至此，虽非伤胎之药。然系行血通窍之品，皆能滑胎。凡胎元不足，及月分尚少者，究宜审用。余性谨慎，故用药如是，设有故无殒，不在此例）及

紫葳（即凌霄花）。又《外科全生集》云：娠妇患疮疡，虽膏药不宜擅贴，恐内有毒药，能堕胎也。夫外治尚宜避忌，况内服乎？故妇人善饮火酒者，每无生育，以酒性热烈能消胎也，附及之，以为种玉者告。

【笺疏】妊娠药忌自有至理，习医者固不可不知所避，否则易滋口实。然病当吃紧关头，不急急于对病发药，则母命必不可保。遑论胎元，岂有母先亡而胎元可保之理。如阳明热实，则硝黄必不可缺，容有大府通调而胎不碍者，即使堕胎亦是两害取轻。当为达人所共许，惟俗子不知此中缓急，则必明告之，而听其从违而已。若不明言于先，而欲权术以冀得一当，则必有窃议于其后者，且亦有胎先堕而母命随之者，更必授谗慝者以口矣。此守经行权，各有其分，尤行道者之所必不可忽者也。

附英医合信氏《全体新论》诸说

紫葳（卽凌霄花）又外科全生集云娠婦患瘡瘍雖膏藥不宜擅貼恐內有毒藥能墮胎也夫外治尙宜避忌況內服乎故婦人善飲火酒者每無生育以酒性熱烈能消胎也附及之以爲種玉者告

（箋疏）妊娠藥忌自有至理習醫者固不可不知所避否則易滋口實然病當喫緊關頭不急急於對病發藥則母命必不可保遑論胎元豈有母先亡而胎元可保之理如陽明熱實則硝黃必不可缺容有大府通調而胎不碍者卽使墮胎亦是兩害取輕當爲達人所共許惟俗子不知此中緩急則必明告之而聽其從違而已若不明言於先而欲權術以冀得一當則必有竊議於其後者且亦有胎先墮而母命隨之者更必授讒慝者以口矣此守經行權各有其分尤行道者之所必不可忽者也

附英醫合信氏全體新論諸說

女子尻骨盤內前爲膀胱中爲子宮後爲直腸膀胱溺管長約一寸其下爲陰道卽產門也產門肉理橫生可寬可窄其底銜接子宮之口陰水生焉

子宮狀若番茄倒挂骨盆之內長二寸底闊一寸三分內空爲三角房一角在口兩角在底分左右底角有小孔底之外有二筋帶懸之此帶無力卽有子宮下墜之憂子宮於受胎之後積月漸大妊娠三月漸長四寸妊娠五月底圓如瓢妊身七月脹至臍上漸長六寸妊身九月直至胸下長尺有另重四十兩圓如西瓜娩後復縮小

子宮之底左右各出子管一支與小孔通長二寸半垂於子核之側不卽不離子核者在子宮左右離一寸向內有蔕與子宮相連向外有筋帶與子管相緊形如雀卵內有精珠十五粒至十八粒不等內貯清液是爲陰精女子入月之年精珠始生至月信絕其珠化爲烏有

女子尻骨盘内前为膀胱，中为子宫，后为直肠、膀胱，溺管长约一寸，其下为阴道，即产门也。产门肉理横生，可宽可窄，其底衔接子宫之口，阴水生焉。

子宫状若番茄，倒挂骨盆之内，长二寸、底阔一寸三分，内空为三角房，一角在口，两角在底，分左右底角，有小孔底之外有二筋带悬之，此带无力，即有子宫下坠之忧。子宫于受胎之后，积月渐大，妊娠三月渐长四寸；妊娠五月底圆如瓢；妊身七月胀至脐上，渐长六寸；妊身九月直至胸下，长尺有另，重四十两，圆如西瓜，娩后复缩小。

子宫之底左右各出子管一支，与小孔通长二寸半，垂于子核之侧，不即不离，子核者在子宫左右离一寸向内，有带与子宫相连，向外有筋带与子管相系，形如雀卵。内有精珠十五粒至十八粒不等，内贮清液，是为阴精。女子入月之年，精珠始生，至月信绝，其珠化为乌有。

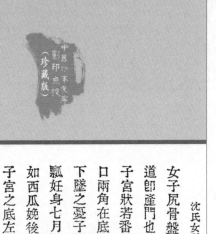

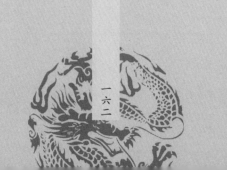

男精入子宫，透子管，子管罩子核，子核感动，精珠迸裂，阴阳交会，自子管而入，在管内渐结薄衣为胚珠，是为成孕。由是子管渐大，胚珠渐行，数日之内行至子宫，又生胶粒以塞子宫之口，是谓受胎。

王孟英曰：有子宫不受男精者，事后必溢出，终身不孕，殆即核无精珠故耶。

子核之内裂一珠成一孕，裂双珠即孪生，若子宫受病，子核有恙，子管闭塞，核无精珠者，皆不受孕。

受孕而胚珠生，十二日生毛，内涵清水，有两小物浮其中，一圆一长，长者人也，积日弥大。圆者养胚之物也，积日弥小，胎盘生，此物即无矣。二十日胚形如大蚁；三十日如牛蝇，长四分，身骨可辨，且有眼模；三十五日脐带生；四十二日胚有口；四十五日初见四肢；六十日手足全，骨点始生，上有耳鼻，下有肛门，是为成形之始，长一寸；六十五日始生藏府；九十日见全形，男女可辨，长二寸，胎盘

男精入子宮透子管子管罩子核子核感動精珠迸裂陰陽交會自子管而入在管內漸結薄衣爲胚珠是爲成孕由是子管漸大胚珠漸行數日之內行至子宮又生膠粒以塞子宮之口是謂受胎

王孟英曰有子宮不受男精者事後必溢出終身不孕殆卽核無精珠故耶

子核之內裂一珠成一孕裂雙珠卽孿生若子宮受病子核有恙子管閉塞核無精珠者皆不受孕

受孕而胚珠生十二日生毛內涵清水有兩小物浮其中一圓一長長者人也積日彌大圓者養胚之物也積日彌小胎盤生此物卽無矣二十日胚形如大蟻三十日如牛蠅長四分身骨可辨且有眼模三十五日臍帶生四十二日胚有口四十五日初見四肢六十日手足全骨點始生上有耳鼻下有肛門是爲成形之始長一寸六十五日始生藏府九十日見全形男女可辨長二寸胎盤

成至四月内外皆備長四寸五月胎動六月長六寸髮甲生七月長八寸骨節粗成八月長尺一寸睾丸由腹落至腎囊九月目始開長十二寸十月胎足

嬰兒在胎肺小肝大不須呼吸地氣故血之運行與出世不同妊胎二十日心已成模初見一管漸分兩房漸成四房上兩房有戶相通（此出世後不通）胎兒之血來自胎盤由臍帶入一半入肝肝運入心一半入迴血總管上達心右上房卽過左上房（此出世後不通）而落左下房入血脈總管先上兩手頭腦之內由迴管返心右下房卽自入肺管透血脈總管之棋（此出世後不通）然後落下身兩足兒必上大下小以上身先受赤血也於是復出臍帶而達胎盤改換赤血輪流不息蓋以胎盤爲肺用也出世後呱呱以啼肺卽開張呼吸而心左右兩通之戶卽閉若不閉紫血與赤血併見卽死而身青矣

王孟英曰人身圖說云胎居子宮以臍帶吸取母血以養之有如樹木以根吸

成；至四月，内外皆备，长四寸；五月胎动；六月长六寸，发甲生；七月长八寸，骨节粗成；八月长尺一寸，睾丸由腹落至肾囊；九月目始开，长十二寸；十月胎足。

婴儿在胎，肺小肝大，不须呼吸地气，故血之运行与出世不同。妊胎二十日，心已成模，初见一管渐分两房，渐成四房，上两房有户相通（此出世后不通）。胎儿之血来自胎盘，由脐带入，一半入肝，肝运入心，一半入回血总管，上达心右上房，即过左上房（此出世后不通）而落左下房，入血脉总管。先上两手、头脑之内，由回管返心右下房，即自入肺管透血脉总管之棋（此出世后不通）。然后落下身两足，儿必上大下小，以上身先受赤血也。于是复出脐带而达胎盘，改换赤血，轮流不息，盖以胎盘为肺用也。出世后呱呱以啼，肺即开张呼吸，而心左右两通之户即闭。若不闭，紫血与赤血并见，即死而身青矣。

王孟英曰：《人身图说》云，胎居子宫，以脐带吸取母血以养之，有如树木以根吸

取土湿。

胎盘俗名胞衣，乃胚珠外之毛，黏连子宫内膜而生，其毛渐变为血管，三月成盘，形圆径五寸，厚一寸，其体半为孕妇血管，半为胎儿血管。孕妇脉管甚大，衔接胎儿血管，渗泄精液以养之。脐带一头连胎盘一头，连儿脐中空成管，外有两脉管绕之。儿生之后，母子血管截然分张，或有胎盘未离血管，半断则血暴下，乳者赤血所生，乳头有管渐入渐分，如树分枝，行至乳核，即与血脉管相接，乳汁由是化成。月水乃子宫所生之液，以备胎孕之需，非血也。

王曰：所言非血者，言非灌输脉络荣养百骸之常血，故无孕之时，可以按月而行。然亦藉气血以生化，故气血衰，则月水少。若月水过多，则气血亦耗也。

禽不雄而卵伏，而不孵蛙蛤之属，当雌出卵，雄出其精，以护之身负而行精不入腹。蚯蚓雌雄相交，两皆成孕。草木以中心为雌花，须为雄，风吹须粉散落于

取土濕

胎盤俗名胞衣乃胚珠外之毛黏連子宮內膜而生其毛漸變爲血管三月成盤形圓徑五寸厚一寸其體半爲孕婦血管半爲胎兒血管孕婦脈管甚大銜接胎兒血管滲洩精液以養之臍帶一頭連胎盤一頭連兒臍中空成管外有兩脈管繞之兒生之後母子血管截然分張或有胎盤未離血管半斷則血暴下乳者赤血所生乳頭有管漸入漸分如樹分枝行至乳核即與血脈管相接乳汁由是化成月水乃子宮所生之液以備胎孕之需非血也

王曰所言非血者言非灌輸脈絡榮養百骸之常血故無孕之時可以按月而行然亦藉氣血以生化故氣血衰則月水少若月水過多則氣血亦耗也

禽不雄而卵伏而不孵蛙蛤之屬當雌出卵雄出其精以護之身負而行精不入腹蚯蚓雌雄相交兩皆成孕草木以中心爲雌花鬚爲雄風吹鬚粉散落於

花心膠液接之乃能含仁結子若去其鬚卽不實

王曰螣蛇聽而有孕白鷺視而有胎造化之理無窮總不外乎氣相感而成形也中外之人貌有不同而藏府氣血無不同者且說理最精並非虛揣空談爰錄如右以稽參考惟產育有不止十八胎者其精珠之數似未可泥

（箋疏）西學以解剖爲專職顯微有鏡所見最眞而習之既久遂幷其運行化育之途亦能漸漸明白其說固自不妄合信氏之書成於咸豐之初猶爲彼學中之古本彼中之學重在知新不在溫故每注意於新發明而薄古書爲無用然近今譯書漸多取而讀之名辭繁賾未嘗不粲然具備然祇見其複沓重累而期期艾艾不甚可解者恒居其半蓋譯筆不能條達恐非彼中眞本果皆如此而合信之舊頗覺直捷了當明白如話知此君兼擅中文尤爲可貴是篇所錄證以元本尚在裁節移綴者數處但於文義不致矛盾姑

花心，胶液接之，乃能含仁结子。若去其须，即不实。

王曰：螣蛇听而有孕，白鹭视而有胎，造化之理无穷，总不外乎气相感而成形也。中外之人貌有不同，而藏府气血无不同者。且说理最精，并非虚揣空谈，爰录如右，以稽参考。惟产育有不止十八胎者，其精珠之数，似未可泥。

【笺疏】西学以解剖为专职，显微有镜，所见最真，而习之既久，遂并其运行化育之途，亦能渐渐明白其说，固自不妄。合信氏之书成于咸丰之初，犹为彼学中之古本，彼中之学重在知新，不在温故，每注意于新发明，而薄古书为无用。然近今译书渐多，取而读之，名辞繁，赜未尝不粲然具备。然只见其复沓重累，而期期艾艾不甚可解者，恒居其半。盖译笔不能条达，恐非彼中真本果皆如此，而合信之旧颇觉直捷了当，明白如话，知此君兼擅中文，尤为可贵。是篇所录证以元本尚在裁节，移缀者数处，但于文义不致矛盾，姑

仍旧贯以存是书之真，惟亦有删节数字，而辞旨彼此悬绝者，则殊非合信氏之真旨。爰照元本改正，以复庐山之面目。若此中生理，则尚有不易详析者，此必不可以空言悬解，自谓得之，姑附阙疑以俟能者。

产 脉

徐蔼辉曰：济生产经曰：胎前之脉贵实，产后之脉贵虚，胎前则顺气安胎，产后则扶虚消瘀，此其要也。丹溪云：产后脉洪数，产前脉细、小、涩、弱，多死，怀妊者脉主洪数，已产而洪数不改者，多主死。

【笺疏】此言其大要耳，若别有见症，则仍以脉症相合为吉相，反为凶。如体质素弱，则胎前之脉亦必不大，体质素强，则新产之脉亦必不小，皆不可遽谓败象。又如胎前宜实固也，然使邪实脉实亦岂吉征，产后宜虚固也。然使正脱脉虚，宁是佳象，是必不可一概论者。惟在圆机之士，知其常而达其

仍舊貫以存是書之眞惟亦有刪節數字而辭旨彼此懸絕者則殊非合信氏之眞旨爰照元本改正以復廬山之面目若此中生理則尙有不易詳析者此必不可以空言懸解自謂得之姑附闕疑以俟能者

產脈

徐藹輝曰濟生產經曰胎前之脈貴實產後之脈貴虛胎前則順氣安胎產後則扶虛消瘀此其要也丹溪云產後脈洪數產前脈細小澁弱多死懷妊者脈主洪數已產而洪數不改者多主死

（箋疏）此言其大要耳若別有見症則仍以脈症相合爲吉相反爲凶如體質素弱則胎前之脈亦必不大體質素強則新產之脈亦必不小皆不可遽謂敗象又如胎前宜實固也然使邪實脈實亦豈吉徵產後宜虛固也然使正脫脈虛寧是佳象是必不可一概論者惟在圓機之士知其常而達其

變耳

楊子建十產論一曰正產二曰傷產未滿月而痛如欲產非果產也名爲試月遽爾用力是謂傷產三曰催產正產之際悉見而難產用藥催之是謂催產四曰凍產冬產血凝不生五曰熱產過熱血沸令人昏暈六曰橫產兒身半轉遽爾用力致先露手令穩婆徐推兒手使自攀耳七曰倒產兒身全未得轉即爲用力致先露足令穩婆推足入腹八曰偏產兒未正而用力所致九曰碍產兒身已順不能生下或因臍帶絆肩令穩婆撥之十曰坐產急於高處緊一手巾令母攀之輕輕屈足坐身可產十一曰盤腸產臨產母腸先出然後兒生產後若腸不收用醋半盞新汲水七分和勻噀產母面每噀一縮三噀盡收

（箋疏）是論原文頗長此其刪節者節之太簡頗有不甚明了者其坐產一條原謂兒將欲生其母疲倦久坐椅褥抵其生路急於高處繫一手巾令產

变耳。

杨子建《十产论》：一曰正产。二曰伤产，未满月而痛如欲产，非果产也，名为试月，遽尔用力，是谓伤产。三曰催产，正产之际，悉见而难产，用药催之，是谓催产。四曰冻产，冬产血凝不生。五曰热产，过热血沸，令人昏晕。六曰横产，儿身半转，遽尔用力，致先露手，令稳婆徐推儿手，使自攀耳。七曰倒产，儿身全未得转，即为用力，致先露足，令稳婆推足入腹。八曰偏产，儿未正而用力所致。九曰碍产，儿身已顺不能生下，或因脐带绊肩，令稳婆拨之。十曰坐产，急于高处系一手巾，令母攀之，轻轻屈足，坐身可产。十一曰盘肠产，临产母肠先出，然后儿生，产后若肠不收，用醋半盏，新汲水七分和匀，噀产母面，每噀一缩，三噀尽收。

【笺疏】是论原文颇长，此其删节者节之太简，颇有不甚明了者。其坐产一条，原谓儿将欲生，其母疲倦，久坐椅褥，抵其生路，急于高处系一手巾，令产

母以手攀之，轻轻屈足坐身，令儿生下，非坐在物上也云云。盖谓坐草已久，产母力疲，故以巾带助其援力，今以此节言不达意，须从原本为佳（《济阴纲目》有全文）。

【颐按】 凡是难产，多由心慌意乱，急遽临盆所致，苟能忍痛静卧，耐之又耐，瓜熟蒂落，安有危险。乡曲稳婆不耐静守，言多庞杂，催促临盆，最多误事。《达生编》一书，所录各方未必可恃，而论忍耐之法，至理名言，无出其右。甚且谓私生者无难产，惟其畏而能忍也。尤其勘透入微，所谓六字诀者，确是产妇房中第一箴言。

孕妇止腹痛，未必产，连腰痛者将产，胞系于肾故也。腹痛试捏产母手中指中节，或末节，跳动方临盆即产。

王孟英曰：中指跳动，亦有不即产者，更有腰腹不甚痛，但觉酸坠而即产者。

【笺疏】 中指节末本有动脉，但平人脉动甚微，几于不觉，产妇临盆，此指尖

母以手攀之輕輕屈足坐身令兒生下非坐在物上也云云蓋謂坐草已久産母力疲故以巾帶助其援力今以此節言不達意須從原本爲佳（濟陰綱目有全文） 頤按凡是難産多由心慌意亂急遽臨盆所致苟能忍痛靜臥耐之又耐瓜熟蒂落安有危險鄉曲穩婆不耐靜守言多龎雜催促臨盆最多誤事達生編一書所錄各方未必可恃而論忍耐之法至理名言無出其右甚且謂私生者無難産惟其畏而能忍也尤其勘透入微所謂六字訣者確是産婦房中第一箴言

孕婦止腹痛未必産連腰痛者將産胞繫於腎故也腹痛試捏産母手中指中節或末節跳動方臨盆即産

王孟英曰中指跳動亦有不即産者更有腰腹不甚痛但覺痠墜而即産者

（箋疏）中指節末本有動脈但平人脈動甚微幾於不覺産婦臨盆此指尖

脈形分明頃刻分娩確是多數孟英謂亦有未必即產者則偶然耳亦有腹竟不痛但覺腰痠異常而即產者此其達生之極易者最不可遇而亦嘗屢聞之皆孟英之所謂十個孩兒十樣生也

兒未生時頭本在上欲生時轉身向下故腹痛難忍此時婦當正身寬帶仰臥待兒頭到了產戶方可用力催下若用力太早或束肚倚着兒不得轉身即有橫生逆生手足先出之患

許叔微曰有產累日不下服藥不驗此必坐草太早心懼而氣結不行也經云恐則氣下恐則精怯怯則上焦閉閉則氣逆逆則下焦脹氣乃不行得紫蘇飲一服便產（方見子懸門）

（箋疏）學士亦以坐草太早爲戒可見達生編六字訣之必不可少心懼而氣結不行亦是不能忍耐之咎恐則氣下脹而不行自有至理紫蘇飲只爲

脉形分明，顷刻分娩，确是多数。孟英谓：亦有未必即产者，则偶然耳。亦有腹竟不痛，但觉腰酸异常而即产者，此其达生之极易者，最不可遇，而亦尝屡闻之，皆孟英之所谓十个孩儿十样生也。

儿未生时，头本在上，欲生时转身向下，故腹痛难忍，此时妇当正身宽带仰卧，待儿头到了产户，方可用力催下。若用力太早，或束肚倚着儿不得，转身即有横生逆生、手足先出之患。

许叔微曰：有产累日不下，服药不验，此必坐草太早，必惧而气结不行也。经云：恐则气下，恐则精怯，怯则上焦闭，闭则气逆，逆则下焦胀，气乃不行，得紫苏饮，一服便产（方见子悬门）。

【笺疏】学士亦以坐草太早为戒，可见《达生编》六字诀之必不可少，心惧而气结不行，亦是不能忍耐之咎。恐则气下，胀而不行，自有至理。紫苏饮只为

疏达气滞立法。川芎能升，似不相宜，然果是恐，则气下，则又不可少，且分量甚轻，可以无虑。其临盆累日，胞浆沥净，致令气血枯涩者，非大剂养血不救。王孟英曰：难产自古有之，庄公寤生，见于《左传》，故先生如达不坼，不副世人，以为异征。但先生难而后生，易理之常也，晚嫁者尤可必焉。然亦有虽晚嫁而初产不难者，非晚嫁而初产虽易，继产反难者，或频产皆易，间有一次甚难者。有一生所产皆易，有一生所产皆难者，此或由禀赋之不齐，或由人事之所召，未可以一例论也。谚云：十个孩儿十样生，至哉言乎。若得儿身顺下，纵稽时日不必惊惶，安心静俟可耳。会稽施圃生茂才诞时，其母产十三日而始下，母子皆安，世俗不知此理，稍觉不易，先自慌张。近有凶恶稳婆，故为恫吓，妄施毒手，要取重价，脔而出之，索谢去后，产母随以告殒者有之。奈贸贸者尚夸其手段之高，忍心害理，惨莫惨于此矣。设果胎不能下，自有因证

疏達氣滯立法川芎能升似不相宜然果是恐則氣下則又不可少且分量甚輕可以無慮其臨盆累日胞漿瀝淨致令氣血枯澀者非大劑養血不救王孟英曰難產自古有之莊公寤生見於左傳故先生如達不坼不副世人以為異徵但先生難而後生易理之常也晚嫁者尤可必焉然亦有雖晚嫁而初產不難者非晚嫁而初產雖易繼產反難者或頻產皆易間有一次甚難者有一生所產皆易有一生所產皆難者此或由稟賦之不齊或由人事之所召未可以一例論也諺云十個孩兒十樣生至哉言乎若得兒身順下縱稽時日不必驚惶安心靜俟可耳會稽施圃生茂才誕時其母產十三日而始下母子皆安世俗不知此理稍覺不易先自慌張近有凶惡穩婆故為恫嚇妄施毒手要取重價臠而出之索謝去後產母隨以告殞者有之奈貿貿者尚誇其手段之高忍心害理慘莫慘於此矣設果胎不能下自有因證

調治諸法卽胎死腹中亦有可下之方自古方書未聞有臠割之刑加諸投生之嬰兒者附識於此冀世人之憬然悟而勿爲凶人牟利之妖言所惑也但有一種騾形者交骨如環不能開坼名鎖子骨能受孕而不能產如懷娠必以娩難死此乃異稟萬中不得其一如交骨可開者斷無不能娩者也方書五種不孕之所謂螺者卽騾字之譌也蓋驢馬交而生騾純牝無牡其交骨如環無端不交不孕禀乎純陰性極馴良而善走勝於驢馬然亦馬之屬也易曰坤爲馬行地無疆利牝馬之貞皆取象於此之謂也人賦此形而不能安其貞則戹於娩矣

催產神方　治胎漿已出胎不得下或延至兩三日者一服卽產屢有神效

當歸　四錢　人參　一錢　牛膝　二錢　川芎　一錢　龜板　三錢

赭石　三錢研　肉桂　一錢去皮　益母　二錢　水煎服

调治诸法，即胎死腹中，亦有可下之方。自古方书未闻有脔割之刑，加诸投生之婴儿者，附识于此，冀世人之憬，然悟而勿为凶人牟利之妖言所惑也。但有一种骡形者，交骨如环不能开坼，名锁子骨，能受孕而不能产，如怀娠必以娩难死。此乃异禀万中不得其一，如交骨可开者，断无不能娩者也。方书五种不孕之所谓螺者，即骡字之讹也。盖驴马交而生骡，纯牝无牡，其交骨如环无端，不交不孕，禀乎纯阴性极驯良，而善走胜于驴马，然亦马之属也。《易》曰：坤为马行，地无疆利，牝马之贞，皆取象于此之谓也。人赋此形而不能安其贞，则厄于娩矣。

催产神方

治胎浆已出，胎不得下，或延至两三日者，一服即产，屡有神效。

当归四钱　人参一钱　牛膝二钱　川芎一钱　龟板三钱　赭石三钱，研　肉桂一钱，去皮　益母二钱

水煎服。

王孟英曰：此方极宜慎用，夏月尤忌，必审其确系虚寒者，始可服之。通津玉灵汤最妙，余用猪肉一味，煎清汤服，亦甚效。

【笺疏】 胎浆已破，迟久不产，胞门有枯燥之虞，非滋养津液，何以救涸辙之鲋、参、归补血活血，牛膝、龟板、赭石引以下行。立法亦不谬，实即佛手散之加昧（味），芎虽能升，然程钟龄之所谓撑法，亦自有理（程解保生无忧散，谓催生妙药，纯是撑法，解得极奇，而亦极是。盖即疏通气机，流动血液耳。说见《医学心悟》保生无忧散方下）。且合以牛膝、龟板、赭石亦不虑。其升举方固可用，惟肉桂实不可解，岂欲其温以行之耶？若无寒症，何可概施。孟英之评必不可少，通津一方果佳，见下卷末页。今吾乡恒以龙眼肉拌人参，或别直参、西洋参，久久饭上蒸透，作临产必须之助，即此方之意。但吾乡俗，见谓非儿头已见，不可早服，则大谬之说。如果沥浆不可不用（胞浆先破，而久不产者，

王孟英曰此方極宜慎用夏月尤忌必審其確係虛寒者始可服之通津玉靈湯最妙余用猪肉一味煎清湯服亦甚效

（箋疏）胎漿已破遲久不產胞門有枯燥之虞非滋養津液何以救涸轍之鮒參歸補血活血牛膝龜板赭石引以下行立法亦不謬實即佛手散之加昧芎雖能升然程鍾齡之所謂撐法亦自有理（程解保生無憂散謂催生妙藥純是撐法解得極奇而亦極是蓋即疏通氣機流動血液耳說見醫學心悟保生無憂散方下）且合以牛膝龜板赭石亦不慮其升舉方固可用惟肉桂實不可解豈欲其溫以行之耶若無寒症何可概施孟英之評必不可少通津一方果佳見下卷末頁今吾鄉恒以龍眼肉拌人參或別直參西洋參久久飯上蒸透作臨產必須之助即此方之意但吾鄉俗見謂非兒頭已見不可早服則大謬之說如果瀝漿不可不用（胞漿先破而久不產者

吾鄉謂之瀝漿生亦曰瀝胞生皆俗語也）猪肉清湯吹去面上浮油確是妙品但宜淡服如胃氣不旺似不妨輕用清鹽此是孟英心得弗以平易而忽之

如神散　路上草鞋一雙名千里馬取鼻梁上繩洗淨燒灰童便和酒調下三錢神驗　武叔卿濟陰綱目云於理固難通於用實靈驗按千里馬得人最下之氣佐以童便之趨下酒性之行血故用之良驗此藥不寒不熱最是穩劑

王孟英曰催生藥不宜輕用必胎近產門而不能即下始可用之又須量其虛實或助補其氣血或展拓其機關寒者温行熱者清降逆者鎮墜未可拘守成方而概施也

（箋疏）前方單方也以理言之未必皆驗孟英謂不可拘守成方豈獨爲催

吾乡谓之沥浆生，亦曰沥胞生，皆俗语也）。猪肉清汤吹去面上浮油，确是妙品，但宜淡服，如胃气不旺，似不妨轻用清盐，此是孟英心得，弗以平易而忽之。

如神散　路上草鞋一双，名千里马，取鼻梁上绳，洗净烧灰，童便和酒调下三钱，神验。

武叔卿《济阴纲目》云：于理固难通，于用实灵验，按千里马得人最下之气，佐以童便之趋下，酒性之行血，故用之良验，此药不寒不热，最是稳剂。

王孟英曰：催生药不宜轻用，必胎近产门而不能即下，始可用之。又须量其虚实，或助补其气血，或展拓其机关，寒者温行，热者清降，逆者镇坠，未可拘守成方而概施也。

【笺疏】前方单方也，以理言之，未必皆验，孟英谓不可拘守成方，岂独为催

生一法言之耶？

《妇人良方》曰：加味芎归汤入龟板，治交骨不开。

醋油调滑石，涂入产门，为滑胎之圣药。

花蕊石散治血入胞衣，胀大不能下，或恶露上攻。

萆麻子治胎衣不下。

佛手散治血虚危证。

清魂散治血晕诸证。

失笑散治恶露腹痛，不省人事。

平胃散加朴硝，为腐死胎之药。

徐蔼辉曰：佛手散亦下死胎，胎死宜先服此，不伤气血，服此不下，次用平胃朴硝可也。

【笺疏】良方诸条固皆熟在人口者，但萆麻子治胎衣不下，岂用以内服耶？仅能滑肠且缓不济急，必不足恃，下有头发塞口取恶，即下一条极便极验。

朴硝下死胎，则上卷《圣济总录》一条，已言之矣，非恒法也。

冻产治验　刘复真治府判女，产死将殓，取红花浓煎扶女于凳上，以绵帛蘸

生一法言之耶

婦人良方曰加味芎歸湯入龜板治交骨不開　醋油調滑石塗入産門爲滑胎之聖藥　花蕊石散治血入胞衣脹大不能下或惡露上攻　萆麻子治胎衣不下　佛手散治血虛危證　清魂散治血暈諸證　失笑散治惡露腹痛不省人事　平胃散加朴硝　爲腐死胎之藥

徐藹輝曰佛手散亦下死胎胎死宜先服此不傷氣血服此不下次用平胃朴硝可也

（箋疏）良方諸條固皆熟在人口者但萆麻子治胎衣不下豈用以內服耶僅能滑腸且緩不濟急必不足恃下有頭髮塞口取嘔即下一條極便極驗

朴硝下死胎則上卷聖濟總錄一條已言之矣非恒法也

凍産治驗　劉復眞治府判女産死將殮取紅花濃煎扶女於櫈上以綿帛蘸

湯盦之隨以澆帛上以器盛之又煖又淋久而蘇醒遂產一男蓋遇嚴冬血凝不行得温故便產也

（箋疏）此妄語也人已死矣且至將殮其時間必相去稍久安有復生之理古人志乘傳記中所載醫家奇驗甚有稱見棺中血出而知產婦未死者齊諧志怪皆好事之人不明醫理者爲之無一非痴人說夢耳

逆產足先出用鹽塗兒足底横產手先出塗兒手心

徐藹輝曰鹽螫手足痛便縮入俗乃謂之討鹽生也

（箋疏）此亦臨盆太早強力迫之使然若守達生編六字要訣必少此患

胞衣不下

急以物牢扎臍帶墜住使不上升然後將臍帶剪斷使血不入胞萎縮易下若未繫先斷胞升湊心必死

汤盦之，随以浇帛上，以器盛之，又暖又淋，久而苏醒，遂产一男。盖遇严冬，血凝不行，得温故便产也。

【笺疏】此妄语也，人已死矣，且至将殓，其时间必相去稍久，安有复生之理。古人志乘传记中，所载医家奇验，甚有称见棺中血出而知产妇未死者，齐谐志怪皆好事之人，不明医理者为之，无一非痴人说梦耳。

逆产足先出，用盐涂儿足底，横产手先出，涂儿手心。

徐蔼辉曰：盐螫手足，痛便缩入，俗乃谓之讨盐生也。

【笺疏】此亦临盆太早，强力迫之使然，若守《达生编》六字要诀，必少此患。

胞衣不下

急以物牢扎脐带，坠住使不上升，然后将脐带剪断，使血不入，胞萎缩易下。若未系先断，胞升凑心必死。

徐曰：《保生录》觉胎衣不下，产妇用自己头发塞口中，打一恶心即下，切须放心，不可惊恐。不可听稳婆妄用手取，多致伤生。又以草纸烧烟熏鼻即下。

芒硝三钱，童便冲服，立效。俞邃良先生目睹。

松郡一老稳婆包医是证，自带白末药一包，买牛膝二两，同煎去渣，冲童便半杯服，立下。白末药定是元明粉，元明粉即制朴硝也。

【笺疏】芒硝太咸寒，必非通用之品，童便、牛膝可法。

产后喜笑不休

一老妪云：产后被侍者挟落腰子使然，用乌梅肉二个，煎汤服，立效。嘉郡钱邻哉目睹。

【笺疏】腰子是内肾，岂有坠落而可救之理，此阴脱于下，而气火冲激于上使然，即西人所谓血冲脑经病也。乌梅酸收，则气不上冲，而神经之知觉复

徐曰保生錄覺胎衣不下產婦用自己頭髮塞口中打一惡心卽下切須放心不可驚恐不可聽穩婆妄用手取多致傷生又以草紙燒烟熏鼻卽下

芒硝三錢童便冲服立效　俞遂良先生目覩

松郡一老穩婆包醫是證自帶白末藥一包買牛膝二兩同煎去渣冲童便半盃服立下　白末藥定是元明粉元明粉卽製朴硝也

（箋疏）芒硝太鹹寒必非通用之品童便牛膝可法

產後喜笑不休

一老嫗云產後被侍者挾落腰子使然用烏梅肉二個煎湯服立效　嘉郡錢鄰哉目覩

（箋疏）腰子是內腎豈有墜落而可救之理此陰脫於下而氣火冲激於上使然卽西人所謂血冲腦經病也烏梅酸收則氣不上冲而神經之知覺復

矣頤謂童便亟服亦可否則卽用潛陽鎮逆之法當無不應

惡露過多不止

伏龍肝二兩煎湯澄清烊入阿膠一兩服如不應加人參

（箋疏）新產惡露過多而鮮紅無瘀者是肝之疏泄無度腎之閉藏無權衝任不能約束關閘盡廢暴脱之變大是可虞伏龍肝温而兼濇土能隄水眞阿膠激濁揚清本是血崩無上聖藥重用獨用其力最專其功最捷尙在大劑獨參湯之上必無不應之理如果不應則更可危再加人參亦非重用不可而龍牡救逆亦所必需

惡露不來

輕則艾葉及奪命散重則無極丸寒凝者肉桂紅花等藥倂花蕊石散

王孟英曰產後苟無寒證的據一切辛熱之藥皆忌惡露不來腹無痛苦者

矣。颐谓：童便亟服亦可，否则即用潜阳镇逆之法，当无不应。

恶露过多不止

伏龙肝二两，煎汤澄清，烊入阿胶一两，服如不应，加人参。

【笺疏】新产恶露过多，而鲜红无瘀者，是肝之疏泄无度，肾之闭藏无权，冲任不能约束。关闸尽废，暴脱之变大是可虞。伏龙肝温而兼涩，土能堤水，真阿胶激浊扬清，本是血崩无上圣药，重用独用其力最专，其功最捷，尚在大剂独参汤之上必无不应之理。如果不应则更可危，再加人参亦非重用不可，而龙牡救逆亦所必需。

恶露不来

轻则艾叶及夺命散，重则无极丸，寒凝者肉桂、红花等药，并花蕊石散。

王孟英曰：产后苟无寒证的据，一切辛热之药皆忌，恶露不来，腹无痛苦者，

勿乱授药饵，听之可也。如有疼胀者，只宜丹参、丹皮、元胡、滑石、益母草、山查、泽兰、桃仁、归尾、通草之类为治。慎毋妄施峻剂，生化汤最弗擅用。

【笺疏】产后无瘀，本非概用攻破之症，苟其体质素薄，血液不充，即使恶露无多，而腹无胀痛之苦者，即可轻投破血之药。如囿于俗见，则砻糠窄油，势必损伤冲任，崩脱变象，岂不可虞。惟有淤滞不行之确症者，则桃仁、玄胡、归尾、乌药、青皮等行滞导气，已足胜任，亦非必须辛热。孟英谓无寒症者即忌热药，盖新产阴伤，孤阳无依，已多燥火，再与温辛，岂非抱薪救火，而世偏有产后喜温恶清之说印入人心，牢不可破，惨同炮烙，煞是可怜。生化汤诚非必用之方，然炮姜尚是无多，故《达生编》风行一时，生化二字几于妇孺咸知，尚不甚觉。其弊害，其新产发热，亦是阴虚阳越，并有因蒸乳而生热者，生化汤能和阴阳，寻常轻热一剂可已，惟温热病原是大忌。孟英温热专家所见

勿亂投藥餌聽之可也如有疼脹者祇宜丹參丹皮元胡滑石益母草山查澤蘭桃仁歸尾通草之類為治慎毋妄施峻劑生化湯最弗擅用

（箋疏）產後無瘀本非概用攻破之症苟其體質素薄血液不充即使惡露無多而腹無脹痛之苦者即可輕投破血之藥如囿於俗見則碧糠窖油勢必損傷衝任崩脫變象豈不可虞惟有淤滯不行之確症者則桃仁玄胡歸尾烏藥青皮等行滯導氣已足勝任亦非必須辛熱孟英謂無寒症者即忌熱藥蓋新產陰傷孤陽無依已多燥火再與溫辛豈非抱薪救火而世偏有產後喜溫惡淸之說印入人心牢不可破慘同炮烙煞是可憐生化湯誠非必用之方然炮姜尚是無多故達生編風行一時生化二字幾於婦孺咸知尚不甚覺其弊害其新產發熱亦是陰虛陽越并有因蒸乳而生熱者生化湯能和陰陽尋常輕熱一劑可已惟溫熱病原是大忌孟英溫熱專家所見

產後大熱者必多故深惡此方不爲無見　益母草雖曰去瘀生新而苦燥有餘亦不應太過吾鄉俗尚產母飲此多多益善必以四斤（五斤）爲則大鍋濃熬大碗代茶日灌十餘次嫌其苦則以紅砂糖和之故產中至戚皆以砂糖爲投贈之品產母亦必服數斤雖曰尚是和血良品究竟苦者太苦甘者太甘一則助燥而舌繭舌焦一則滋膩而易致滿悶若在炎天流弊不小此是頹風當思有以變通之

九竅出血

裴補云九竅出血死證恒多惟產後瘀血妄行九竅出血有用逐瘀之藥而得生者不可遽斷其必死此是閱歷後之言不可忽略雖無方藥其法已具

（箋疏）此是虛陽上冒氣逆血湧其勢最熾平人得此尚難急救況在產後然急急泄降鎮逆亦自有可生之理

产后大热者必多，故深恶此方，不为无见。

益母草虽曰去瘀生新，而苦燥有余，亦不应太过。吾乡俗尚产母饮此，多多益善，必以四斤（五斤）为则，大锅浓熬，大碗代茶，日灌十余次，嫌其苦，则以红砂糖和之，故产中至戚皆以砂糖为投赠之品，产母亦必服数斤。虽曰尚是和血良品，究竟苦者太苦，甘者太甘，一则助燥，而舌茧舌焦，一则滋腻而易致满闷。若在炎天，流弊不小，此是颓风，当思有以变通之。

九窍出血

裴补云：九窍出血，死证恒多，惟产后瘀血妄行，九窍出血，有用逐瘀之药而得生者，不可遽断其必死。此是阅历后之言，不可忽略，虽无方药，其法已具。

【笺疏】此是虚阳上冒，气逆血涌，其势最炽，平人得此尚难急救，况在产后。然急急泄降镇逆，亦自有可生之理。

黑气鼻衄

郭稽中云：产后口鼻黑气起，及鼻衄者不治。盖阳明为经脉之海，口鼻乃阳明所见之部，黑气鼻衄，是营卫散乱，营气先绝，故不治。

薛立斋云：急用二味参苏饮加附子，亦有得生者。

【笺疏】 此亦气逆上冒之候，口鼻黑则肺胃之气已绝，法固不治。然急与开泄降逆，亦或可治。薛立斋谓用参苏已觉不切，笼统方药何能救此危急万状之症。又用附子，则鼻黑唇黑岂皆属于阴寒者，此公庸愚而偏喜著书立说，巍然者一大部，竟是各科咸备，而实绝少心得。昔人谓如折袜线，如僧剃发，无有寸长。颐于此公亦云，而俗子无知，奚辨良窳，喜其简而易记，卑而易行，可以造成无数庸俗市医而杀人，乃不可限量，真一大劫哉。

眩晕昏冒

黑氣鼻衄

郭稽中云產後口鼻黑氣起及鼻衄者不治蓋陽明爲經脈之海口鼻乃陽明所見之部黑氣鼻衄是營衛散亂營氣先絶故不治　薛立齋云急用二味參蘇飲加附子亦有得生者

（箋疏）此亦氣逆上冒之候口鼻黑則肺胃之氣已絶法固不治然急與開泄降逆亦或可治薛立齋謂用參蘇已覺不切籠統方藥何能救此危急萬狀之症又用附子則鼻黑唇黑豈皆屬於陰寒者此公庸愚而偏喜著書立說巍然者一大部竟是各科咸備而實絶少心得昔人謂如折襪線如僧剃髮無有寸長頤於此公亦云而俗子無知奚辨良窳喜其簡而易記卑而易行可以造成無數庸俗市醫而殺人乃不可限量眞一大刦哉

眩暈昏冒

去血過多者宜重用阿膠水化略加童便服
去血不多者宜奪命散沒藥去油二錢血竭一錢共研末分兩服糖調酒下
二條宜與前惡露過多二條參看
沈堯封曰錢姓婦產後發暈兩日不醒產時惡露甚少暈時惡露已斷伊夫向鄰家討琥珀散一服約重二錢許酒調灌下卽醒其藥之色與香俱似沒藥大約卽是血竭沒藥之方
又曰庚辰春呂姓婦分娩次日患血暈略醒一刻又目閉頭傾一日數十發其惡露產時不少今亦不斷脈大左關弦硬用酒化阿膠一兩冲童便服是夜暈雖少減而頭汗出少腹痛有形寒戰如瘧戰已發熱更甚投沒藥血竭奪命散二錢酒調服寒熱腹痛發暈頓除惟嫌通身汗出此是氣血已通而現虛象用黃芪五錢炒歸身二錢甘草一錢炒棗仁三錢炒小麥五錢大棗

去血过多者，宜重用阿胶，水化略加童便服。

去血不多者，宜夺命散，没药去油二钱，血竭一钱，共研末，分两服，糖调酒下二条，宜与前恶露过多二条参看。

沈尧封曰：钱（姓妇）产后发晕，两日不醒，产时恶露甚少，晕时恶露已断，伊夫向邻家讨琥珀散一服，约重二钱许，酒调灌下即醒，其药之色与香俱似没药，大约即是血竭、没药之方。

又曰：庚辰春，吕姓妇分娩，次日患血晕，略醒一刻，又目闭头倾，一日数十发，其恶露产时不少，今亦不断，脉大，左关弦硬，用酒化阿胶一两，冲童便服。是夜晕虽少减，而头汗出，少腹痛，有形寒战如疟战，已发热更甚，投没药、血竭、夺命散二钱，酒调服，寒热、腹痛、发晕顿除。惟嫌通身汗出，此是气血已通，而现虚象。用黄芪五钱，炒归身二钱，甘草一钱，炒枣仁三钱，炒小麦五钱，大枣

三个，煎服汗止而安。

王孟英曰：恶露虽少而胸腹无苦者，不可乱投破瘀之药。今秋周鹤庭室人新产，眩晕自汗，懒言，目不能开，乃父何新之视脉虚、弦、浮、大，因拉余商治。询其恶露虽无，而脘腹无患，乃投以牡蛎、石英、龟板、鳖甲、琥珀、丹参、甘草、红枣、小麦之剂，覆杯即减，数日霍然。此由血虚，有素既娩则营阴下夺，阳越不潜，设泥新产瘀冲之常例，而不细参脉证，则杀人之事矣。

【笺疏】眩晕昏冒，无一非阴虚于下，阳越于上，况在新产，下元陡虚，孤阳上越，尤其浅而易见，浅而易知，即《素问》之所谓上实下虚，为厥巅疾者。此巅字即巅预之巅，在古人未尝不知，其病本于脑。所以《调经论》又谓：血之与气交，并于上则为火厥，厥则暴死，气反则生，不反则死，已明言气血上冲，甚至暴死。可见西国医学家血冲脑经之名，虽是彼之新发明，未尝不与吾国古书

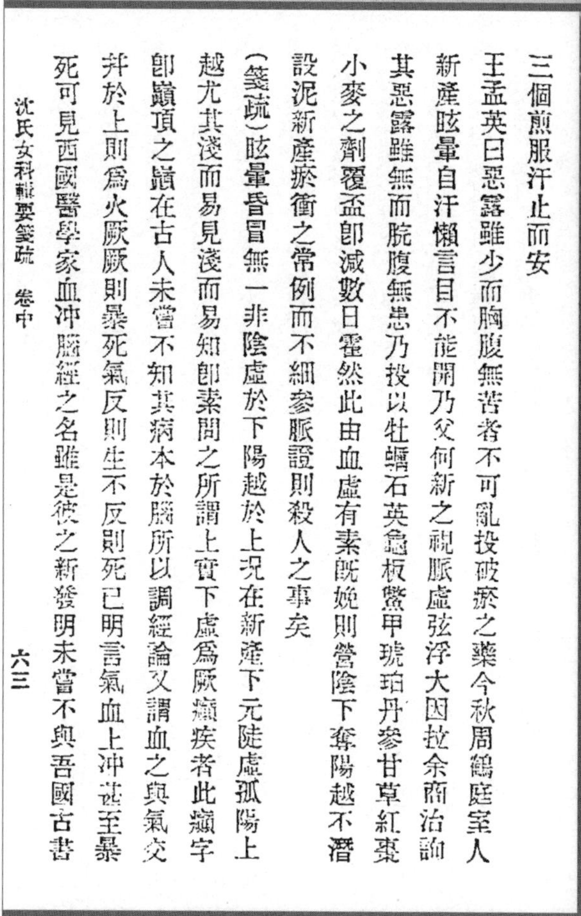
三個煎服汗止而安
王孟英曰惡露雖少而胸腹無苦者不可亂投破瘀之藥今秋周鶴庭室人新產眩暈自汗懶言目不能開乃父何新之視脈虛弦浮大因拉余商治詢其惡露雖無而脘腹無患乃投以牡蠣石英龜板鱉甲琥珀丹參甘草紅棗小麥之劑覆盃即減數日霍然此由血虛有素既娩則營陰下奪陽越不潛設泥新產瘀衝之常例而不細參脈證則殺人之事矣
（箋疏）眩暈昏冒無一非陰虛於下陽越於上況在新產下元陡虛孤陽上越尤其淺而易見淺而易知即素問之所謂上實下虛爲厥巔疾者此巔字即巔頂之巔在古人未嘗不知其病本於腦所以調經論又謂血之與氣交并於上則爲火厥厥則暴死氣反則生不反則死已明言氣血上沖甚至暴死可見西國醫學家血沖腦經之名雖是彼之新發明未嘗不與吾國古書
沈氏女科輯要箋疏　卷中　六三

若合符節無如中古以降久昧此旨只知爲痰迷神昏而於素問癲疾兩字則羣認爲癲狂癲癇之一定名詞不復細考其字義之何若此醫學之空疎斷不能爲漢魏以下諱者而在上古造字之初即從顚頂取義且用其聲又是一望而知其識顚頂爲病此字學之所以不可不講然唐宋以降則古之小學幾成絕學而醫之不識是病亦正坐小學荒蕪之故苟能識此病源皆是氣火升浮則攝納虛陽抑降浮燄即是無上捷訣無不覆杯得效應手有功堯封此節以血虛血瘀分作兩層乃一虛一實一閉一脫辨症之兩大綱阿膠稟濟水沈重之質直補下焦肝腎眞陰以招納浮耗之元陽返其故宅自然氣火皆潛功成俄頃更以童便之直捷下行者爲之嚮道則其力尤專其效尤捷其血竭沒藥雖似爲破瘀而設然亦止泄降下行以順其氣尚非攻逐峻劑惟酒氣升騰大是禁忌必不可用在製方者欲以爲流通淤滯之

若合符节，无如中古以降久昧，此旨只知为痰迷，神昏，而于《素问》，癫疾两字，则群认为癫狂、癫痫之一定名词，不复细考，其字义之何若此医学之空疏。断不能为汉魏以下讳者，而在上古造字之初，即从颠顶取义，且用其声，又是一望而知。其识颠顶为病，此字学之所以不可不讲。然唐宋以降，则古之小学几成绝学，而医之不识是病，亦正坐小学荒芜之故。苟能识此病源，皆是气火升浮，则摄纳虚阳，抑降浮焰，即是无上捷诀，无不覆杯得效，应手有功。尧封此节，以血虚、血瘀分作两层，乃一虚一实、一闭一脱辨症之两大纲，阿胶禀济水沈重之质，直补下焦肝肾真阴，以招纳浮耗之元阳返其故宅，自然气火皆潜，功成俄顷。更以童便之直捷下行者为之向道，则其力尤专，其效尤捷。其血竭、没药虽似为破瘀而设，然亦止泄降下行，以顺其气，尚非攻逐峻剂。惟酒气升腾，大是禁忌，必不可用。在制方者，欲以为流通淤滞之

计，而不悟其不利于潜降一层，虽古人于昏眩之症，尚未知是脑经为病，然气升火浮，亦已尽人能知，犹用酒引，终是误会，不可不正。尧封治吕氏产妇一条，恶露不少，已非淤滞，而脉大弦硬，有阳无阴，诚是虚候，阿胶、童便本极相宜。然效不显，而头有汗，尚是酒之误事，再投夺命散而即大效，则腹痛者气必滞，前之阿胶腻补，必不能吹嘘气机，服此散而沈，谓气血已通，即是气药之得力处。然此妇之晕，已是虚证，不可误认瘀血上冲，夺命散仅能降气，亦非大破之比。盖新产无论血去多寡，下元必虚，孟英谓不可乱投破瘀，最是至理名言。王、沈两案，其症实是大同。然治法则沈尚呆板，而王则灵活，同有自汗一症，沈必黄芪、归身大刀阔斧，谓是固表补血，谁曰不宜。抑知归芪皆含有升发气象，对此虚火外浮，尚非切当，何如梦隐之牡蛎、石英、龟鳖、两甲潜阳摄纳，镇定浮嚣之丝丝入筳耶？王谓营阴下夺，阳越不潜，亦岂专为

計而不悟其不利於潛降一層雖古人於昏眩之症尚未知是腦經爲病然氣升火浮亦已盡人能知猶用酒引終是誤會不可不正堯封治呂氏產婦一條惡露不少已非淤滯而脈大弦硬有陽無陰誠是虛候阿膠童便本極相宜然效不顯而頭有汗尚是酒之誤事再投奪命散而即大效則腹痛者氣必滯前之阿膠膩補必不能吹噓氣機服此散而沈謂氣血已通即是氣藥之得力處然此婦之暈已是虛證不可誤認瘀血上沖奪命散僅能降氣亦非大破之比蓋新產無論血去多寡下元必虛孟英謂不可亂投破瘀最是至理名言王沈兩案其症實是大同然治法則沈尚呆板而王則靈活同有自汗一症沈必黃芪歸身大刀闊斧謂是固表補血誰曰不宜抑知歸芪皆含有升發氣象對此虛火外浮尚非切當何如夢隱之牡蠣石英龜鱉兩甲潛陽攝納鎮定浮囂之絲絲入筵耶王謂營陰下奪陽越不潛亦豈專爲

血虛有素者而言見理旣眞選藥更允自在堯封之上後生可畏非孟英孰能當之蓋凡體質較弱之人初產昏眩甚是常事固不在乎淤露之通塞亦非是惡血之上冲潛降浮陽鎭攝氣逆孟英此法無往不宜卽在昏瞀最急時先服童便止啜一口立覺醍醐灌頂耳目淸明最是神丹他藥皆不可及以其下行最迅是其熟路氣降而腦不受激卽素問之所謂氣反則生者也

發狂譫語

惡露不來者是血瘀宜無極丸惡露仍通者是痰迷宜六神湯半夏麯一錢橘紅一錢胆星一錢石菖蒲一錢茯神一錢旋覆花一錢水煎濾淸服

沈堯封曰成衣婦產後半月餘發狂打罵不休其夫鎖之磨上余付無極丸六錢分兩服酒下服畢卽愈越四五日復發又與六服後不復發

又曰丁姓婦產後神昏譫語如狂惡露仍通亦不過多醫者議攻議補不一

血虚有素者而言，见理既真，选药更允，自在尧封之上，后生可畏，非孟英孰能当之。盖凡体质较弱之人，初产昏眩甚是常事，固不在乎淤露之通塞，亦非是恶血之上冲，潜降浮阳，镇摄气逆。孟英此法无往不宜，即在昏瞀最急时，先服童便，止啜一口，立觉醍醐灌顶，耳目清明，最是神丹，他药皆不可及，以其下行最迅，是其熟路，气降而脑不受激，即《素问》之所谓气反则生者也。

发狂谵语

恶露不来者是血瘀，宜无极丸。恶露仍通者，是痰迷，宜六神汤，半夏曲一钱，橘红一钱，胆星一钱，石菖蒲一钱，茯神一钱，旋覆花一钱，水煎滤清服。

沈尧封曰：成衣妇产后半月余，发狂，打骂不休，其夫锁之磨上。余付无极丸六钱，分两服，酒下，服毕即愈。越四五日复发，又与六服，后不复发。

又曰：丁姓妇产后神昏谵语如狂，恶露仍通，亦不过多，医者议攻议补不一。

金尚陶前辈后至，诊毕曰：待我用一平淡方吃下去看。用杜刮橘红、石菖蒲等六味，一剂神气清，四剂霍然。此方想是屡验，故当此危证，绝不矜持。归语舍弟。赓虞答曰：此名六神汤，余未考其所自。

又曰：甲戌孟春，钱香树先生如君产后微热痞闷，时时谵语，恶露不断，余用理血药不应，改用六神汤，四剂病去如失。

【笺疏】产后昏狂，语言伦次，如其恶瘀无多，谓为败血冲心，其情似亦甚，确然瘀凝不行，何能直达高上，蒙犯心君，则仍是阴虚阳浮，升多降少，气火上腾，冲激脑之神经耳。无极丸破血导淤，无非泄降平逆，下行为顺，即六神汤、半夏、胆星、菖蒲、旋覆亦仍是开泄宣通治法，则痰迷二字尚属想像得之，非果是痰涎之能蒙蔽性灵也。颐谓：即用大剂沈坠镇摄之方，亦必有桴应之理。盖昏眩之与狂谵病状，虽有动静之殊，而病源则同此一辙，孟英上条案

金尙陶前輩後至診畢曰待我用一平淡方喫下去看用杜刮橘紅石菖蒲等六味一劑神氣清四劑霍然此方想是屢驗故當此危證絕不矜持歸語舍弟賡虞答曰此名六神湯余未考其所自

又曰甲戌孟春錢香樹先生如君産後微熱痞悶時時譫語惡露不斷余用理血藥不應改用六神湯四劑病去如失

（箋疏）産後昏狂語言倫次如其惡瘀無多謂爲敗血沖心其情似亦甚確然瘀凝不行何能直達高上蒙犯心君則仍是陰虛陽浮升多降少氣火上騰沖激腦之神經耳無極丸破血導淤無非泄降平逆下行爲順卽六神湯半夏胆星菖蒲旋覆亦仍是開泄宣通治法則痰迷二字尙屬想像得之非果是痰涎之能蒙蔽性靈也頤謂卽用大劑沈墜鎭攝之方亦必有桴應之理蓋昏眩之與狂譫病狀雖有動靜之殊而病源則同此一轍孟英上條案

語已握其要似不必分作兩條轉有多岐之慮

不能語

武叔卿曰熱痰迷心使然胆星一錢橘紅一錢半夏一錢五分石菖蒲一錢鬱金一錢水煎入竹瀝一調羹生姜汁三小茶匙服

沈堯封曰神昏不語有虛有實當參旁證及脈

(箋疏)此即上條昏冒中之一端濟陰綱目此方亦與堯封所用之蠲飲六神湯同更不必另出一條徒多駢拇支指

聲啞

屬腎虛補腎之中宜兼溫通元生地四錢茯苓二錢山藥一錢五分炒歸身二錢肉桂五分遠志肉五分炒水煎服

(箋疏)音瘖之症其源不一堯封謂是腎虛乃指腎藏陰陽之氣暴脫而無

语已握其要，似不必分作两条，转有多岐（歧）之虑。

不能语

武叔卿曰：热痰迷心使然，胆星一钱，橘红一钱，半夏一钱五分，石菖蒲一钱，郁金一钱，水煎入竹沥一调羹，生姜汁三小茶匙，服。

沈尧封曰：神昏不语，有虚有实，当参旁证及脉。

【笺疏】此即上条昏冒中之一端，《济阴纲目》此方亦与尧封所用之蠲饮六神汤同，更不必另出一条，徒多骈拇支指。

声　哑

属肾虚，补肾之中，宜兼温通，元生地四钱，茯苓二钱，山药一钱五分，炒归身二钱，肉桂五分，远志肉五分，炒，水煎服。

【笺疏】音瘖之症，其源不一，尧封谓是肾虚，乃指肾藏阴阳之气暴脱，而无

气以动，哑不能声者，即经所谓少阴不至之厥，河间之地黄饮子，嘉言之资寿解语，皆为是症而设。徐洄溪治沈又高一案是也，产后真阴下脱，当有是症。尧封此方好从地黄（饮子）得来，然非能通治各种之音瘖，此条言之未详，读者不可误会。

呃逆

虚脱恶候，人参送黑锡丹，十全一二。

徐蔼辉曰：姜用米莘，一册载黑铅乃水之精，入北方壬癸。凡遇阴火冲逆，真阳暴脱，气喘痰鸣之急证，同桂附回阳等药用之，立见奇功，即经云重剂是也。

又曰：姜又载何惟丹先生呃逆治验方云，伤寒呃逆，声闻数家者，用刀豆子数粒，瓦上煨存性为末，白汤调下二钱，立止。又《本草纲目》云：病后呃逆，刀豆

氣以動啞不能聲者卽經所謂少陰不至之厥河間之地黃飲子嘉言之資壽解語皆爲是症而設徐洄溪治沈又高一案是也產後眞陰下脫當有是症堯封此方卽從地黃飲子得來然非能通治各種之音瘖此條言之未詳讀者不可誤會

呃逆

虛脫惡候人參送黑錫丹十全一二

徐藹輝曰姜用米莘一冊載黑鉛乃水之精入北方壬癸凡遇陰火衝逆眞陽暴脫氣喘痰鳴之急證同桂附回陽等藥用之立見奇功卽經云重劑是也

又曰姜又載何惟丹先生呃逆治驗方云傷寒呃逆聲聞數家者用刀豆子數粒瓦上煨存性爲末白湯調下二錢立止又本草綱目云病後呃逆刀豆

連殼燒服姜云此方宜入旋覆代赭湯

（箋疏）呃逆一症諸書皆謂胃氣欲絕最爲危候者是指陰脫於下孤陽無根逆衝激上者而言凡虛者老者久病者之呃忒氣短不續有出無入皆是則惟本事方黑錫丹鎮定氣逆攝納元陽最有捷驗喻嘉言極推重之他如丁香柿蒂刀豆子等皆爲此症而設亦有胃火痰熱上壅作呃則是陽盛不可與虛脫者一例論治宜清而鎮之旋覆代赭爲此而設縱在產後亦有熱呃且不可以不辨如其眞陰已虛而胃火尚盛則加人參此今人鹽山張氏衷中參西錄之心得也

喘

沈堯封曰喘有閉脫二症下血過多者是脫症喉中氣促命在須臾方書雖有參蘇飲一方恐不及待　惡露不快者是閉證投奪命丹可定如不應當作痰

连壳烧服。姜云此方宜入旋覆代赭汤。

【笺疏】呃逆一症，诸书皆谓胃气欲绝，最为危候者，是指阴脱于下，孤阳无根，逆冲激上者而言。凡虚者、老者、久病者之呃忒，气短不续，有出无入皆是，则惟《本事方》黑锡丹镇定气逆，摄纳元阳最有捷验，喻嘉言极推重之，他如丁香、柿蒂、刀豆子等，皆为此症而设。亦有胃火痰热上壅作呃，则是阳盛不可与虚脱者一例论。治宜清而镇之，旋覆代赭为此而设，纵在产后，亦有热呃，且不可以不辨。如其真阴已虚而胃火尚盛，则加人参，此今人盐山张氏《衷中参西录》之心得也。

喘

沈尧封曰：喘有闭脱二症，下血过多者，是脱症，喉中气促，命在须臾。方书虽有参苏饮一方，恐不及待。恶露不快者，是闭症，投夺命丹可定，如不应当作痰

治，此皆急证更有一种缓者。楼全善所云产后喘者多死，有产二月洗浴即气喘，坐不得卧者，五月恶风得暖稍暖，用丹皮、桃仁、桂枝、茯苓、干姜、枳实、厚朴、桑皮、紫苏、五味、瓜蒌，煎服即卧，其疾如失，作污血感寒治也。

【按】 此亦是痰证，所以能持久痰滞，阳经所以恶寒，方中着力在瓜蒌、厚朴、枳实、桂枝、茯苓、干姜、五味数味，余皆多赘。

【笺疏】 喘症本分二候，实者是肺气之壅塞，痰饮蟠结，则宜开宣肺气，泄化其上虚者，乃肾气之上奔，真元无根，则宜摄镇，专治其下。亦惟黑锡丹尚能救急，此非大剂不能及。喻嘉言谓：宜吞百丸者是也。产后暴喘，有虚无实，参苏和缓，诚不及待。

发 热

沈尧封曰：产后发热，所因不同，当与脉证参看，感冒者鼻塞，亦不可过汗。经有

治此皆急證更有一種緩者樓全善所云產後喘者多死有產二月洗浴即氣喘坐不得臥者五月惡風得煖稍緩用丹皮桃仁桂枝茯苓乾姜枳實厚朴桑皮紫蘇五味瓜蔞煎服即臥其疾如失作污血感寒治也按此亦是痰證所以能持久痰滯陽經所以惡寒方中着力在瓜蔞厚朴枳實桂枝茯苓乾姜五味數味餘皆多贅

（箋疏）喘症本分二候實者是肺氣之壅塞痰飲蟠結則宜開宣肺氣泄化其上虛者乃腎氣之上奔真元無根則宜攝鎮專治其下亦惟黑錫丹尚能救急此非大劑不能及喻嘉言謂宜吞百丸者是也產後暴喘有虛無實參蘇和緩誠不及待

發熱

沈堯封曰產後發熱所因不同當與脈證參看感冒者鼻塞亦不可過汗經有

奪血無汗之禁只宜芎歸湯

停食者噯腐飽悶宜平劑消食　血虛發熱無別證者脈大而芤宜歸芪　陰虛者煩渴脈細宜生地阿膠　更有一種表熱裏寒下利清穀煩渴惡熱脈微細者此少陰危證宜四逆湯

王孟英曰暴感發熱可以鼻塞驗之苟胎前伏邪娩後陡發者何嘗有頭疼鼻塞之形證乎雖脈亦有不即露者惟舌苔頗有可徵或厚白而膩或黃膩黃燥或有黑點或微苔舌赤或口苦或口渴或胸悶或溲熱此皆溫濕暑熱之邪內蘊世人不察再飲以糖酒生化湯之類則輕者重而重者危不遇明眼人亦但知其產亡而不知其死於何病誤於何藥也我見實多每為太息其後條之乍寒乍熱亦當如是諦察庶免遺人夭殃也

（箋疏）新產發熱血虛而陽浮於外者居多亦有頭痛此是虛陽之升騰不

夺血无汗之禁，只宜芎归汤。

停食者嗳腐饱闷，宜平剂消食。

血虚发热无别证者，脉大而芤，宜归芪。

阴虚者烦渴脉细，宜生地、阿胶。

更有一种表热里寒，下利清谷，烦渴恶热，脉微细者，此少阴危证，宜四逆汤。

王孟英曰：暴感发热，可以鼻塞验之。苟胎前伏邪，娩后陡发者，何尝有头疼鼻塞之形证乎？虽脉亦有不即露者，惟舌苔颇有可征，或厚白而腻，或黄腻黄燥，或有黑点，或微苔舌赤，或口苦，或口渴，或胸闷，或溲热，此皆温湿暑热之邪内蕴。世人不察，再饮以糖酒生化汤之类，则轻者重，而重而危。不遇明眼人，亦但知其产亡而不知其死于何病，误于何药也，我见实多。每为太息，其后条之乍寒乍热，亦当如是，谛察庶免遗人夭殃也。

【笺疏】 新产发热，血虚而阳浮于外者居多，亦有头痛，此是虚阳之升腾，不

可误谓冒寒，妄投发散，以煽其焰，此惟潜阳摄纳，则气火平而热自已。如其淤露未尽，稍参宣通，亦即泄降之意，初不必过与参芪，反增其壅。感冒者必有表证可辨。然亦不当妄事疏散，诸亡血虚家不可发汗，先贤仪型早已谆谆告诫，则惟和其营卫，慎其起居，而感邪亦能自解。盖腠理空疏之时，最易感冒，实是微邪，本非重恙，自不可小题大做，一误再误。又有本非感冒，新产一二日间蒸酿乳汁，亦发身热，则活血通乳，亦极易治。沈谓宜用胶地者，则虚甚之外热，必舌光无苔，其宜用四逆者，则阴盛之格阳，必唇舌淡白，或颧赤之戴阳，虽皆不常有之症，而在血脱之后，变幻最多，固非心粗气浮，率尔操觚者所能措置裕如矣。王谓胎前伏邪，娩后陡发之症，实是其人本有蕴热痰湿，分娩而正气骤衰，病状乃著。辨之于舌，最是秘诀，则惟治其湿热痰滞，抉去病根，切弗效，明人治热只知表散，产后误事，必较之平人，尤其捷见。

可誤謂冒寒妄投發散以煽其燄此惟潛陽攝納則氣火平而熱自已如其淤露未盡稍參宣通亦卽泄降之意初不必過與參芪反增其壅感冒者必有表證可辨然亦不當妄事疏散諸亡血虛家不可發汗先賢儀型早已諄諄告誡則惟和其營衞愼其起居而感邪亦能自解蓋腠理空疏之時最易感冒實是微邪本非重恙自不可小題大做一誤再誤又有本非感冒新產一二日間蒸釀乳汁亦發身熱則活血通乳亦極易治沈謂宜用膠地者則虛甚之外熱必舌光無苔其宜用四逆者則陰盛之格陽必脣舌淡白或顴赤之戴陽雖皆不常有之症而在血脫之後變幻最多固非心粗氣浮率爾操觚者所能措置裕如矣王謂胎前伏邪娩後陸發之症實是其人本有蘊熱痰濕分娩而正氣驟衰病狀乃著辨之於舌最是秘訣則惟治其濕熱痰滯抉去病根切弗效明人治熱只知表散產後誤事必較之平人尤其捷見

孟英長於温熱最惡生化一方爲暑熱濕熱令中剀切勸戒誠是至理名言砂糖酒尤其肇禍此因江浙間之惡習不可不改者若在寒天生化砂糖少用之亦不爲大害惟酒則不可不戒耳

乍寒乍熱

武叔卿曰血閉於陽經榮衛行之不通則寒血閉於陰經榮衛動之不通則熱必瘀通而後寒熱自已

仲景曰病有洒淅惡寒而復發熱者陽脈不足陰往乘之陰脈不足陽往乘之沈堯封曰前條是瘀血後條是陰陽相乘甚則俱有戰慄者治瘀血宜奪命丹調補陰陽輕則歸芪建中重則桂附八味

〔箋疏〕乍寒乍熱亦當如上條發熱各症一例論治不必另爲一門反滋眩惑武氏血閉於陰陽之經一説祇是故爲深文實覺無謂至引仲景一條亦

孟英长于温热，最恶生化一方，为暑热温热，令中剀切劝戒，诚是至理名言。砂糖、酒尤其肇祸，此因江浙间之恶习，不可不改者。若在寒天生化砂糖少用之，亦不为大害，惟酒则不可不戒耳。

乍寒乍热

武叔卿曰：血闭于阳，经荣卫行之不通则寒，血闭于阴经，荣卫动之不通，则热秘瘀通而后寒热自已。

仲景曰：病有洒淅恶寒，而复发热者，阳脉不足，阴往乘之，阴脉不足，阳往乘之。沈尧封曰：前条是瘀血，后条是阴阳相乘，甚则俱有战栗者。治瘀血宜夺命丹，调补阴阳。轻则归芪建中，重则桂附八味。

【笺疏】乍寒乍热，亦当如上条发热各症一例，论治不必另为一门，反滋眩惑。武氏血闭于阴阳之经一说，只是故为深文，实觉无谓，至引仲景一条，亦

不过正气之不充耳。

头汗

王海藏云：头汗出至颈而还额上偏多。盖额为六阳之会，由虚热薰蒸而出也。

沈尧封曰：汗出不止，属气血两虚，黄芪五钱，炒白芍三钱，酒炒归身二钱，枣仁二钱，炒甘草一钱，炒小麦三钱，炒南枣肉三钱，煎服，神效。与眩晕内吕姓妇一按参证。

【笺疏】自汗已，是虚阳之外浮，但头汗出，尤为阳越之明证。尧封固表涵阴，立法诚是。颐谓尚宜加潜敛，则龙牡、萸肉皆不可少，人参亦佳，滋阴即以涵阳，勿谓参是甘温也。

泄泻

沈尧封曰：乙亥初夏，傅木作妇产时去血过多，随寒战汗出，便泻不止，余用大

不過正氣之不充耳

頭汗

王海藏云頭汗出至頸而還額上偏多蓋額爲六陽之會由虛熱薰蒸而出也

沈堯封曰汗出不止屬氣血兩虛黃芪五錢炒白芍三錢酒炒歸身二錢棗仁二錢炒甘草一錢炒小麥三錢炒南棗肉三錢煎服神效與眩暈內呂姓婦一按參證

（箋疏）自汗已是虛陽之外浮但頭汗出尤爲陽越之明證堯封固表涵陰立法誠是頤謂尚宜加潛斂則龍牡萸肉皆不可少人參亦佳滋陰即以涵陽勿謂參是甘温也

泄瀉

沈堯封曰乙亥初夏傅木作婦產時去血過多隨寒戰汗出便瀉不止余用大

劑眞武乾姜易生姜兩劑戰少定而汗瀉如故又服兩日寒戰復作余用補中湯無人參加附子兩劑病者云我肚裏大熱口渴喜飲然汗出下利寒戰仍不減正凝神思慮間其母曰彼大孔如洞不能收閉諒無活理余改用黄芪五錢炒北五味四錢搗白芍二錢炒歸身一錢五分炒甘草一錢五分炒茯苓二錢大棗三個一劑病減四劑而愈

王孟英曰觀此案則可見氣虚不能收攝者宜甘温以補之酸澀以收之不可用辛熱走泄以助火而食氣也

（箋疏）寒戰利下加以自汗眞武湯元是針對乃反裏熱渴飲而汗利寒戰俱不應此中玄理未易尋思改授甘温轉變靈通至不可少孟英辛熱走泄四字剖解入微參透三昧醫學中危微精一心傳豈易領悟此最上乘禪也學者皆當鎔金祀之

剂真武，干姜易生姜，两剂战少定，而汗泻如故。又服两日，寒战复作。余用补中汤，无人参，加附子，两剂。病者云：我肚里大热，口渴喜饮，然汗出下利，寒战仍不减。正凝神思虑间，其母曰：彼大孔如洞，不能收闭，谅无活理。余改用黄芪五钱，炒北五味四钱，捣白芍二钱，炒归身一钱五分，炒甘草一钱五分，炒茯苓二钱，大枣三个，一剂病减，四剂而愈。

王孟英曰：观此案则可见气虚不能收摄者，宜甘温以补之，酸涩以收之，不可用辛热走泄，以助火而食气也。

【笺疏】寒战利下，加以自汗，真武汤元是针对，乃反里热渴饮，而汗利寒战俱不应，此中玄理未易，寻思改授甘温，转变灵通至不可少。孟英辛热走泄四字剖解入微，参透三昧，医学中危微精一心传，岂易领悟，此最上乘禅也，学者皆当镕金祀之。

尧封又曰：邹氏妇产后便泄，余用参附温补药未效。新城吴敬一诊云：虚寒而兼下陷，用补中益气加熟地、茯苓、桂、附，应手取效。以是知方论内言下虚不可升提不尽然也。

【笺疏】产后下虚，不可升提，以拔动肾根，本是至理名言，必不可易。然泄泻滑利，明是气虚下陷。东垣成法正为是症而设，言岂一端，各有所当，况升柴本是极轻，藉以扶助，参芪振作元气，自当应手成功，此非浪投柴葛者所可藉口也。

尧封又曰：陆姓妇产后三日发疹，细而成粒，不稀不密，用荆芥、蝉蜕、黏子等药，一剂头面俱透，越一日渐有回意，忽大便溏泄数次，觉神气不宁。问其所苦？曰热，曰渴，语言皆如抖出，脉虚细数，有七至。我师金大文诊之曰：此阳脱证也，属少阴。用生附子三钱，水洗略浸切片，煤如炒米色，炮干姜八分，炒甘草一钱，炒

堯封又曰鄒氏婦產後便泄余用參附溫補藥未效新城吳敬一診云虛寒而兼下陷用補中益氣加熟地茯苓桂附應手取效以是知方論內言下虛不可升提不盡然也

（箋疏）產後下虛不可升提以拔動腎根本是至理名言必不可易然泄瀉滑利明是氣虛下陷東垣成法正爲是症而設言豈一端各有所當况升柴本是極輕藉以扶助參芪振作元氣自當應手成功此非浪投柴葛者所可藉口也

堯封又曰陸姓婦產後三日發疹細而成粒不稀不密用荊芥蟬蛻黏子等藥一劑頭面俱透越一日漸有回意忽大便溏泄數次覺神氣不寧問其所苦曰熱曰渴語言皆如抖出脈虛細數有七至我師金大文診之曰此陽脫證也屬少陰用生附子三錢水洗略浸切片煠如炒米色炮乾姜八分炒甘草一錢炒

白芍一錢五分水煎冲入尿一調羹青魚膽汁四小茶匙服畢卽睡覺來熱渴俱除續用黃芪建中湯加丹參蘇木二劑而安

（箋疏）痧屬肺有風熱之邪法應辛凉輕散荆芥牛蒡等本是正宗惟在產後正氣必虛牛蒡輕散皮毛雖非猛劑然最易滑泄大便以子能下行肺氣旣疏而表裏相戾大腸亦爲之不固故凡大便不堅實者本宜避之連得溏泄而語言振振虛脫之狀固已昭著加以脈之虛細則熱也渴也俱非眞象附子理中當爲必用之劑此其外有凜寒及脣舌之色應有虛脫確證可察而乃用膽汁之法意者尙有格陽戴陽眞寒假熱之證在否則附理中直捷爽快何必多此一層惟頤竊謂仲師白通加膽一法尙是古人思想之不靈活處蓋白通欲其通陽而以苦寒和之終是混冰炭於一爐之中豈不縛賁育之手病者之熱甚假膽汁之寒不是假於實用上必難桴應何如後人熱

白芍一钱五分，水煎，冲入尿一调羹，青鱼胆汁四小茶匙，服毕即睡，觉来热渴俱除。续用黄芪建中汤加丹参、苏木，二剂而安。

【笺疏】痧属肺有风热之邪，法应辛凉轻散，荆芥、牛蒡等本是正宗，惟在产后正气必虚，牛蒡轻散皮毛，虽非猛剂，然最易滑泄大便，以子能下行肺气，既疏而表里相戾，大肠亦为之不固。故凡大便不坚实者，本宜避之，连得溏泄，而语言振振，虚脱之状固已昭著，加以脉之虚细，则热也渴也俱非真象，附子理中当为必用之剂。此其外有凛寒及唇舌之色应有虚脱确证可察，而乃用胆汁之法意者，尚有格阳戴阳，真寒假热之证在否。则附理中直捷爽快，何必多此一层。惟颐窃谓：仲师白通加胆一法，尚是古人思想之不灵活处。盖白通欲其通阳，而以苦寒和之，终是混冰炭于一炉之中，岂不缚贲育之手，病者之热甚，假胆汁之寒不是假于实用上，必难桴应，何如后人热

药冷服之为的当乎！

尧封又曰：产妇恶露不行，余血渗入大肠，洞泄不禁，或下青黑物的奇散极验。荆芥大者四五穗，于盏内燃火，烧成灰，不得犯油火，入麝香少许，研匀沸汤一两呷，调下此药，虽微能愈大病，慎弗忽视。

【笺疏】洞泄不禁不可谓是血证，且恶露非肠中之瘀，何以而渗入大肠。以生理学言之，殊难符合。此盖是古人理想之辞，不无误会，荆芥炭本可治便血，所谓大便青黑者，实即是大肠之血病耳。

产后滞下

千金胶蜡汤治产后利。

黄蜡二棋子大，阿胶二钱，当归二钱半，黄连三钱，黄檗一钱，陈米半升，煎汤，煎药服。

【笺疏】此是湿热淤积之滞下，非泄利之利，故用黄连、黄檗，以在产后，故用当归、阿胶、黄蜡收涩，防其虚陷。然产后滞下，为虚为实种种不同，仍当辨症，

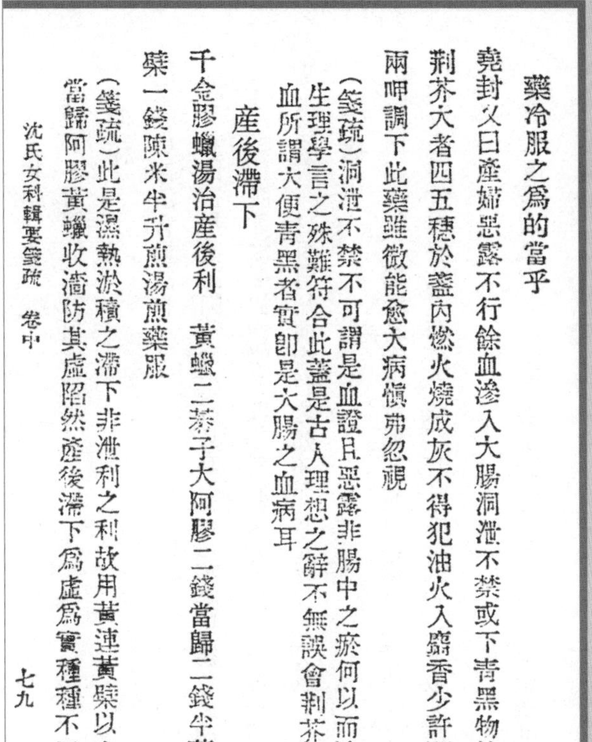

藥冷服之爲的當乎

蕘封又曰產婦惡露不行餘血滲入大腸洞泄不禁或下青黑物的奇散極驗荊芥大者四五穗於盞內燃火燒成灰不得犯油火入麝香少許研勻沸湯一兩呷調下此藥雖微能愈大病愼弗忽視

（箋疏）洞泄不禁不可謂是血證且惡露非腸中之瘀何以而滲入大腸以生理學言之殊難符合此蓋是古人理想之辭不無誤會荊芥炭本可治便血所謂大便青黑者實卽是大腸之血病耳

產後滯下

千金膠蠟湯治產後利　黃蠟二棊子大阿膠二錢當歸二錢半黃連三錢黃檗一錢陳米半升煎湯煎藥服

（箋疏）此是濕熱淤積之滯下非泄利之利故用黃連黃檗以在產後故用當歸阿膠黃蠟收濇防其虛陷然產後滯下爲虛爲實種種不同仍當辨症

沈氏女科輯要箋疏　卷中　七九

用藥必不可膠執成方反多流弊

便秘

金匱云亡津液胃燥故也

沈堯封曰當用當歸肉蓯蓉生首烏麻仁杏仁不應用麻仁丸四五十丸

（箋疏）新產津液必傷便燥是其常態宜以養液爲先一味潤腸防有滑泄之變蓯蓉亦只可暫用而麻仁之類不足恃也松子仁亦佳

頭痛

沈堯封曰陰虛於下則陽易升上致頭痛者童便最妙褚侍中云童便降火甚速降血甚神故爲療厥逆頭疼之聖藥若血虛受風宜一奇散卽芎歸湯也不可不辨

（箋疏）陰虛而氣火升浮法宜潛陽涵陰爲主童便本是新產神丹不僅可

用药必不可胶执成方，反多流弊。

便秘

《金匮》云：亡津液，胃燥故也。

沈尧封曰：当用当归、肉苁蓉、生首乌、麻仁、杏仁，不应用麻仁丸四五十丸。

【笺疏】新产津液必伤，便燥是其常态，宜以养液为先，一味润肠，防有滑泄之变，苁蓉亦只可暂用，而麻仁之类不足恃也，松子仁亦佳。

头痛

沈尧封曰：阴虚于下，则阳易升上，致头痛者，童便最妙。褚侍中云：童便降火甚速，降血甚神，故为疗厥逆头疼之圣药。若血虚受风，宜一奇散，即芎归汤也，不可不辨。

【笺疏】阴虚而气火升浮法，宜潜阳涵阴为主，童便本是新产神丹，不仅可

已头痛，且无误用之弊。果有风寒外侵，归芎未尝不了然，一降一升，正相对照，辨症胡可不慎。

薛立斋案　一产妇头痛，日用补中益气已三年，稍劳则恶寒内热，拟作阳虚，治加附子一钱，于前汤中数剂不发。

【笺疏】头痛安有可日用益气至三年之理，更何论乎产后。纵使果是清阳下陷之病，亦必升之又升，迸出泥丸宫，去恶寒，虽可谓是阳虚，然内热独非虚乎？明是伪造之案，而敢欺人如是。夫已氏之荒谬，已臻极步，且以误尽初学，实属罪不容铢，尧封采此受其愚矣！

胃脘痛、腹痛、少腹痛

沈尧封曰：有血淤血虚，停食感寒，肝气之异，手按痛减者，血虚也。按之痛增者，非停食，即瘀血，停食则右关脉独实，且有嗳哺气，瘀血则所下，恶露必少，得热

已頭痛且無誤用之弊果有風寒外侵歸芎未嘗不了然一降一升正相對照辨症胡可不慎

薛立齋案　一產婦頭痛日用補中益氣已三年稍勞則惡寒內熱擬作陽虛治加附子一錢於前湯中數劑不發

（箋疏）頭痛安有可日用益氣至三年之理更何論乎產後縱使果是清陽下陷之病亦必升之又升迸出泥丸宮去惡寒雖可謂是陽虛然內熱獨非虛乎明是僞造之案而敢欺人如是夫已氏之荒謬已臻極步且以誤盡初學實屬罪不容銖堯封采此受其愚矣

胃脘痛腹痛少腹痛

沈堯封曰有血淤血虛停食感寒肝氣之異手按痛減者血虛也按之痛增者非停食即瘀血停食則右關脈獨實且有噯哺氣瘀血則所下惡露必少得熱

卽減者感寒也至若厥陰肝脈抵小腹挾胃又爲藏血之臟血去肝虛其氣易動一關氣惱陡然脘腹大痛治法血虛宜歸芪建中消食惟查肉炭最妙兼和血也消瘀宜奪命散感寒者輕則炮姜艾葉重則桂附茱萸肝氣作痛養血藥中加川楝橘核苦以泄之重則烏梅辛散酸收苦泄並用

（箋疏）產後胃脘痛古有敗血搶心一說然子宮中之淤垢何以直攻到心此是理想之談誤人不小縱使惡淤不多而爲胃痛不過降少升多肝絡氣滯耳用破瘀之法而病亦相應者正以泄降則氣自不升其理亦淺而易見非徑以破上焦之血然終宜和肝行氣爲允破瘀必非呆板之法腹痛少腹痛初產之時甚少俗謂之兒枕痛此多淤血猶存或臨蓐時未免稍受寒涼苟非盛夏炎天生化湯最宜正治炮姜桃仁本是無瘀不能爲害又如澤蘭艾葉茺蔚皆所必需但川芎主升不可妄用查肉炭極妙非僅消食亦能和血

即减者，感寒也。至若厥阴肝脉，抵小腹挟胃，又为藏血之脏，血去肝虚，其气易动，一关气恼，陡然脘腹大痛，治法血虚宜归芪建中，消食惟查肉炭最妙，兼和血也。消瘀宜夺命散。感寒者轻则炮姜、艾叶；重则桂、附、茱萸。肝气作痛，养血药中加川楝、橘核。苦以泄之，重则乌梅辛散，酸收苦泄并用。

【笺疏】产后胃脘痛，古有败血抢心一说，然子宫中之淤垢何以直攻到心，此是理想之谈，误人不小。纵使恶淤不多，而为胃痛，不过降少升多，肝络气滞耳。用破瘀之法，而病亦相应者，正以泄降，则气自不升，其理亦浅而易见，非径以破上焦之血。然终宜和肝行气为允，破瘀必非呆板之法，腹痛、少腹痛，初产之时甚少，俗谓之儿枕痛，此多淤血犹存，或临蓐时未免稍受寒凉。苟非盛夏炎天，生化汤最宜正治，炮姜、桃仁本是无瘀不能为害。又如泽兰、艾叶、茺蔚皆所必需。但川芎主升，不可妄用，查肉炭极妙，非仅消食，亦能和血。

砂糖未始不可服，但不必太多，而最不宜于炎天耳。孟英书中深恶于生化砂糖，盖有为而言，然亦不必因噎废食。如在既产数日之后，则苟非痰食，多属血虚，而气为之滞。尧封养血二字最佳，川楝、乌梅、橘核无一非柔肝必需之品。

徐蔼辉曰：一妇产后腹痛，令其夫以手按之，小腹痛尤甚，下恶露而痛仍不减，知其非瘀，乃燥粪也。予药一剂，大便润下而愈。姜用川治验。

炮姜五分，丹皮二钱，归身三钱，川芎一钱五分，山查（楂）二钱，炒枳壳一钱五分，炒麻仁二钱，杵烂，桃仁泥二钱，生地二钱，炙甘草四分，加研烂松子仁五粒。

【笺疏】大便不通，固亦腹痛中之一症，产后津伤，尤多便秘，此必问而知之，而辨症辨脉尚在其次。

萧赓六曰：下血过多，肝经血少，腹痛，其脉弦者，以熟地、萸肉为君，加白芍、木瓜、

砂糖未始不可服但不必太多而最不宜於炎天耳孟英書中深惡於生化砂糖蓋有爲而言然亦不必因噎廢食如在既產數日之後則苟非痰食多屬血虛而氣爲之滯堯封養血二字最佳川楝烏梅橘核無一非柔肝必需之品

徐藹輝曰一婦產後腹痛令其夫以手按之小腹痛尤甚下惡露而痛仍不減知其非瘀乃燥糞也予藥一劑大便潤下而愈姜用川治驗　炮姜五分丹皮二錢歸身三錢川芎一錢五分山查二錢炒枳殼一錢五分炒麻仁二錢杵爛桃仁泥二錢生地二錢炙甘草四分加研爛松子仁五粒

（箋疏）大便不通固亦腹痛中之一症產後津傷尤多便秘此必問而知之而辨症辨脈尚在其次

蕭賡六曰下血過多肝經血少腹痛其脈弦者以熟地萸肉爲君加白芍木瓜

蒺藜一劑可止有難產久坐風入胞門致腹痛欲絕其脈浮而弦續斷一兩防風五錢服之立愈

（箋疏）血虛而用熟地萸肉是也其風入胞門一說殊不可信產後中氣必虛脈浮固所當有何得認作風之確證且腹痛病是在裏脈又必不應浮防風大劑豈新產時所可妄試

腹中虛痛胸項結核

薛立齋案 一產婦腹中有物作痛投破氣行血藥尤甚肢節胸項各結小核隱於肉裏此肝血虛也蓋肝爲藏血之臟而主筋血虛則筋急而攣見於枝節胸項者以諸筋皆屬於節而胸項又肝之部分也用八珍逍遥歸脾加減治驗

（箋疏）血虛筋急關節間結成小粒不痒不疼是宜養血以舒筋者薛主逍遥蓋謂疏肝即所以舒筋然新產陰傷浪投柴胡必有流弊八珍歸脾俱是

蒺藜，一剂可止。有难产久坐，风入胞门，致腹痛欲绝，其脉浮而弦，续断一两，防风五钱，服之立愈。

【笺疏】血虚而用熟地、萸肉是也，其风入胞门一说，殊不可信。产后中气必虚，脉浮，固所当有，何得认作风之确证，且腹痛病是在里，脉又必不应浮，防风大剂，岂新产时所可妄试。

腹中虚痛、胸项结核

薛立斋案　一产妇腹中有物作痛，投破气行血药尤甚。肢节、胸项各结小核，隐于肉里，此肝血虚也。盖肝为藏血之脏，而主筋，血虚则筋急而挛，见于枝节、胸项者，以诸筋皆属于节，而胸项又肝之部分也。用八珍、逍遥、归脾加减治验。

【笺疏】血虚筋急，关节间结成小粒，不痒不疼，是宜养血以舒筋者。薛主逍遥，盖谓疏肝，即所以舒筋。然新产阴伤，浪投柴胡，必有流弊，八珍归脾俱是

呆板，立翁惯伎终少灵通，无甚可取。

小腹痛，淤血成脓

薛立斋案　一产后小腹作痛，行气破血不应，脉洪数，此瘀血成脓也，用瓜子仁汤，二剂痛止，更以太乙膏下脓而愈。产后多有此证，虽非痈，用之神效。脉洪数，已有脓。脉但数，微有脓。脉迟紧，但有瘀血，尚未成脓，下血即愈。若腹胀大，转侧作水声，或脓从脐出，或从大便出，宜用蜡矾丸、太乙膏及托里散。凡瘀血宜急治，缓则化为脓难治。若流注关节，则患骨疽失治，多为坏证。

【笺疏】 此阳痈也，必有形块，痛不可按，产后瘀滞不行，留于经隧，固有此症。然治法止有行气导淤，未成可消，已成可下。如在皮里膜外，则成脓，亦必外溃，不能皆从大肠而下。其内服之药，除行气行淤外，尚复有何妙用？凡肠痈、少腹痈之治法，皆是如此，况在产后淤血尤其显著，乃薛谓行气破血不应，

呆板立翁慣伎終少靈通無甚可取

小腹痛淤血成膿

薛立齋案　一產後小腹作痛行氣破血不應脈洪數此瘀血成膿也用瓜子仁湯二劑痛止更以太乙膏下膿而愈產後多有此證雖非癰用之神效脈洪數已有膿脈但數微有膿脈遲緊但有瘀血尚未成膿下血即愈若腹脹大轉側作水聲或膿從臍出或從大便出宜用蠟礬丸太乙膏及托裏散凡瘀血宜急治緩則化爲膿難治若流注關節則患骨疽失治多爲壞證

（箋疏）此腸癰也必有形塊痛不可按產後瘀滯不行留於經隧固有此症然治法止有行氣導淤未成可消已成可下如在皮裏膜外則成膿亦必外潰不能皆從大腸而下其內服之藥除行氣行淤外尚復有何妙用凡腸癰少腹癰之治法皆是如此況在產後淤血尤其顯著乃薛謂行氣破血不應

必用瓜子仁湯而痛止太乙膏而膿下抑知瓜子仁湯方惟蔞仁桃仁薏仁丹皮四味（薛氏之外科發揮有此方）功力尚不能行氣行瘀乃謂可使痛止已是欺人之談金匱大黃牡丹皮湯謂治腸癰當下膿血力在硝黃乃去此二味而加薏苡豈有膿成而可止痛之理此誤會古書而大失其神髓者太乙膏本爲外科薄貼之通用古人雖亦有作丸內服之說則是宋金以降內外分科治內科者全不知外科理法謬謂既可外貼即可內治不知黏膩之極既作丸子則堅凝不化直入胃腸仍從大便囫圇解出何能有效且謂雖非癰亦可用此則太乙膏豈可爲產後腹痛之通用品既不能知腸癰之實在治法而又不能治腹痛拾古人無謂之唾餘以售其欺妄可鄙孰甚又謂膿從臍出則惟小腸癰之成膿者有之俗謂是盤臍腸癰最爲難治十不全一然產後縱有血瘀僅在下部當不至此蠟礬丸本非有用之方黃蠟

必用瓜子仁汤而痛止，太乙膏而脓下。抑知瓜子仁汤方惟蒌仁、桃仁、薏仁、丹皮四味（薛氏之《外科发挥》有此方），功力尚不能行气行瘀，乃谓可使痛止，已是欺人之谈。金匮大黄牡丹皮汤谓治肠痈，当下脓血，力在硝黄，乃去此二味而加薏苡，岂有脓成而可止痛之理，此误会。古书而大失其神髓者，太乙膏本为外科薄贴之通用，古人虽亦有作丸内服之说，则是宋金以降内外分科治，内科者全不知外科理法，谬谓既可外贴，即可内治，不知黏腻之极。既作丸子则坚凝不化，直入胃肠，仍从大便囫囵解出，何能有效？且谓虽非痈，亦可用此，则太乙膏岂可为产后腹痛之通用品。既不能知肠痈之实在治法，而又不能治腹痛，拾古人无谓之唾余以售，其欺妄可鄙孰甚。又谓脓从脐出，则惟小肠痈之成脓者有之，俗谓是盘脐肠痈，最为难治，十不全一。然产后纵有血瘀，仅在下部，当不至此，蜡矾丸本非有用之方，黄蜡

之黏，白矾之涩，能令血失流行之常，有害无益，而谬谓可以护心护膜，使疡毒不致内攻，实是制方者之臆造，而疡科书中无不依样葫芦照抄一遍。吾国疡医之陋久，已不可复问。薛又谓，宜用托里散，则脓已出矣，而尚可托，岂嫌其成脓不多，而欲令泄尽血肉。此皆疡医家之乱道语，而掇拾写来自矜妙用，无一非薛氏之不学无术，不值一哂，而尧封采之，盖尧封亦苦不知治疡，不能识破其剿说之，完全无用。此实内外分部之一大弊也。

王孟英曰：《古今医按》载一妇，产后恼怒，左少腹结一块，每发时小腹胀痛，从下攻上，膈间乳上皆痛，饮食入胃即吐，遍治不效。叶香岩用炒黑小茴一钱，桂酒炒当归二钱，自制鹿角霜、菟丝子各一钱五分，生查肉三钱，川芎八分，水煎送阿魏丸七分，八剂而愈。次用乌鸡煎丸，原方半料，永不复发。

又云：消积之方，如桃仁煎用大黄、虻虫、芒硝，东垣五积丸，俱用川乌、巴霜，局

之黏白礬之濇能令血失流行之常有害無益而謬謂可以護心護膜使瘍毒不致內攻實是製方者之臆造而瘍科書中無不依樣葫蘆照抄一遍吾國瘍醫之陋久已不可復問薛又謂宜用托裏散則膿已出矣而尚可托豈嫌其成膿不多而欲令泄盡血肉此皆瘍醫家之亂道語而掇拾寫來自矜妙用無一非薛氏之不學無術不值一哂而堯封采之蓋堯封亦苦不知治瘍不能識破其勦說之完全無用此實內外分部之一大弊也

王孟英曰古今醫按載一婦産後惱怒左少腹結一塊每發時小腹脹痛從下攻上膈間乳上皆痛飲食入胃即吐徧治不效葉香岩用炒黑小茴一錢桂酒炒當歸二錢自製鹿角霜菟絲子各一錢五分生查肉三錢川芎八分水煎送阿魏丸七分八劑而愈次用烏雞煎丸原方半料永不復發

又云消積之方如桃仁煎用大黃蝱蟲芒硝東垣五積丸俱用川烏巴霜局

方聖散子三稜煎丸俱用硇砂乾漆此皆峻厲之劑用而中病固有神效若妄試輕嘗鮮不敗事試閱葉案積聚門並無古方狠藥如千金硝石丸人參硝黃並用丹溪猶以爲猛劑學者但將丹溪治積聚諸案細繹自有悟處而黑神丸生熟漆並用尤勿輕試每見服之誤事因思漆身爲癩之言則飛補之說其可惑乎

（箋疏）葉氏是案確已將爲腸癰然因惱怒而起仍是肝絡鬱結爲患但必有寒症故可用桂酒及小茴至一錢之多非凡是小腹結塊脹痛皆當投以此方讀者必不可誤認俞謂峻劑不可妄投確是見道之言平人皆應謹慎亦不僅爲產後言之生漆最毒聞其氣者尚能發腫甚且皮膚腐爛豈可以入胃腸不解本草經乾漆何以列入上品且謂生者久服輕身耐老云云殊覺可駭豈古之漆非今之漆耶讀古書者胡可爲趙奢之子

方圣散子，三棱煎丸，俱用硇砂、干漆，此皆峻厉之剂，用而中病，固有神效。若妄试轻尝，鲜不败事。试阅叶案积聚门，并无古方狠药，如千金硝石丸，人参、硝黄并用。丹溪犹以为猛剂学者，但将丹溪治积聚诸案细绎，自有悟处，而黑神丸、生熟漆并用，尤勿轻试，每见服之误事。因思漆身为癞之言，则飞补之说其可惑乎？

【笺疏】叶氏是案，确已将为肠痈，然因恼怒而起，仍是肝络郁结为患，但必有寒症。故可用桂酒及小茴至一钱之多，非凡是小腹结块胀痛，皆当投以此方，读者必不可误认。俞谓峻剂不可妄投，确是见道之言，平人皆应谨慎，亦不仅为产后言之。生漆最毒，闻其气者尚能发肿，甚且皮肤腐烂，岂可以入胃肠。不解《本草经》干漆何以列入上品，且谓生者久服轻身耐老云云，殊觉可骇。岂古之漆非今之漆耶？读古书者胡可为赵奢之子。

腰痛

《大全》云：产后恶露方行，忽然断绝，腰中重痛下注，两股痛如锥刺入骨，此由血滞，经络不即通之，必作痈疽，宜桃仁汤，五香连翘汤。

沈尧封曰：前方不稳，不若用桃仁、红花、地龙、肉桂、没药、当归为妥。

如神汤治瘀血腰痛，延胡、当归、肉桂等分，水煎服。

沈尧封曰：腰痛不见前证者，多属肝肾虚，宜当归、杜仲、补骨脂之类。

【笺疏】 产后腰痛，虚症最多，宜滋肝肾真阴，前人多以瘀血立论，专就一面着想耳。即《大全》所谓两股痛如锥刺者，亦未必无虚证。临症时皆当合四诊参之，自有确据，不可徒于故纸堆中搜寻方法。

遍身疼痛

薛云：以手按之痛甚者，血滞也；按之痛缓者，血虚也。

腰痛

大全云產後惡露方行忽然斷絕腰中重痛下注兩股痛如錐刺入骨此由血滯經絡不即通之必作癰疽宜桃仁湯五香連翹湯

沈堯封曰前方不穩不若用桃仁紅花地龍肉桂沒藥當歸爲妥

如神湯治瘀血腰痛延胡當歸肉桂等分水煎服

沈堯封曰腰痛不見前證者多屬肝腎虛宜當歸杜仲補骨脂之類

（箋疏）產後腰痛虛症最多宜滋肝腎眞陰前人多以瘀血立論專就一面着想耳即大全所謂兩股痛如錐刺者亦未必無虛證臨症時皆當合四診參之自有確據不可徒於故紙堆中搜尋方法

遍身疼痛

薛云以手按之痛甚者血滯也按之痛緩者血虛也

（箋疏）遍身疼痛痛在絡脈皆無一定處所病人自已且無從摸索如何可以尋按薛立齋乃如此說法眞是按圖索驥此公庸愚說來無不發噱　此證多血虛宜滋養或有風寒濕三氣雜至之痹則養血爲主稍參宣絡不可峻投風藥

浮腫

沈堯封曰產後浮腫先要分水病氣病水病皮薄色白而亮如裹水之狀氣病皮厚色不變經云腎者胃之關也關門不利聚水生病蓋產後腎氣必損胃底陽微不能蒸布津液通調水道此聚水之由也宜腎氣湯丸是證皮薄色白可證人身營衛之氣通則平滯則脹頑痰瘀血皆能阻滯氣道作腫是證皮厚色不變以脈弦者爲痰脈細而或芤者爲血分證分別論治用藥更有一種血虛而致氣滯者其腫不甚色帶淡黃宜歸身爲主佐以白朮陳皮茯苓之類

【笺疏】遍身疼痛，痛在络脉，皆无一定处所，病人自己且无从摸索，如何可以寻？按薛立斋乃如此说法，真是按图索骥，此公庸愚，说来无不发噱。

此证多血虚，宜滋养，或有风、寒、湿三气杂至之痹，则养血为主，稍参宣络，不可峻投风药。

浮肿

沈尧封曰：产后浮肿，先要分水病、气病。水病皮薄色白，而亮如裹水之状；气病皮厚色不变。经云：肾者胃之关也，关门不利，聚水生病。盖产后肾气必损，胃底阳微不能蒸布津液，通调水道，此聚水之由也。宜肾气汤丸，是证皮薄色白，可证人身营卫之气，通则平滞则胀，顽痰瘀血皆能阻滞气道作肿。是证皮厚色不变，以脉弦者为痰，脉细而或芤者，为血分证，分别论治。用药更有一种血虚而致气滞者，其肿不甚，色带淡黄，宜归身为主，佐以白术、陈皮、茯苓之类。

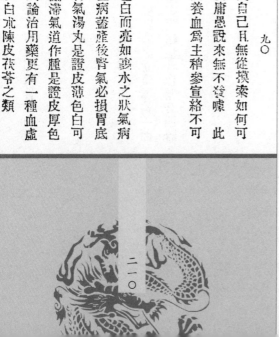

【笺疏】凡肿均宜如是辨证，亦不仅为产后而言，有肺气不肃，面目浮肿者，则宜轻疏开肺，一二剂即效。

咳嗽

沈尧封曰：一妇妊七八个月，痰嗽不止，有时呕厚痰数碗，投二陈、旋覆不应，用清肺滋阴愈甚。遂不服药弥月，而产痰嗽如故。日夜不寐三朝后，二陈加胆星、竹沥，吐出厚痰数碗，嗽仍不止，更用二陈加旋覆、当归，少减，稍可吃饭。因嗽不减，痰渐变薄，加入生地四钱，食顿减，嗽转甚，通身汗出，脉象微弦。用归身三钱，茯苓二钱，炒甘草一钱，紫石英三钱，因汗欲用黄芪。因嗽又止，推敲半晌，仍用炒黄芪三钱，一服汗止，而嗽亦大减，十剂而安。

【笺疏】咳嗽是杂病中之一大门，产后胎前本亦无甚大别，皆随症治之，明辨其寒热虚实四字而已。惟有痰而舌腻者，终不可轻用清肺滋阴之药。徐

〔箋疏〕凡腫均宜如是辨證亦不僅爲產後而言有肺氣不肅面目浮腫者則宜輕疏開肺一二劑即效

咳嗽

沈堯封曰一婦妊七八個月痰嗽不止有時嘔厚痰數碗投二陳旋覆不應用清肺滋陰愈甚遂不服藥彌月而產痰嗽如故日夜不寐三朝後二陳加胆星竹瀝吐出厚痰數碗嗽仍不止更用二陳加旋覆當歸少減稍可吃飯因嗽不減痰漸變薄加入生地四錢食頓減嗽轉甚通身汗出脈象微弦用歸身三錢茯苓二錢炒甘草一錢紫石英三錢因汗欲用黃芪因嗽又止推敲半晌仍用炒黃芪三錢一服汗止而嗽亦大減十劑而安

〔箋疏〕咳嗽是雜病中之一大門產後胎前本亦無甚大別皆隨症治之明辨其寒熱虛實四字而已惟有痰而舌膩者終不可輕用清肺滋陰之藥徐

靈胎批指南早已言之諄諄堯封此條兩度轉甚可爲殷鑒惟間亦有腎虛水泛而爲痰浮陽衝激而作嗽者則屬下虛法宜攝納滋塡涵斂其上浮之衝氣嗽自減痰自少產後陰傷更多是症蓐勞怯損卽此根萌但知清肺化痰皆是製造虛勞之無上秘訣

口眼喎斜

丹溪云必須大補氣血然後治痰當以左右手脈分氣血多少治之切不可作中風治用小續命湯治風之藥

（箋疏）但有口眼喎斜尙是類中風之輕症如在初產則深閨閉藏之時試問何致外風猝襲小續命湯古法本當爲殺人之利器顧終不悟古人何以有此奇病奇治今則氣血冲腦四字久已熟在人口則陰虛於下陽越於上氣升火升激動腦之神經失其功用實是淺而易知顯而共見產後有此亦

灵胎批指南早已言之谆谆，尧封此条两度转甚，可为殷鉴。惟间亦有肾虚水泛，而为痰浮阳冲激而作嗽者，则属下虚法，宜摄纳、滋填、涵敛其上浮之冲气，嗽自减，痰自少。产后阴伤更多是症，蓐劳怯损即此根萌，但知清肺化痰，皆是制造虚劳之无上秘诀。

口眼㖞斜

丹溪云：必须大补气血，然后治痰，当以左右手脉分气血多少治之，切不可作中风治，用小续命汤治风之药。

【笺疏】 但有口眼㖞斜，尚是类中风之轻症，如在初产，则深闺闭藏之时，试问何致外风猝袭，小续命汤古法本当为杀人之利器。顾终不悟古人何以有此奇病奇治，今则气血冲脑四字久已熟在人口，则阴虚于下，阳越于上，气升火升，激动脑之神经，失其功用，实是浅而易知，显而共见。产后有此，亦

固其所丹溪大补气血一语。盖亦见于阴虚阳越之至理，然必以（左右手脉）分别气血两门。颐终嫌其说得太呆，几以此身气血两者划分界限，一如从前，官僚站班，文东武西，必不可越雷池一步者。人身中那得有此奇局，丹溪何至不通如此。然即使大补气血，参以治痰，亦尚是笼统说法，未必有效。如能潜镇浮阳，以泄降上升之虚火，是症甚轻，呈效必捷。此古人之疏远，不逮近人之密，而局外人犹谓中医之学千百年毫无进步，真是梦话。

腰背反张

薛立斋云：产后腰背反张，肢体抽搐，因亡血过多，筋无所养使然，大补气血多保无虞。若发表驱风，百不全一。

武叔卿云：寒主收引，背项强直，寒在太阳经也。诸家皆主续命汤，此古法也。郭氏不问产后虚实，邪之有无，概用续命，似觉偏一。至薛氏专主亡血过多，非十全大补不可，是或一见，乃夷坚志。按以大豆

固其所丹溪大補氣血一語蓋亦見於陰虛陽越之至理然必以左右手脈分別氣血兩門頤終嫌其說得太呆幾以此身氣血兩者劃分界限一如從前官僚站班文東武西必不可越雷池一步者人身中那得有此奇局丹溪何至不通如此然卽使大補氣血參以治痰亦尙是籠統說法未必有效如能潛鎭浮陽以泄降上升之虛火是症甚輕呈效必捷此古人之疏遠不逮近人之密而局外人猶謂中醫之學千百年毫無進步眞是夢話

腰背反張

薛立齋云產後腰背反張肢體抽搐因亡血過多筋無所養使然大補氣血多保無虞若發表驅風百不全一　武叔卿云寒主收引背項強直寒在太陽經也諸家皆主續命湯此古法也郭氏不問產後虛實邪之有無概用續命似覺偏一至薛氏專主亡血過多非十全大補不可是或一見乃夷堅志按以大豆

紫湯獨活湯而愈亦主於風矣是續命固不爲妄也但本方有麻黃附子氣血兩虛人不可輕用而郭氏論又囑人速灌取汗而解偏不以麻黃爲忌何也二説俱不可廢臨診時詳之

沈堯封曰仲景論腰背反張爲痙無汗者爲剛痙主以葛根湯有汗者名柔痙主以桂枝加葛根湯桂枝湯乃治中風主方故有汗之痙屬風葛根湯中用麻黃麻黃乃散寒主藥故無汗之痙屬寒仲景治少陰傷寒未見吐利之裏證者用麻黃附子細辛湯麻黃附子甘草湯微發汗蓋寒邪乘少陰之虛而欲入急以附子保坎中之陽而以麻黃散外感之寒眞神方也小續命湯雖非仲景之製方中用此二味正見攻守相須之妙而叔卿反云麻附二味氣血兩虛者不可輕用假使除却麻黃何以散客寒除却附子何以保眞陽特不可用於有汗之柔痙耳有汗柔痙更有兩種一則因虛而受外來之風一

紫汤、独活汤而愈，亦主于风矣，是续命固不为妄也。但本方有麻黄、附子，气血两虚人不可轻用，而郭氏论又嘱人速灌取汗而解，偏不以麻黄为忌，何也？二说俱不可废，临诊时详之。

沈尧封曰：仲景论腰背反张为痉，无汗者为刚痉，主以葛根汤。有汗者名柔痉，主以桂枝加葛根汤。桂枝汤乃治中风主方，故有汗之痉属风。葛根汤中用麻黄，麻黄乃散寒主药，故无汗之痉属寒。仲景治少阴伤寒，未见吐利之里证者，用麻黄附子细辛汤，麻黄附子甘草汤，微发汗。盖寒邪乘少阴之虚而欲入，急以附子保坎中之阳，而以麻黄散外感之寒，真神方也。小续命汤虽非仲景之制，方中用此二味，正见攻守相须之妙，而叔卿反云麻、附二味气血两虚者不可轻用。假使除却麻黄，何以散客寒，除却附子，何以保真阳。特不可用于有汗之柔痉耳。有汗柔痉更有两种：一则因虚而受外来之风；一

则血虚则筋急，并无外感之风。有风者虽汗出，必然恶风，主以华元化愈风散，只血虚而无风者，必不恶风，纯宜补血。

又曰：人身气血之外，更有真阳真阴藏在坎中，亦立命之根，基胎系于肾。肾司二阴，产儿之时下焦洞辟，坎中阴阳有不大损者乎？况背后夹脊四行，俱太阳经脉，太阳之里即是少阴，脊里一条是督脉，亦隶少阴，此脉急缩，与少阴大有关，会此用麻，兼用附之深意也。使置此不讲，徒执气虚、血虚以治产后百病，业医亦觉太易矣！

【笺疏】 痉直强急，甚则腰背反张，其形如弓，俗书遂谓之角弓反张。小儿急惊风病多有之，而产后亦间有之，类中风症及时病热甚伤阴者亦时有。痉直强硬，腰脊不可动之症，但不致如幼孩、产妇弯曲之甚。竟如弓状是证，在仲景书中《伤寒论》、《金匮要略》皆有痉之专篇，大同小异。但《金匮》有方药，而本

則血虛則筋急並無外感之風有風者雖汗出必然惡風主以華元化愈風散祇血虛而無風者必不惡風純宜補血

又曰人身氣血之外更有眞陽眞陰藏在坎中亦立命之根基胎系於腎腎司二陰產兒之時下焦洞闢坎中陰陽有不大損者乎況背後夾脊四行俱太陽經脈太陽之裏卽是少陰脊裏一條是督脈亦隸少陰此脈急縮與少陰大有關會此用麻兼用附之深意也使置此不講徒執氣虛血虛以治產後百病業醫亦覺太易矣

（箋疏）痙直強急甚則腰背反張其形如弓俗書遂謂之角弓反張小兒急驚風病多有之而產後亦間有之類中風症及時病熱甚傷陰者亦時有痙直強硬腰脊不可動之症但不致如幼孩產婦彎曲之甚竟如弓狀是證在仲景書中傷寒論金匱要略皆有痙之專篇大同小異但金匱有方藥而本

論無之專以太陽病立論固謂太陽行身之背其經脈兩行直下寒入太陽則經縮而短急因爲反張説理亦甚精當所以主治之藥金匱則括蔞桂枝湯葛根湯而六朝以降則皆主續命即在產後亦復如是或則大豆紫湯獨活湯豆淋酒或則荆芥一味之愈風散無一不從表散寒風立法頤不敢謂古時必無此對藥之病惟以所見之症言之則多是陰虛陽越氣火上升之腦神病如小兒之急驚風純屬內熱盡人能知而時病中之抽搐痙直又皆在熱久傷陰津液耗竭之時所以肝風陡動變生諸幻產後陰脱於下陽燄上浮氣火上升攻激犯腦亦固其所竊恐古人續命紫湯等法對此病情未免南轅北轍且痙直者必更有手足牽掣諸症更迭而來謂背屬太陽猶之可也然手足並非太陽則一例掣動者又將何以説之古來治小兒急驚未聞有主續命表散者何以產後之痙悉屬寒風而熱病中之痙直瘈瘲者又

论无之，专以太阳病立论，固谓太阳行身之背。其经脉两行，直下寒入太阳，则经缩而短急。因为反张说理亦甚精当，所以主治之药。《金匮》则括蒌桂枝汤、葛根汤，而六朝以降，则皆主续命，即在产后亦复如是，或则大豆紫汤、独活汤、豆淋酒，或则荆芥一味之愈风散，无一不从表散寒风立法。颐不敢谓古时必无此对药之病，惟以所见之症言之，则多是阴虚阳越，气火上升之脑神病。如小儿之急惊风，纯属内热，尽人能知，而时病中之抽搐痉直，又皆在热久伤阴，津液耗竭之时。所以肝风陡动，变生诸幻。产后阴脱于下，阳焰上浮，气火上升，攻激犯脑，亦固其所。窃恐古人续命紫汤等法对此病情未免南辕北辙，且痉直者，必更有手足牵制诸症更迭而来，谓背属太阳，犹之可也。然手足并非太阳，则一例制动者，又将何以说之？古来治小儿急惊，未闻有主续命表散者，何以产后之痉悉属寒风，而热病中之痉直瘈疭者又

将何治之？薛立斋专主大补。盖亦有见于此，惟十全一汤，呆笨有余，镇摄不足，且归、芎、芪、桂亦温亦升，治此气血上冲，仍是有害无益。则立斋用药因惯于浑仑吞吐，不辨滋味者，亦当存而不论。尧封前于发狂谵语一条，能知是热痰上冒，而不知此之痉直仍是气血上奔，止以脑神经之说，古所未闻，遂不能触类旁通，悟此原理，而徒以太阳、少阴高谭玄妙，见解虽高，终非此症真谛。

小续命汤 治产后中风，身体缓急，或顽痹不仁，或口眼㖞斜，牙关紧急，角弓反张。

防风一钱 麻黄去节 黄芩 白芍 人参 川芎 防己 肉桂各七分 附子 炮杏仁各五分 甘草四分，炙

加生姜，水煎服。

【笺疏】 中风之身体缓急，口眼㖞斜，牙关紧急，角弓反张，皆是内动风阳，气

將何治之薛立齋專主大補蓋亦有見於此惟十全一湯呆笨有餘鎮攝不足且歸芎芪桂亦温亦升治此氣血上冲仍是有害無益則立齋用藥因慣於渾侖吞吐不辨滋味者亦當存而不論堯封前於發狂譫語一條能知是熱痰上冒而不知此之痙直仍是氣血上奔止以腦神經之說古所未聞遂不能觸類旁通悟此原理而徒以太陽少陰高譚玄妙見解雖高終非此症眞諦

小續命湯　治產後中風身體緩急或頑痹不仁或口眼喎斜牙關緊急角弓反張

防風一錢麻黃去節黃芩白芍人參川芎防己肉桂各七分附子炮杏仁各五分甘草四分炙加生姜水煎服

〔箋疏〕中風之身體緩急口眼喎斜牙關緊急角弓反張皆是內動風陽氣

血冲腦擾亂神經之症即素問調經論之所謂血之與氣并走於上則爲大厥厥則暴死氣復反則生不反則死生氣通天論之所謂血菀於上使人薄厥金元以降已明知其爲火爲氣爲痰病本内因故謂之爲類中風所以別於漢唐人專用辛溫升散之眞中風然猶無一人不敎人用小續命湯實是大惑不解而產後血虛仍可用此防風麻黄豈不知仲景有亡血虛家不可發汗之禁耶惟此誤已久遍國醫書靡不依樣葫蘆描摹一過非數十百言所能説明者頤別有中風斠詮一書專論之兹姑從略惟堯封於上文產後之發狂譫語及下文金姓之口眼歪斜手足不舉能知是痰阻經絡而獨於此條仍踵古人之誤認作外風豈不自矛自盾

華陀愈風散　治產後中風口噤牙關緊閉手足瘈瘲如角弓狀亦治產後血暈不省人事四肢強直兩眼倒築吐瀉欲死此藥清神氣通血脉如神

血冲脑，扰乱神经之症。即《素问·调经论》之所谓血之与气并走于上，则为大厥，厥则暴死，气复反则生，不反则死。《生气通天论》之所谓血菀于上，使人薄厥。金元以降已明，知其为火，为气，为痰，病本内因，故谓之为类中风。所以别于汉唐人，专用辛温升散之真中风。然犹无一人不教人用小续命汤，实是大惑不解，而产后血虚，仍可用此防风、麻黄，岂不知仲景有亡血虚家，不可发汗之禁耶？惟此误已久，遍国医书靡不依样葫芦，描摹一过，非数十百言所能说明者。颐别有《中风斠诠》一书，专论之，兹姑从略。惟尧封于上文产后之发狂谵语，及下文金姓之口眼歪斜，手足不举能，知是痰阻经络，而独于此条仍踵古人之误，认作外风，岂不自矛自盾。

华陀（佗）愈风散

治产后中风，口噤，牙关紧闭，手足瘈疭，如角弓状，亦治产后血晕，不省人事，四肢强直，两眼倒筑，吐泻欲死，此药清神气，通血脉如神。

荆芥　略炒为末，每服三钱，黑豆淬酒调服，童便亦可，口噤擀开灌之，或吹鼻中。

李濒湖曰：此方诸书盛称其妙，姚僧垣治验方，以酒服，名如圣散，药下可立应效。陈氏方名举卿古拜散。萧存敬方用古老钱煎汤服，名一捻金。许叔微《本事方》云：此药委有奇效，神圣之功。一产后睡久，及醒则昏昏如醉，不省人事，医用此药及交加散，云：服后当睡，必以左手搔头，用之果然。昝殷《产宝方》云：此病多因怒气伤肝，或忧气内郁，或坐草受风而成，宜服此药。戴氏《证治要诀》名独行散。贾似道悦生随抄，呼为再生丹。

【笺疏】此亦治外风之法，惟荆芥炒黑，亦能下瘀，故尚可用，但酒必不可服。萧氏用古钱煎汤者，是重坠之义，以镇气火之上冲耳。昝殷既知怒气伤肝，忧气内郁，则病属内因明矣，何以又谓之受风。吾国医学家言每每若明若

荆芥　略炒爲末每服三錢黑豆淬酒調服童便亦可口噤擀開灌之或吹鼻中

李瀕湖曰此方諸書盛稱其妙姚僧垣治驗方以酒服名如聖散藥下可立應效陳氏方名舉卿古拜散蕭存敬方用古老錢煎湯服名一捻金許叔微本事方云此藥委有奇效神聖之功一產後睡久及醒則昏昏如醉不省人事醫用此藥及交加散云服後當睡必以左手搔頭用之果然昝殷產寶方云此病多因怒氣傷肝或憂氣內鬱或坐草受風而成宜服此藥戴氏證治要訣名獨行散賈似道悅生隨抄呼爲再生丹

（箋疏）此亦治外風之法惟荆芥炒黑亦能下瘀故尚可用但酒必不可服蕭氏用古錢煎湯者是重墜之義以鎮氣火之上冲耳昝殷既知怒氣傷肝憂氣內鬱則病屬內因明矣何以又謂之受風吾國醫學家言每每若明若

味乍是又非最令人昏昏欲死此習醫之所以愈覺其難也
沈堯封曰丁丑三月練塘金虞旬第四媳產後變證伊郎來請先述病狀云上年十月生產甚健至十二月初旬面上浮腫驅風不應加麻黃三帖通身脹腫小便不利更用五皮雜治反加臍凸更用肉桂五苓小便略通脹亦稍減續用桂附八味其腫漸消惟右手足不減忽一日口眼歪斜右手足不舉舌不能言因作血虛治變爲俯不得仰數日後吐黑血盈盂吐後俯仰自如旬餘復不能仰又吐黑血而定投以消瘀忽然口閉目開如脫狀伊母一夜煎人參三錢灌之得醒醒來索飯吃一小盃近日又厥灌人參不醒已三晝夜矣余遂往診右手無脈因腫極不以爲快左脈浮取亦無重按則如循刀刃余曰此是實證停參可醫遂用胆星半夏石菖蒲橘皮天蟲地龍紫草水煎入竹瀝姜汁一劑知四劑手足能舉不換方十二劑能出外房診脈諸病

味，乍是又非，最令人昏昏欲死，此习医之所以愈觉其难也。

沈尧封曰：丁丑三月，练塘金虞旬第四媳产后变证，伊郎来请。先述病状云：上年十月生产甚健，至十二月初旬，面上浮肿，驱风不应，加麻黄三帖，通身胀肿，小便不利，更用五皮杂治，反加脐凸，更用肉桂、五苓，小便略通，胀亦稍减。续用桂附八味，其肿渐消，惟右手足不减。忽一日，口服歪斜，右手足不举，舌不能言，因作血虚治，变为俯不得仰，数日后吐黑血盈盂，吐后俯仰自如。旬余复不能仰，又吐黑血而定，投以消瘀，忽然口闭目开，如脱状。伊母一夜煎人参三钱灌之得醒，醒来索饭吃一小杯。近日又厥，灌人参不醒，已三昼夜矣。余遂往诊，右手无脉，因肿极，不以为快，左脉浮取亦无，重按则如循刀刃。余曰：此是实证，停参可医。遂用胆星、半夏、石菖蒲、橘皮、天虫、地龙、紫草，水煎入竹沥、姜汁，一剂知，四剂手足能举，不换方十二剂，能出外房诊脉，诸病

悉退，惟舌音未清，仍用前方而愈。金问奇病之源？余曰：人身脏腑接壤受胎后，腹中遂增一物，脏腑之机括为之不灵，五液聚为痰饮，故胎前病痰滞居半，千金半夏茯苓汤所以神也。至临产时，痰涎与恶血齐出，方得无病，若止血下而痰饮不下，诸病丛生，故产后理血不应。六神汤为要药，此证初起不过痰饮阻滞气道作肿，血本无病，用五苓肾气肿减者，痰滞气道，得热暂开故也，久投不已，血分过热，致吐血两次。至若半身不遂，口眼歪斜，舌络不灵，俱是痰滞经络见证，即厥亦是痰迷所致，并非虚脱。故消痰通络，病自渐愈，何奇之有？

王孟英曰：此等卓识皆从阅历而来。朱生甫令郎仲和之室，娩后患此，医治不能除根，再产亦然，延已数年，继复怀妊，病发益频。余用大剂涤痰药服月余，产后安然，病根竟刈。

悉退惟舌音未清仍用前方而愈金問奇病之源余曰人身臟腑接壤受胎後腹中遂增一物臟腑之機括爲之不靈五液聚爲痰飲故胎前病痰滯居半千金半夏茯苓湯所以神也至臨產時痰涎與惡血齊出方得無病若止血下而痰飲不下諸病叢生故產後理血不應六神湯爲要藥此證初起不過痰飲阻滯氣道作腫血本無病用五苓腎氣腫減者痰滯氣道得熱暫開故也久投不已血分過熱致吐血兩次至若半身不遂口眼歪斜舌絡不靈俱是痰滯經絡見證卽厥亦是痰迷所致並非虛脫故消痰通絡病自漸愈何奇之有

王孟英曰此等卓識皆從閱歷而來朱生甫令郎仲和之室娩後患此醫治不能除根再產亦然延已數年繼復懷妊病發益頻余用大劑滌痰藥服月餘產後安然病根竟刈

（箋疏）口眼歪斜手足不舉舌不能言甚至昏厥豈非素問之所謂血菀於上使人薄厥腦神經病灼然無疑重用豁痰降逆則氣不上升所以有效則上節猶盛稱麻黄附子何耶

沈堯封曰震澤一婦產十餘日延我師金大文診視余從據述新產時證以虛脫服温補藥數劑近日變一怪證左邊冷右邊熱一身四肢盡然前後中分冷則如冰熱則如炭鼻亦如之舌色左白右黑師問曰此是何病用何方治余曰書未曾載目未曾覩不知應用何方師曰奇證當於無方之書求之經不云乎左右者陰陽之道路也陰陽者水火之徵兆也敗血阻住陰陽升降道路不能旋轉陽盛處自熱陰盛處自寒所以偏熱偏寒用澤蘭查肉劉寄奴蘇木桃仁琥珀等藥兩劑病熱減半繼服不應遂更醫雜治以至不起由今思之此證不但血阻必兼痰滯我師見及阻住陰陽升降道路病源已經識出特跳不出產

【笺疏】口眼歪斜，手足不举，舌不能言，甚至昏厥，岂非《素问》之所谓血菀于上，使人薄厥，脑神经病灼然无疑，重用豁痰降逆，则气不上升，所以有效。则上节犹盛称麻黄、附子何耶？

沈尧封曰：震泽一妇产十余日，延我师金大文诊视，余从。据述新产时证以虚脱，服温补药数剂，近日变一怪证，左边冷、右边热，一身四肢尽然，前后中分，冷则如冰，热则如炭，鼻亦如之，舌色左白右黑。师问曰：此是何病？用何方治？余曰：书未曾载，目未曾睹，不知应用何方？师曰：奇证当于无方之书求之，经不云乎，左右者阴阳之道路也，阴阳者水火之征兆也，败血阻住阴阳升降道路。不能旋转，阳盛处自热，阴盛处自寒，所以偏热偏寒。用泽兰、查（楂）肉、刘寄奴、苏木、桃仁、琥珀等药，两剂病热减半，继服不应。遂更医杂治，以至不起。由今思之，此证不但血阻，必兼痰滞，我师见及阻住阴阳升降道路，病源已经识出，特跳不出产

后消瘀圈子耳。倘通瘀不应，即兼化痰，或者如前案金妇得起未可知也。此时彭尚初学，我师见识过人，特未悟彻痰滞一证，惜哉！

【笺疏】 此是奇症，诚不能勘破其真相，升降阻塞，于理甚是，破瘀豁痰洵可以备一说。然必曰能收全绩，亦正难言。

薛立斋案：郭茂恂嫂金华君产七日不食，始言头痛，头痛已，又心痛作既，而目睛痛如割如刺，更作更止，相去无瞬息间。每头痛欲取大石压良久渐定，心痛作则以十指抓臂，血流满掌，痛定目复痛，复以两手自剜目，如是十日不已。众医无计，进黑龙丹半粒，疾少间中夜再服，乃瞑目，寝如平时，至清晨下一行，约三升许，如蝗虫子，病减半，巳刻又行如前，痛尽除。

黑龙丹　治产难及胞衣不下，血迷血晕，不省人事，一切危急恶候垂死者，但灌药得下，无不全活。

後消瘀圈子耳倘通瘀不應卽兼化痰或者如前案金婦得起未可知也此時彭尚初學我師見識過人特未悟徹痰滯一證惜哉

（箋疏）此是奇症誠不能勘破其眞相升降阻塞於理甚是破瘀豁痰洵可以備一說然必曰能收全績亦正難言

薛立齋案郭茂恂嫂金華君產七日不食始言頭痛頭痛已又心痛作旣而目睛痛如割如刺更作更止相去無瞬息間每頭痛欲取大石壓良久漸定心痛作則以十指抓臂血流滿掌痛定目復痛復以兩手自剜目如是十日不已衆醫無計進黑龍丹半粒疾少間中夜再服乃瞑目寢如平時至清晨下一行約三升許如蝗蟲子病減半巳刻又行如前痛盡除

黑龍丹　治產難及胞衣不下血迷血暈不省人事一切危急惡候垂死者但灌藥得下無不全活

當歸五靈脂川芎良姜熟地各二兩剉碎入砂鍋内紙筋鹽泥固濟火煅過百草霜一兩硫黃乳香各二錢琥珀花蕊石各一錢爲細末醋糊丸如彈子大每用一二丸炭火煅紅投入生姜自然汁中浸碎以童便合酒調灌下

（箋疏）此藥入火煅紅則止有花蕊石硫黃尚存餘質此外盡爲灰燼復有何用而謂大有神靈於理難信薛案仍是瘀血耳謂爲下如蟲子蓋亦言之太過

小便不通

產乳集用鹽填臍中令平葱白搗鋪一指厚安鹽上以艾炷餅上灸之覺熱氣入腹内即通最靈

沈堯封曰此法不效必是氣虛不能升舉黃芪補氣之中已寓上升之性用以爲君五錢麥冬能清上源用以爲臣一錢五分白通草利水達下用以爲

当归　五灵脂　川芎　良姜　熟地各二两

锉碎入砂锅内，纸筋盐泥固济，火煅过。

百草霜一两　硫黄　乳香各二钱　琥珀　花蕊石各一钱

为细末，醋糊丸如弹子大，每用一二丸，炭火煅红，投入生姜自然汁中，浸碎，以童便合酒调灌下。

【笺疏】此药入火煅红，则止有花蕊石、硫黄尚存余质，此外尽为灰烬，复有何用？而谓大有神灵，于理难信。薛案仍是瘀血耳，谓为下如虫子，盖亦言之太过。

小便不通

《产乳集》用盐填脐中令平，葱白捣铺一指厚，安盐上，以艾炷饼上灸之，觉热气入腹内即通，最灵。

沈尧封曰：此法不效，必是气虚不能升举，黄芪补气之中已寓上升之性，用以为君五钱，麦冬能清上源，用以为臣，一钱五分，白通草利水达下用，以为

佐，八分，水煎服，一剂可效。

【笺疏】沈所谓之气虚不升，是中州清阳之气下陷，反致膀胱窒塞不通，即所谓州都之气化不行者。黄芪补气，能升举清气，而不致如升麻之轻迅，即在产后亦可无弊，重用固宜。谓麦冬能清上源者，肺气不宣，则小水闭塞；麦冬润肺，是滋其源。然尤宜先通肺气，紫菀、兜铃、桑白皮、路路通等俱为通泄小水极验之药，而桂枝能通太阳之阳气，下元阳虚者宜之。颐编医案，平议太阳府证中，有张洛钧治案一条，颇可法也。又通关，系滋肾丸，亦佳。

尿血

《大全》云：产妇尿血，面黄胁胀，少食，此肝木乘脾土也，用加味逍遥散补中汤。

【笺疏】此症虽在产后，必有虚实之殊，虚者中州之气陷，逍遥补中，洵可以备一法。实者则膀胱蕴热，亦必清理，非蛮补可愈。而升清又在禁例，亦当与

佐八分水煎服一劑可效

（箋疏）沈所謂之氣虛不升是中州清陽之氣下陷反致膀胱窒塞不通卽所謂州都之氣化不行者黄芪補氣能升舉清氣而不致如升麻之輕迅卽在產後亦可無弊重用固宜謂麥冬能清上源者肺氣不宣則小水閉塞麥冬潤肺是滋其源然尤宜先通肺氣紫苑兜鈴桑白皮路路通等俱爲通泄小水極驗之藥而桂枝能通太陽之陽氣下元陽虛者宜之頤編醫案平議太陽府證中有張洛鈞治案一條頗可法也又通關係滋腎丸亦佳

尿血

大全云產婦尿血面黄脇脹少食此肝木乘脾土也用加味逍遥散補中湯

（箋疏）此症雖在產後必有虛實之殊虛者中州之氣陷逍遥補中洵可以備一法實者則膀胱蘊熱亦必清理非蠻補可愈而升清又在禁例亦當與

平人一例論治不以產後而有異

尿胞被傷小便淋瀝

丹溪曰嘗見收生者不謹損破產婦尿脬致病淋漓遂成廢疾有一婦年壯難產得此因思肌肉破傷在外者皆可補完脬雖在裏諒亦可治遂診其脈虛甚予曰難產之由多是氣虛產後血氣尤虛試與峻補因以參芪爲君芎歸爲臣桃仁陳皮茯苓爲佐以猪羊脬煎湯極飢時飲之但劑小率用一兩至一月而安蓋令氣血驟長其脬自完恐少緩亦難成功矣

產時尿胞被傷小便淋瀝用二蠶繭燒存性爲末服一月可愈　繆德仁治驗

（箋疏）此固產後時有之症破傷是也大補眞陰可愈

女科輯要箋疏卷之中終

平人一例论治，不以产后而有异。

尿胞被伤，小便淋沥

丹溪曰：尝见收生者不谨损破产妇尿脬，致病淋漓，遂成废疾。有一妇年壮难产得此，因思肌肉破伤在外者，皆可补完，脬虽在里，谅亦可治，遂诊。其脉虚甚。予曰：难产之由多是气虚，产后血气尤虚，试与峻补。因以参芪为君，芎归为臣，桃仁、陈皮、茯苓为佐，以猪羊脬煎汤，极饥时饮之，但剂小，率用一两，至一月而安。盖令气血骤长，其脬自完恐少，缓亦难成功矣。

产时尿胞被伤，小便淋沥，用二蚕茧烧存性，为末，服一月可愈。缪德仁治验。

【笺疏】 此固产后时有之症，破伤是也，大补真阴可愈。

女科辑要笺疏卷之中终

沈氏女科
辑要笺疏卷下

沈又彭封尧先生原辑
海盐王士雄孟英先生参
徐政杰蔼辉先生补注
嘉定张寿颐山雷甫笺疏

产后玉门不闭

薛立斋云：气血虚弱，十全大补汤主之。

【笺疏】新产而产门不能收合，下焦无固摄之权，诚是虚症。然所以治之者，仍当随其他兼见之证而量为滋补，尤必以收摄下元为主。十全蛮方，何足以尽活泼灵通之变化，且其中有肉桂，惟有寒症者为宜。若在炎天，或其人多火，即为鸩毒。立斋呆汉，只为呆用成方，只知方名十全大补，当然无一不全，无一不补，何其陋耶！

此症虚弱之人时有之，初胎者尤宜留意。故新产后，必正卧而紧并其两足，防此患也。有家者皆宜知之。

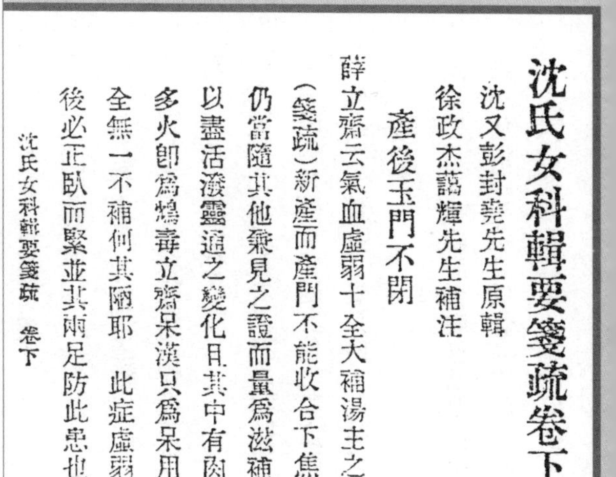

沈氏女科輯要箋疏卷下

沈又彭封堯先生原輯　海鹽王士雄孟英先生參
徐政杰藹輝先生補注　嘉定張壽頤山雷甫箋疏

產後玉門不閉

薛立齋云氣血虛弱十全大補湯主之

（箋疏）新產而產門不能收合下焦無固攝之權誠是虛症然所以治之者仍當隨其他兼見之證而量爲滋補尤必以收攝下元爲主十全蠻方何足以盡活潑靈通之變化且其中有肉桂惟有寒症者爲宜若在炎天或其人多火卽爲鴆毒立齋呆漢只爲呆用成方只知方名十全大補當然無一不全無一不補何其陋耶　此症虛弱之人時有之初胎者尤宜留意故新產後必正臥而緊並其兩足防此患也有家者皆宜知之

沈氏女科輯要箋疏　卷下　一

玉門腫脹焮痛

薛云是肝經虛熱加味逍遙散主之

坐草遇早產戶傷壞紅腫潰爛痛不可忍用蒸包子籠內荷葉煎湯洗日三次兩日可愈　繆德仁治驗

（箋疏）此證難產者多有之初胎亦必有痛甚者外用瘍科腫痛之敷藥治之若內服藥則仍隨其他之兼症而定加味逍遙是不知足而為屨之說但知其不為蕢耳立齋只能為此籠統話庸醫之尤四字確是此公鈇板謚法

陰脫

陳無擇云產後陰脫如脫肛狀及陰下挺出逼迫腫痛舉動房勞即發清水續續小便淋瀝硫黃烏賊骨各二兩五味子二錢半為末糝之日三次

（箋疏）此即子宮之下墜治宜補益固攝若使立齋治此則必曰十全大補

玉门肿胀焮痛

薛云：是肝经虚热，加味逍遥散主之。

坐草，遇早产，户伤坏，红肿溃烂，痛不可忍，用蒸包子笼内荷叶煎汤洗，日三次，两日可愈。缪德仁治验。

【笺疏】此证难产者多有之，初胎亦必有痛甚者，外用疡科肿痛之敷药治之。若内服药，则仍随其他之兼症而定，加味逍遥是不知足，而为屦之说，但知其不为蒉耳。立斋只能为此笼统话庸医之尤四字，确是此公鈇板谥法.

阴　脱

陈无择云：产后阴脱如脱肛状，及阴下挺出逼迫肿痛，举动房劳即发，清水续续，小便淋沥，硫黄、乌贼骨各二两，五味子二钱半，为末，糁之，日三次。

【笺疏】此即子宫之下坠，治宜补益固摄。若使立斋治此，则必曰十全大补。

加味逍遥矣。外治法固亦可备一说，但硫黄非通用之药。

子宫下坠

丹溪云：一产子后，阴户下一物，如合钵状，有二岐（歧），其夫来求治。予思之，此子宫也，必气血弱而下坠。遂用升麻、当归、黄芪几帖与之。半日后其夫复来云：服二次后觉响一声，视之已收。但因经宿干着皮上破一片，如掌心大在皮，某妻在家哭泣，恐伤破不复能生。予思此非肠胃，乃脂膏也，肌肉破尚可复完，若气血充盛，必可生满，遂用四物汤加人参，与百帖。三年后复有子。

治子宫下黄芪一钱半，人参一钱，当归七分，甘草二分，作一帖，水煎食前服。外用五棓（倍）子末泡汤洗，又用末傅之，如此数次，宜多服药，永不下。

【笺疏】此确是子宫，所谓两岐（歧）者，正合西学家说所谓子宫之底，外有二筋带悬之，此带无力，即有下坠之忧者是也。此症虚弱者时有之，产后任劳亦

加味逍遥矣　外治法固亦可備一說但硫黃非通用之藥

子宮下墜

丹溪云一產子後陰戶下一物如合鉢狀有二岐其夫來求治予思之此子宮也必氣血弱而下墜遂用升麻當歸黃芪幾帖與之半日後其夫復來云服二次後覺响一聲視之已收但因經宿乾着皮上破一片如掌心大在皮某妻在家哭泣恐傷破不復能生予思此非腸胃乃脂膏也肌肉破尚可復完若氣血充盛必可生滿遂用四物湯加人參與百帖三年後復有子

治子宮下黃芪一錢半人參一錢當歸七分甘草二分作一帖水煎食前服外用五棓子末泡湯洗又用末傅之如此數次宜多服藥永不下

（箋疏）此確是子宮所謂兩岐者正合西學家說所謂子宮之底外有二筋帶懸之此帶無力即有下墜之憂者是也此症虛弱者時有之產後任勞亦

有之正是下元無力所致歸芪參朮稍加升舉洵爲正鵠至其黏著皮上而脫一片丹溪斷爲脂膜亦是至理補養可復完說亦可信但四物百帖未免太呆則丹溪之書本是淺者爲之所以筆下謭陋如此五棓子固澀洗敷自佳

產戶下物

丹溪云一婦年三十歲生女二日後產戶下一物如手帕下有帕尖約重一觔予思之此因胎前勞乏傷風或肝痿所致却喜血不甚虛耳其時歲暮天寒恐冷乾壞了急與炙黃芪二錢人參一錢白朮五分當歸一錢半升麻五分三帖連服之卽收上得汗通身方安但下翳沾席處乾者落一片約五六兩重蓋脂膜也食進得眠診其脉皆濇左略弦視其形却實與白朮白芍各半錢陳皮一錢生姜一片煎二三帖以養之

有之，正是下元无力所致，归、芪、参、术，稍加升举，洵为正鹄。至其黏著皮上而脱一片，丹溪断为脂膜，亦是至理。补养可复完说亦可信。但四物百帖未免太呆，则丹溪之书本是浅者为之，所以笔下谫陋如此，五棓（倍）子固涩，洗敷自佳。

产户下物

丹溪云：一妇年三十岁，生女二日后，产户下一物，如手帕下有帕尖，约重一斤。予思之此因胎前劳乏伤风，或肚痿所致，却喜血不甚虚耳。其时岁暮天寒，恐冷干坏了，急与炙黄芪二钱，人参一钱，白术五分，当归一钱半，升麻五分，三帖连服之即收上，得汗通身方安。但下翳沾席处干者落一片，约五六两重，盖脂膜也。食进得眠，诊其脉皆涩，左略弦，视其形却实，与白术、白芍各半钱，陈皮一钱，生姜一片，煎二三帖以养之。

【笺疏】此与上条本是一事，方亦与上条一辙，但传之稍异，遂使字句少有不同。尧封两收之，未免失检，术、芎、陈皮一方，不如参、术、归、芪、升麻远甚。凡古医籍中，似此泛而不切者，皆当删除净尽，否则苗莠同畴，徒乱人意。

水道下肉线

一产后水道中下肉线一条，长三四尺，动之则痛欲绝，先服失笑散数帖，次以带皮姜三斤，研烂入清油二斤，煎油干为度，用绢兜起肉线，屈曲于水道，边以煎姜薰之，冷则熨之。六日夜缩其大半，二六日即尽入，再服失笑散，芎归汤调理之。如肉线断，则不可治矣。

【笺疏】此岂即西学家所谓子宫底之筋带耶，然长至三四尺，岂有此理，言之太过，亦是吾国书之一大弊窦。总之，医家所见太小，好救眩异，自以为奇，而不顾有识者之窃笑于其后。失笑散及姜熨法均不妥，不如上条用五

（箋疏）此與上條本是一事方亦與上條一轍但傳之稍異遂使字句少有不同堯封兩收之未免失檢朮芎陳皮一方不如參朮歸芪升麻遠甚凡古醫籍中似此泛而不切者皆當删除凈盡否則苗莠同疇徒亂人意

水道下肉綫

一產後水道中下肉綫一條長三四尺動之則痛欲絕先服失笑散數帖次以帶皮姜三斤研爛入清油二斤煎油乾爲度用絹兜起肉綫屈曲於水道邊以煎姜薰之冷則熨之六日夜縮其大半二六日即盡入再服失笑散芎歸湯調理之如肉綫斷則不可治矣

（箋疏）此豈即西學家所謂子宮底之筋帶耶然長至三四尺豈有此理言之太過亦是吾國醫書之一大弊竇總之醫家所見太小好求眩異自以爲奇而不顧有識者之竊笑於其後失笑散及姜熨法均不妥不如上條用五

棓子洗敷爲佳

乳汁不通

涌泉散山甲炮研末酒服方寸匕日二服外以油梳乳卽通　見經疏

陳自明婦人良方曰予婦食素產後七日乳汁不行赤小豆一升煮粥食之當夜卽行

一婦乳汁不行煎當歸八錢服卽通

王不留行白通草穿山甲是要藥

（箋疏）產而無乳氣血虛也甲片通草留行等走竄固佳然不揣其本而齊其末若在瘦弱之人終是礱糠打油手段非徒無益惟壯實氣滯者可用耳當歸活血猶彼善於此吾鄉通用木通猪蹄煮湯飲之通乳固捷然以此二物幷作一氣大覺不倫亦是可笑須知鮮猪蹄湯滋液助血確是佳品只此

棓子洗敷为佳。

乳汁不通

涌泉散，山甲炮，研末，酒服方寸匕，日二服，外以油梳乳即通。见经疏。

陈自明《妇人良方》曰：予妇食素，产后七日乳汁不行，赤小豆一升，煮粥食之，当夜即行

一妇乳汁不行，煎当归八钱，服即通。

王不留行、白通草、穿山甲是要药。

【笺疏】产而无乳，气血虚也，甲片、通草、留行等走窜固佳，然不揣其本，而齐其末。若在瘦弱之人，终是砻糠打油手段，非徒无益，惟壮实气滞者可用耳。当归活血，犹彼善于此，吾乡通用木通猪蹄煮汤饮之，通乳固捷，然以此二物并作一气，大觉不伦，亦是可笑。须知鲜猪蹄汤滋液助血，确是佳品，只此

一味淡煮清汤啜之已是有余，何必更以木通苦之，是为恶作剧。凡乳妇寻常饭膳多饮猪肉鲜汤助乳极佳，但宜淡味，不宜咸，咸则耗血。又必忌辛辣，忌五荤，皆足以耗血，且令乳汁有荤臭，亦非爱子之道也。

回 乳

无子吃乳，乳不消，令人发热恶寒，用大麦芽二两，炒为末，每服五钱，白汤下。

【笺疏】丹溪此法固佳，凡消食之药无一不灵，查肉、神曲等皆是治乳妇病者，亦当留意此一层也。

乳头碎裂

丹溪老黄茄子烧灰傅之。

《纲目》丁香末傅之。

【笺疏】此有因发痒而搔碎者，稍有滋水，是肝胃湿热，宜清肝而少参化湿。有干裂作痛者，甚至血溢，是肝燥有火，宜养液而并滋肝肾。乳房属足阳明

一味淡煮清湯啜之已是有餘何必更以木通苦之是爲惡作劇凡乳婦尋常飯膳多飲猪肉鮮湯助乳極佳但宜淡味不宜鹹鹹則耗血又必忌辛辣忌五葷皆足以耗血且令乳汁有葷臭亦非愛子之道也

回乳

無子吃乳乳不消令人發熱惡寒用大麥芽二兩炒爲末每服五錢白湯下

（箋疏）丹溪此法固佳凡消食之藥無一不靈査肉神麯等皆是治乳婦病者亦當留意此一層也

乳頭碎裂

丹溪老黃茄子燒灰傅之　綱目丁香末傅之

（箋疏）此有因發癢而搔碎者稍有滋水是肝胃濕熱宜淸肝而少參化濕有乾裂作痛者甚至血溢是肝燥有火宜養液而並滋肝腎乳房屬足陽明

經乳頭實肝經主之故凡是乳病無不係於肝者脹痛皆然而外瘍其尤著也　外治法當依瘍科例擇藥燥者宜潤挾濕者宜清涼收濕丁香温燥大非所宜單方之不可呆用如此

吹乳

繆仲淳云妒乳內外吹乳乳岩乳癰不外陽明厥陰二經之病橘葉最妙　又用生半夏一個研末生葱頭一段研裹左右互塞鼻神驗　又於山中掘野芥菜（去葉用）根洗淨搗爛無灰酒煎數滚飲一二次即以渣遏患處凡乳癰未成或腫或硬或脹痛者無不立消屢治經驗野芥菜一名天芥菜又名鷃哥草似芥菜而略矮小其根數出如蘭根用以治乳想其形似乳囊也故用有驗

春圃附載

（箋疏）未產前生乳癰名內吹風乳子時生乳癰名曰外吹風皆由理想而

经，乳头实肝经主之。故凡是乳病，无不系于肝者，胀痛皆然，而外疡，其尤著也。

外治法当依疡科例择药，燥者宜润，挟湿者宜清凉收湿，丁香温燥，大非所宜，单方之不可呆用如此。

吹乳

缪仲淳云：妒乳内外吹乳，乳岩、乳痈不外阳明、厥阴二经之病，橘叶最妙。

又用生半夏一个，研末，生葱头一段，研裹左右互塞鼻，神验。

又于山中掘野芥菜（去叶用）根，洗净捣烂，无灰酒煎数滚，饮一二次即以渣遏患处。凡乳痈未成，或肿，或硬，或胀痛者，无不立消，屡治经验。野芥菜，一名天芥菜，又名鹦哥草，似芥菜而略矮小，其根数出如兰根，用以治乳，想其形似乳囊也，故用有验。

春圃附载

【笺疏】未产前生乳痈，名内吹风，乳子时，生乳痈，名曰外吹风，皆由理想而

得其名，谓小儿吮乳，口鼻之风吹之，犹可说也。乃儿在胎中而亦能吹风，而其可笑一至于此。吾国外科之学鄙陋已极，外疡一切病名可鄙，可嗤十而八九，医学空疏真是惭愧欲死。宜乎当此开明之世，后生小子乍得一知半解者，亦得窃笑于其侧空穴来风，固有自取之道，殊不足为。若辈责也，妒乳之名亦是可笑，不如经称乳痈，岂不正大光明，名正言顺。仲淳不外阳明、厥阴二经之病，洵是至当不易。橘叶固佳，但乳岩根深蒂固，万不可与乳痈同论。总之，胎前患此，多是肝火，止宜清肝少参消散。产后患此，多是积乳，先当消乳，早投煎药可退十之六七。惟胎前得之，其火必盛，产后得之，乳积更多，加以畏痛，不敢使儿吮乳，则愈积愈肿，所以成溃。皆是极易不比其他外疡之易于消退，二三日间无不成脓。若新产旬日之间，阴虚未复，狂焰陡然肿大，且坚如瓢如瓮者，其势甚急，非羚羊角不能稍杀其毒，俗名乳发，其害犹

得其名謂小兒吮乳口鼻之風吹之猶可說也乃兒在胎中而亦能吹風何其可笑一至於此吾國外科之學鄙陋已極外瘍一切病名可鄙可嗤十而八九醫學空疏眞是慚愧欲死宜乎當此開明之世後生小子乍得一知半解者亦得竊笑於其側空穴來風固有自取之道殊不足爲若輩責也妒乳之名亦是可笑不如經稱乳癰豈不正大光明名正言順仲淳不外陽明厥陰二經之病洵是至當不易橘葉固佳但乳岩根深蒂固萬不可與乳癰同論總之胎前患此多是肝火止宜清肝少參消散產後患此多是積乳先當消乳早投煎藥可退十之六七惟胎前得之其火必盛產後得之乳積更多加以畏痛不敢使兒吮乳則愈積愈腫所以成潰皆是極易不比其他外瘍之易於消退二三日間無不成膿若新產旬日之間陰虛未復狂燄陡然腫大且堅如瓢如甕者其勢甚急非羚羊角不能稍殺其毒俗名乳發其害猶

熾其較輕者則川楝蒲公英地丁銀花丹皮梔子黃芩連翹山查神麴麥芽等足以了之不能顧及回乳一層蓋非此不能釜底抽薪俗子不知猶用歸芎通草之類自謂活血行乳則助之腐也生半夏有毒塞鼻不妥野芥菜不知何物然有芥之名必有辛散作用此症必有心火亦外治用蒲公英地丁馬齒莧木芙蓉葉忍冬籐等搗敷皆可然此類皆清涼有餘火盛勢熾紅腫蔓延者宜之輕症嫌其太涼遏抑氣血反致堅硬難化瘍科書中有如意金黃散清熱而兼有辛散以治尋常之陽發癰腫正合但選藥尚未盡純粹頤習用之桃花丹敷此有效其不甚大者形塊如桃如栗則千槌膏消腫最驗二方見拙編瘍科綱要皆非古之成方

乳癰紅腫方發

活小鯽魚一尾剖去腸同生山藥寸許搗爛塗之少頃發屢驗無山藥即芋艿

炽。其较轻者，则川楝、蒲公英、地丁、银花、丹皮、栀子、黄芩、连翘、山查、神曲、麦芽等，足以了之，不能顾及回乳一层。盖非此不能釜底抽薪，俗子不知，犹用归、芎、通草之类，自谓活血行乳，则助之腐也。生半夏有毒，塞鼻不妥，野芥菜不知何物，然有芥之名，必有辛散作用。此症必有心火，亦外治用蒲公英、地丁、马齿苋、木芙蓉叶、忍冬藤等，捣敷皆可。然此类皆清凉有余，火盛势炽，红肿蔓延者宜之，轻症嫌其太凉，遏抑气血，反致坚硬难化，疡科书中有如意金黄散清热而兼有辛散，以治寻常之阳发痈肿正合。但选药尚未尽，纯粹颐习用之。桃花丹敷此有效，其不甚大者，形块如桃如栗，则千槌膏消肿最验。二方见拙编《疡科纲要》，皆非古之成方。

乳痈红肿方发

活小鲫鱼一尾，剖去肠，同生山药寸许，捣烂涂之，少顷发，屡验。无山药，即芋艿

亦可。

【笺疏】此单方也，鲜山药、鲜芋头生捣多浆汁，沾人肌肉，其痒异常，洵能通利血脉，故可消毒散肿。然惟小症可用，若形块较巨者，少敷则不足以减其势，多敷则皮肤极痒发泡且腐，而肌肉之坚肿如故，反多一层皮肤病，未尽美善，不如颐所恒用之桃花丹、千槌膏远甚。

乳痈已成

胡桃槅上焙燥，研末，每服三钱，红糖调匀，温酒送下，三服，无不全愈。

又方，用玫瑰花五七朵，干者亦可，醇酒煎服，烫酒极热冲服亦可，即以花瓣摘散，铺贴患处，三两次可愈。即已成硬块者，亦可消散。

曾经治验数人，陈载安附识。

【笺疏】既曰已成，则内有脓矣。非针之使溃，尚何有退消之法，此条二方仍

亦可

（箋疏）此單方也鮮山藥鮮芋頭生搗多漿汁沾人肌肉其癢異常洵能通利血脈故可消毒散腫然惟小症可用若形塊較巨者少敷則不足以減其勢多敷則皮膚極癢發泡且腐而肌肉之堅腫如故反多一層皮膚病未盡美善不如頤所恒用之桃花丹千槌膏遠甚

乳癰已成

胡桃槅上焙燥研末每服三錢紅糖調勻溫酒送下三服無不全愈

又方用玫瑰花五七朵乾者亦可醇酒煎服燙酒極熱沖服亦可即以花瓣摘散鋪貼患處三兩次可愈即已成硬塊者亦可消散　曾經治驗數人陳載安附識

（箋疏）既曰已成則內有膿矣非針之使潰尚何有退消之法此條二方仍

是單方耳輕症初起成能小效必曰可退斷不足恃且更有一大弊在乳癰皆是陽症成潰最迅酒之通經活血能使外瘍消腫軟堅止可治以陰發堅硬木腫之症若陽發飲酒是爲厲階以治乳癰尤其抱薪救火吾鄉俗傳治此症尚有一單方用生鹿角研末熱陳酒冲服或謂鹿角霜皆是溫散治法萬無可消陽發之理而傳者皆言其神妙用之者乃無一成無一不潰而亦無一不大痛三四日所見所聞不可僂指當與是條二方鼎足成三彼此輝映實則此等方法乃治乳核乳癖堅硬木腫者彼是凝痰結滯其來以漸核小而堅初起不知不覺實即乳岩之小症而亦乳岩之初基故宜用溫和行血之品此三方皆出一派惟無乳汁者有此症而內外吹兩者形似相同情實相反萬不可一例論治而傳者不悟總因內外分科治內科者遂絕不知有外瘍理法最是內科諸書一大缺陷且彼之結核雖似陰發而病在厥陰

是单方耳。轻症初起成能小效，必曰可退，断不足恃，且更有一大弊在乳痈，皆是阳症成溃最迅，酒之通经活血，能使外疡消肿软坚，止可治以阴发坚硬、木肿之症。若阳发饮酒，是为厉阶，以治乳痈，尤其抱薪救火。吾乡俗传治此症，尚有一单方，用生鹿角研末，热陈酒冲服，或谓鹿角霜皆是温散治法，万无可消阳发之理，而传者皆言其神妙，用之者乃无一成，无一不溃，而亦无一不大痛。三四日所见所闻不可偻，指当与是条二方鼎足成三，彼此辉映，实则此等方法乃治乳核、乳癖坚硬木肿者。彼是凝痰结滞，其来以渐核小而坚，初起不知不觉，实即乳岩之小症，而亦乳岩之初基，故宜用温和行血之品。此三方皆出一派，惟无乳汁者有此症，而内外吹，两者形似相同，情实相反，万不可一例论治。而传者不悟，总因内外分科，治内科者遂绝不知有外疡。理法最是，内科诸书一大缺陷，且彼之结核虽似阴发而病在厥阴

之络，内含木火温经太过，亦必助其发扬，恐有不可收拾之虑。盖乳房生疡，惟内外吹易溃而易愈，癖核虽小，溃则甚难收口。虽与乳岩绝症稍有轻重之分，然溃后纠缠，延成痨怯者，颐见之已屡，且结核渐巨，即是成岩，异病同源，胡可漠视。王鸿绪《外科全生集》大夸其阳和一方，妄谓是乳岩、瘰疬必用良药。颐授经师李年云：先生次女本患结核，误于阳和汤十六帖两月，而乳岩成，又三月而溃腐盈尺，惨遭非命，即是殷鉴。

又吾嘉秦骧云：制一末药施送，说治乳痈、乳癖、乳岩，一服必减，三服必痊。用石首鱼，背上鳍生剥撕下，贴壁上阴干，积久，炒研末，每一两对以小青皮末一两，每服三钱，热陈酒调服，实不过宣通经络，殊不足以疗大症，而亦不可以治乳痈阳发。适以使其宣达成脓，单方之不可靠。如是又廿年，以前吾乡有人患疝气痛，闻传说大茴香末，酒服有验，乃购大茴香二十文，研末温酒一次服完，半夜七孔流血

之絡內含木火溫經太過亦必助其發揚恐有不可收拾之慮蓋乳房生瘍惟內外吹易潰而易愈癖核雖小潰則甚難收口雖與乳岩絕症稍有輕重之分然潰後糾纏延成癆怯者頤見之已屢且結核漸巨即是成岩異病同源胡可漠視王鴻緒外科全生集大誇其陽和一方妄謂是乳岩瘰癧必用良藥頤授經師李年雲先生次女本患結核誤於陽和湯十六帖兩月而乳岩成又三月而潰腐盈尺慘遭非命即是殷鑒　又吾嘉秦驤雲製一末藥施送說治乳癰乳癖乳岩一服必減三服必痊用石首魚背上鰭生剝撕下貼壁上陰乾積久炒研末每一兩對以小青皮末一兩每服三錢熱陳酒調服實不過宣通經絡殊不足以療大症而亦不可以治乳癰陽發適以使其宣達成膿單方之不可靠如是又廿年以前吾鄉有人患疝氣痛聞傳說大茴香末酒服有驗乃購大茴香二十文研末溫酒一次服完半夜七孔流血

而絕則又單方之最可駭者也

乳岩

坎氣洗淨切薄焙燥研末日吃一條酒下約二十條效 繆德仁治驗半年以內者效

又狗糞東丹獨蒜三味搗勻攤布上勿用膏藥令黏貼上微痛數日可愈

沈堯封曰乳岩初起堅硬不作膿其成也肌肉疊起形似山岩病起抑鬱不治之證方書云桃花開時死出鮮血者死余見一婦患此已四年診時出鮮血盈盂以為必死日服人參錢許竟不死明年春桃花大放仍無恙直至秋分節候方斃此婦抑鬱不得志誠是肝病然不死於春而死於秋何哉豈肝病有二其太過者死於旺時其不及者死於衰時耶此證本屬肝病繆以坎氣補腎而愈亦理之不可解者

而绝，则又单方之最可骇者也。

乳岩

坎气洗净，切薄焙燥研末，日吃一条，酒下约二十条，效。缪德仁治验半年以内者，效。

又狗粪、东丹、独囊蒜三味，捣匀摊布上，勿用膏药，令黏贴上，微痛数日可愈。

沈尧封曰：乳岩初起坚硬不作脓，其成也，肌肉叠起，形似山岩，病起抑郁不治之证。方书云：桃花开时死；出鲜血者死。余见一妇，患此已四年，诊时出鲜血盈盂，以为必死，日服人参钱许，竟不死。明年春，桃花大放，仍无恙，直至秋分节候方毙。此妇抑郁不得志，诚是肝病，然不死于春而死于秋何哉？岂肝病有二：其太过者死于旺时，其不及者死于衰时耶？此证本属肝病，缪以坎气补肾而愈，亦理之不可解者。

外有方附后，疡科方选中

【笺疏】乳岩初起，止是一个坚核，不胀不肿，虽重按之亦不觉痛。但块坚如石，与其他疡症不同，故不能消散。苟能养血调肝，开怀解郁，止可保其不大不胀，经数十年，终身不为患者，所见已多。若多劳，多郁，则变化亦易，迨渐大而知作胀已难治疗。若时作一抽之痛，则调经更是棘手，虽能养阴，亦多无益，断不可误投破气消克及软坚走窜之药。尝见误服甲片、皂刺，应手焮发，速其胀裂，最是催命灵符。其溃也，浮面发腐，其中仍如巉石嵌空而坚，止有血水，并不流脓，且易溢血，必无带病延龄之望。坎气亦是单方，恐未必果有效力，蒜头涂法必令发痒，如其浮皮一破，即是弄假成真，必不可试。总之，此症无论何药，断无能令必愈之理，沈谓外有方附后，今亦未见，岂传抄有脱佚耶？然纵使有方，亦无效果，阙之可耳。

外有方附後瘍科方選中

（箋疏）乳巖初起止是一個堅核不脹不腫雖重按之亦不覺痛但塊堅如石與其他瘍症不同故不能消散苟能養血調肝開懷解鬱止可保其不大不脹經數十年終身不爲患者所見已多若多勞多鬱則變化亦易迨漸大而知作脹已難治療若時作一抽之痛則調經更是棘手雖能養陰亦多無益斷不可誤投破氣消尅及軟堅走竄之藥嘗見誤服甲片皂刺應手焮發速其脹裂最是催命靈符其潰也浮面發腐其中仍如巉石嵌空而堅止有血水並不流膿且易溢血必無帶病延齡之望坎氣亦是單方恐未必果有效力蒜頭塗法必令發癢如其浮皮一破卽是弄假成眞必不可試總之此症無論何藥斷無能令必愈之理沈謂外有方附後今亦未見豈傳抄有脫佚耶然縱使有方亦無效果闕之可耳

王孟英曰吳鞠通云當歸芎藭爲産後要藥然惟血虛而熱者斷不可用蓋當歸香竄異常甚於麻辛急走善行不能靜守止能運血衰多益寡如亡血液虧孤陽上冒等證而欲望其補血不亦愚哉芎藭有車輪紋其性更急於當歸蓋物性之偏長於通者必不長於守也世人不敢用芍藥而恣用歸何其顛倒哉余謂今人血虛而熱者爲多産後血液大耗孤陽易浮吳氏此言深中時弊又論達生篇所用方藥未可盡信皆先得我心之同然者詳見解産難醫者宜究心焉

（箋疏）當歸善行川芎善升血虛火動者當爲禁藥而俗子誤以爲補血之專品者只緣四物湯方泛稱補血遂不辨菽麥而溷用之耳鞠通此說確不可易

熱入血室

王孟英曰：吴鞠通云，当归、芎䓖为产后要药，然惟血虚而热者断不可用。盖当归香窜异常，甚于麻辛，急走善行，不能静守，止能运血，衰多益寡，如亡血液亏，孤阳上冒等证，而欲望其补血，不亦愚哉？芎䓖有车轮纹，其性更急于当归。盖物性之偏，长于通者，必不长于守也。世人不敢用芍药而恣用归，何其颠倒哉。余谓今人血虚而热者为多，产后血液大耗，孤阳易浮，吴氏此言深中时弊。又论《达生篇》所用方药未可尽信，皆先得我心之同然者，详见解产难，医者宜究心焉。

【笺疏】当归善行，川芎善升，血虚火动者当为禁药，而俗子误以为补血之专品者，只缘四物汤方泛称补血，遂不辨菽麦，而浪用之耳。鞠通此说，确不可易。

热入血室

仲景《伤寒论》云：妇人伤寒发热，经水适来，昼日明了，暮则谵语，如见鬼状者，此为热入血室，无犯胃气及上二焦，必自愈。

又，妇人中风，发热恶寒，经水适来，得之七八日，热除而脉迟，身凉胸胁下满，如结胸状谵语者，此为热入血室也，当刺期门，随其实而泻之。

又，妇人中风七八日，续得寒热，发作有时，经水适断者，此为热入血室，其血必结，故使如疟状发作有时，小柴胡汤主之。

沈尧封曰：《论》言勿犯胃气及上二焦者，谓不可攻下，并不可吐汗也，然有似是实非之证，不可不辨。

【笺疏】发热而经水适来，有适逢信期者，亦有不及信期而热逼经行者，昼日明了，暮则谵语，以热入阴分。故日暮阴气用事而神愦也。法当破瘀，其应甚捷，仲景谓无犯胃气及上二焦，以此之谵语，非阳明症，恐人误认阳明，妄

仲景傷寒論云婦人傷寒發熱經水適來晝日明了暮則譫語如見鬼狀者此爲熱入血室無犯胃氣及上二焦必自愈

又婦人中風發熱惡寒經水適來得之七八日熱除而脈遲身涼胸脇下滿如結胸狀譫語者此爲熱入血室也當刺期門隨其實而瀉之

又婦人中風七八日續得寒熱發作有時經水適斷者此爲熱入血室其血必結故使如瘧狀發作有時小柴胡湯主之

沈堯封曰論言勿犯胃氣及上二焦者謂不可攻下并不可吐汗也然有似是實非之證不可不辨

〔箋疏〕發熱而經水適來有適逢信期者亦有不及信期而熱逼經行者晝日明了暮則譫語以熱入陰分故日暮陰氣用事而神憒也法當破瘀其應甚捷仲景謂無犯胃氣及上二焦以此之譫語非陽明症恐人誤認陽明妄

投承氣故爲叮嚀又謂無犯上二焦則必治下焦可知陸九芝解此最是明白胸脇下滿是血滯而肝絡不疎故宜瀉期門則推之藥理亦必瀉去血滯可知其小柴胡湯一條明言經水適斷此爲經淨自斷者而言以經行既盡則血室空疎而邪熱乘之陷入下焦乃是虛證故以柴胡提其下陷之氣而參甘大棗方爲對病非凡是熱入血室皆用是方亦有經行未淨熱盛瘀結因而適斷者更當破瘀通經尤非小柴胡之升舉補中所可妄試揆之藥理蓋亦可知則本論小柴胡湯條中其血必結四字頤疑是上二條之脫誤非然者血已瘀結而更可投柴之升提參棗之補仲景安有此理然古今之爲本論作注者竟謂小柴胡一方爲通治熱入血室寧非大誤徐洄溪傷寒類方於暮則譫語如見鬼狀條下尚謂用小柴胡湯亦是誤認堯封謂有似是實非之症亦指小柴胡一方不可妄用下文醫案三條皆用是方而增劇蓋

投承气，故为叮咛。又谓无犯上二焦，则必治下焦，可知陆九芝解此最是明白。胸胁下满，是血滞，而肝络不疏，故宜泻期门，则推之药理，亦必泻去血滞。可知其小柴胡汤一条明言经水适断，此为经净自断者，而言以经行，既尽则血室空疏而邪热乘之陷入下焦，乃是虚证。故以柴胡提其下陷之气，而参、甘、大枣，方为对病非。凡是热入血室，皆用是方，亦有经行未净，热盛瘀结，因而适断者，更当破瘀通经，尤非小柴胡之升举补中所可妄试。揆之药理，盖亦可知。则本论小柴胡汤条中，其血必结四字，颐疑是上二条之脱，误非然者，血已瘀结，而更可投柴之升提，参枣之补，仲景安有此理。然古今之为本论作注者，竟谓小柴胡一方为通治热入血室，宁非大误。徐洄溪《伤寒类方》于暮则谵语，如见鬼状条下，尚谓用小柴胡汤，亦是误认。尧封谓：有似是实非之症，亦指小柴胡一方，不可妄用。下文医案三条皆用是方而增剧。盖

本是热病，不问理由，而辄以柴胡升之，参甘大枣补之谬妄，尚何待言。读古人书岂可如此呆板！

陈良甫曰：脉迟身凉而胸胁下满，如结胸状、谵语者，当刺期门穴，下针病人五吸，停针良久，徐徐出针。凡针期门穴，必泻勿补，肥人二寸，瘦人寸半。

【笺疏】期门穴在两乳直下，右当肝藏部位，何可刺入寸半及二寸，古书皆云可刺四分，而陈良甫独为是说，必有讹误，不可不正。

许学士治一妇病，伤寒发寒热，遇夜则如见鬼状，经六七日，忽然昏塞涎响，如引锯牙关，紧急瞑目不知人，病势危困。许视之曰：得病之初，曾值月经来否？其家云：经水方来，病作而经遂止，后一二日发寒热，昼虽静而夜则见鬼，昨日不省人事。许曰：此是热入血室证，医者不晓，以刚剂与之，故致此，当先化痰，后治其热。乃急以一呷散投之，两时许涎下得睡，即省人事。次投以小柴胡汤加生

本是熱病不問理由而輒以柴胡升之參甘大棗補之謬妄尚何待言讀古人書豈可如此呆板

陳良甫曰脈遲身凉而胸脇下滿如結胸狀譫語者當刺期門穴下針病人五吸停針良久徐徐出針凡針期門穴必瀉勿補肥人二寸瘦人寸半

（箋疏）期門穴在兩乳直下右當肝藏部位何可刺入寸半及二寸古書皆云可刺四分而陳良甫獨爲是說必有訛誤不可不正

許學士治一婦病傷寒發寒熱遇夜則如見鬼狀經六七日忽然昏塞涎響如引鋸牙關緊急瞑目不知人病勢危困許視之曰得病之初曾值月經來否其家云經水方來病作而經遂止後一二日發寒熱晝雖靜而夜則見鬼昨日不省人事許曰此是熱入血室證醫者不曉以剛劑與之故致此當先化痰後治其熱乃急以一呷散投之兩時許涎下得睡即省人事次投以小柴胡湯加生

地三服而熱遂除不汗而自解

（箋疏）此見本事方夜則譫語確見熱入血室然至昏瞀痰鳴牙關緊閉已是氣升火升血冲腦經之症許謂醫以剛劑與之當指溫升辛散諸藥故爲此病許先化痰誠是泄降正治一呷散方未見必是滌痰法次謂小柴胡加生地許書中有是方謂治婦人室女傷寒發熱或發寒熱經水適來或適斷晝則明了夜則譫語如見鬼狀亦治產後惡露方來忽爾斷絕云云雖是仲景本論固有之法其加生地者古稱地黃能破瘀也然以適來適斷幷爲一談已非仲師眞旨且謂可治產後惡露方來忽爾斷絕則凡是血瘀皆主以小柴胡湯已覺不可爲訓而此病直是氣血上冲腦經受病而柴胡升揚參甘生地皆是膩補姑不論古人不知腦神經病或有誤認然痰涎壅塞之後又豈此藥可愈恐是臆說不敢信也

地，三服而热遂除，不汗而自解。

【笺疏】此见《本事方》：夜则谵语，确见热入血室，然至昏瞀，痰鸣牙关紧闭，已是气升火升，血冲脑经之症，许谓医以刚剂与之，当指温升辛散诸药，故为此病，许先化痰诚是，泄降正治，一呷散方未见，必是涤痰法。次谓小柴胡加生地，许书中有是方，谓治妇人室女伤寒发热，或发寒热，经水适来，或适断，昼则明了，夜则谵语，如见鬼状，亦治产后恶露方来，忽尔断绝云云，虽是仲景本论固有之法，其加生地者，古称地黄能破瘀也。然以适来适断并为一谈，已非仲师真旨。且谓可治产后恶露方来，忽尔断绝，则凡是血瘀，（皆主以小柴胡汤）已觉不可为训，而此病直是气血上冲，脑经受病，而柴胡升扬，参、甘、生地皆是腻补。姑不论古人不知脑神经病，或有误认，然痰涎壅塞之后。又岂此药可愈，恐是臆说，不敢信也。

又，一热入血室证，医用补血调气药治之数日，遂成血结胸，或劝用前药，许以小柴胡已迟不可行矣。刺期门，则可请善针者治之，如言而愈，或问何为而成血结胸？许曰：邪气乘虚入于血室，血为邪所迫上入肝经，则谵语见鬼，复入膻中，则血结于胸中矣。故触之则痛，非药可及，当用刺法。

【笺疏】此亦见《本事方》，谓血结膻中，似亦未可深信。沈尧封曰：一妇热多寒少，谵语夜甚，经水来三日病发，而止本家亦知热入血室，医用小柴胡数帖，病增，舌色黄燥，上下齿俱是干血。余用生地、丹皮、麦冬等药不应，药入则干呕，脉象弱而不大。因思弱脉多火，胃液干燥，所以作呕，遂用白虎汤加生地、麦冬，二剂热退神清。唯二十余日不大便为苦，与麻仁丸，三服得便而安。一室女发热经来，医用表散药增剧，谵语夜甚，投小柴胡汤不应，夜起如狂，或疑蓄血，投凉血消瘀药，亦不应，左关脉弦硬搏指。询知病从怒起，因用胆草、

又一熱入血室證醫用補血調氣藥治之數日遂成血結胸或勸用前藥許以小柴胡已遲不可行矣刺期門則可請善針者治之如言而愈或問何爲而成結胸許曰邪氣乘虛入於血室血爲邪所迫上入肝經則譫語見鬼復入膻中則血結於胸中矣故觸之則痛非藥可及當用刺法

【箋疏】此亦見本事方謂血結膻中似亦未可深信沈堯封曰一婦熱多寒少譫語夜甚經水來三日病發而止本家亦知熱入血室醫用小柴胡數帖病增舌色黃燥上下齒俱是乾血余用生地丹皮麥冬等藥不應藥入則乾嘔脈象弱而不大因思弱脈多火胃液乾燥所以作嘔遂用白虎湯加生地麥冬二劑熱退神清唯二十餘日不大便爲苦與麻仁丸三服得便而安一室女發熱經來醫用表散藥增劇譫語夜甚投小柴胡湯不應夜起如狂或疑蓄血投涼血消瘀藥亦不應左關脈弦硬搏指詢知病從怒起因用胆草

黄芩山梔丹皮羚羊角蘆薈甘草歸身等藥煎服一劑知四劑愈

（箋疏）兩症皆是熱入血室而皆用小柴胡增劇妄升妄補無一非熱病鴆毒呆讀古者此其殷鑒惟胃火脈當滑大而反弱者津乾液耗脈反無力耳沈謂弱脈多火大有語病此兩條沈皆憑証用藥非熱入血室之通治法若執此兩條以通治經來譫語又是呆漢矣

沈又曰張儀表令愛發熱經來昏夜譫語如見鬼狀投小柴胡增劇詢其病情云醒時下體惡寒即憒時亦嘗牽被斂衣因悟此證平素必患帶下且完姻未久隱曲之事未免過當復值經來過多精血兩虧陰陽並竭其惡寒發熱由陰陽相乘所致非外感熱邪深入也誤投發散清熱證同亡陽傷寒論云亡陽則譫語內經云脫陽者見鬼是也因用腎氣丸早晚各二錢神氣即清隨以蓯蓉易附桂數劑全愈　此即前所云似是實非之證不可不辨者

黄芩、山栀、丹皮、羚羊角、芦荟、甘草、归身等药煎服，一剂知，四剂愈。

【笺疏】两症皆是热入血室，而皆用小柴胡增剧，妄升妄补，无一非热病鸩毒，呆读古者，此其殷鉴。惟胃火，脉当滑大而反弱者，津干液耗，脉反无力耳。沈谓弱脉多火，大有语病，此两条沈皆凭证用药，非热入血室之通治法。若执此两条，以通治经来谵语，又是呆汉矣！

沈又曰：张仪表令爱发热经来，昏夜谵语，如见鬼状，投小柴胡增剧。询其病情云：醒时下体恶寒，即愦时亦尝牵被敛衣。因悟此证平素必患带下，且完姻未久，隐曲之事未免过当，复值经来过多，精血两亏，阴阳并竭，其恶寒发热由阴阳相乘所致，非外感热邪深入也。误投发散清热，证同亡阳。《伤寒论》云：亡阳则谵语。《内经》云：脱阳者见鬼是也。因用肾气丸，早晚各二钱，神气即清，随以苁蓉易附桂，数剂全愈。

此即前所云似是实非之证，不可不辨者

也，尧封自记。

【笺疏】血虚而浪投柴胡，乃至不醒人事，升提虚阳为祸，固是甚捷。但此是阴虚阳浮之候法，当滋填镇摄者而用肾气，甚不可解，或传写者失其真耶？

咽 哽

《金匮》：妇人咽中如有炙脔，半夏厚朴汤主之。

《千金》所云：咽中帖帖如有炙肉，吐之不出，吞之不下是也。

半夏一升　厚朴三两　茯苓四两　生姜五两　苏叶二两

水煎，分四服，日三夜一。

【笺疏】此痰气互阻之症。尤在泾谓：凝痰结气，阻塞咽嗌者是也。

脏 燥

妇人脏燥，悲伤欲哭，象如神灵所作，数欠伸，甘麦大枣汤主之。

甘草三两　小麦一升　大枣十枚

水煎，分三服。

也堯封自記

（箋疏）血虛而浪投柴胡乃至不醒人事升提虛陽爲禍固是甚捷但此是陰虛陽浮之候法當滋填鎮攝者而用腎氣甚不可解或傳寫者失其眞耶

咽哽

金匱婦人咽中如有炙臠半夏厚朴湯主之　千金所云咽中帖帖如有炙肉吐之不出呑之不下是也

半夏一升厚朴三兩茯苓四兩生姜五兩蘇葉二兩水煎分四服日三夜一

（箋疏）此痰氣互阻之症尤在涇謂凝痰結氣阻塞咽嗌者是也

臟燥

婦人臟燥悲傷欲哭象如神靈所作數欠伸甘麥大棗湯主之

甘草三兩　小麥一升　大棗十枚水煎分三服

（箋疏）此血少而心氣不安神虛氣餒故多悲傷此方極驗近人醫案有之頤已錄入醫案平議神志門尤氏金匱心典解此甚明白今錄於後　尤在涇曰此症沈氏所謂子宮血虛受風化熱者是也血虛藏燥則內火擾而神不寧悲傷欲哭有如神靈而實爲虛病前五藏風寒積聚篇所謂邪哭使魂魄不安者血氣少而屬於心也數欠伸者經云腎爲欠爲嚏又腎病者善數欠顏黑蓋五志生火動必關心藏陰旣傷勢必及腎也小麥爲肝之穀而善養心氣甘草大棗甘潤生陰所以滋藏氣而止其燥也

陰寒

金匱凡陰寒溫陰中坐藥蛇床子散主之　蛇床子末以白粉少許和合相得如棗大綿裹納之自溫

（箋疏）此外治法然亦不必呆守蛇床一味善學古人者亦可自知變化

【笺疏】此血少而心气不安，神虚气馁，故多悲伤，此方极验，近人医案有之。颐已录入医案，平议神志门。尤氏《金匮心典》解此甚明白，今录于后。

尤在泾曰：此症沈氏所谓子宫血虚，受风化热者是也。血虚藏燥，则内火扰而神不宁，悲伤欲哭，有如神灵，而实为虚病前，五藏风寒积聚篇所谓邪哭，使魂魄不安者，血气少，而属于心也，数欠伸者。经云：肾为欠，为嚏。又肾病者善数欠，颜黑。盖五志生火，动必关心，藏阴既伤，势必及肾也。小麦为肝之谷，而善养心气，甘草、大枣甘润生阴，所以滋藏气而止其燥也。

阴　寒

《金匮》：凡阴寒，温阴中，坐药蛇床子散主之。蛇床子末，以白粉少许和合相得，如枣大，棉裹纳之自温。

【笺疏】此外治法，然亦不必呆守蛇床一味，善学古人者，亦可自知变化。

阴吹

《金匮》：胃气下泄阴吹，而正喧此谷气之实也，猪膏发煎导之。

猪膏半斤，乱发如鸡子大，三枚膏中和煎之，发消药成，分再服。

王孟英曰：阴吹亦妇人恒有之事，别无所苦者，亦不为病，况属隐微之候，故医亦不知耳。俗传产后未弥月而啖葱者，必患此，惟吹之太喧而大便艰燥，乃称为病。然仲圣但润其阳明之燥，则府气自通，仍不必治其吹也。

【笺疏】此是隐曲之微恙，不足为病，观仲景法，通阳明而兼有导淤性质。盖因有瘀滞，经隧不利，故为此患，则用药之理可想而知，亦不必拘拘于古人之成方也。

阴痒

善邑西门外三里有妇人，阴中极痒难忍，因寡居无人转述，医者莫知病情，治

陰吹

金匱胃氣下泄陰吹而正喧此穀氣之實也猪膏髮煎導之

猪膏半斤　亂髮如鷄子大三枚膏中和煎之髮消藥成分再服

王孟英曰陰吹亦婦人恆有之事別無所苦者亦不爲病況屬隱微之候故醫亦不知耳俗傳產後未彌月而啖葱者必患此惟吹之太喧而大便艱燥乃稱爲病然仲聖但潤其陽明之燥則府氣自通仍不必治其吹也

（箋疏）此是隱曲之微恙不足爲病觀仲景法通陽明而兼有導淤性質蓋因有瘀滯經隧不利故爲此患則用藥之理可想而知亦不必拘拘於古人之成方也

陰癢

善邑西門外三里有婦人陰中極癢難忍因寡居無人轉述醫者莫知病情治

皆不效至蘇就葉天士診微露其意葉用蛇床子煎湯洗內服龜鹿二仙膠四日而愈陰蝕有用猪肝煮熟削如梃鑽孔數十納陰中良久取出必有虫在肝孔內另易一梃納之虫盡自愈亦良法也

（箋疏）此濕熱下注葉氏此法蛇床子湯外洗尙是盡人所能其內服二仙膠者必其人眞陰素虛淸氣下陷而稍挾濕熱故用藥如此若濕火偏盛則必非龜鹿溫補所宜藥豈一端各有所當弗謂葉老此方爲專療是症之唯一祕訣　陰蝕成瘡濕熱生虫坐藥亦其一端然必須洗法而兼服導濕淸熱以疏利之

陰挺陰㿗

王孟英曰尙有陰挺一證用飛礬六兩桃仁一兩五味子雄黃各五錢銅綠四錢末之煉蜜丸每重四錢卽以方內雄黃爲衣坐入玉門重者二次必愈

皆不效。至苏就叶天士诊，微露其意，叶用蛇床子煎汤洗，内服龟鹿二仙胶，四日而愈。阴蚀有用猪肝煮熟，削如梃，钻孔数十，纳阴中，良久取出，必有虫在肝孔内，另易一梃纳之，虫尽自愈，亦良法也。

【笺疏】 此湿热下注，叶氏此法蛇床子汤外洗，尚是尽人所能，其内服二仙胶者，必其人真阴素虚，清气下陷而稍挟湿热，故用药如此。若湿火偏盛，则必非龟鹿温补所宜，药岂一端，各有所当，弗谓叶老此方为专疗是症之唯一秘诀。

阴蚀成疮，湿热生虫，坐药亦其一端，然必须洗法而兼服导湿清热，以疏利之。

阴挺阴㿗

王孟英曰：尚有阴挺一证，用飞矾六两，桃仁一两，五味子、雄黄各五钱，铜绿四钱，末之，炼蜜丸，每重四钱，即以方内雄黄为衣，坐入玉门，重者二次必愈。

【笺疏】 此亦湿热为患，此间极少是症。闻南方闽广及北地燕齐多有之，南方则地温而土湿，北方则席地而坐，夜卧火坑，皆湿与热交互为患。孟英此方固是燥湿、杀虫、导淤、涩敛法，极完善，当能有效。但病由渐起甚者，经年累月，必谓两次可愈，重症似亦未免言之太易。

女科书大略

王宇泰女科《证治准绳》序云：妇人有专治方旧矣，史称扁鹊过邯郸闻贵妇人，即为带下医，语兼长也。然带下直妇人一病耳，调经杂证，怀子免身患苦百出，疗治万方一带，宁遽尽之乎？世所传张长沙杂病方论三卷，妇人居一焉，其方用之奇验，奈弗广，何孙真人著《千金方》特以妇人为首。盖易基乾坤，诗首关雎之义，其说曰：特须教子女学习此三卷妇人方，令其精晓，即于仓卒之秋何忧畏也，而精于医者，未之深许也。唐大中初，白敏中守成都，其家有因免乳死者，访问名医，得昝殷备集验方三百七十八首，以献是为产宝，宋时濮阳李师圣

〔箋疏〕此亦濕熱爲患此間極少是症聞南方閩廣及北地燕齊多有之南方則地温而土濕北方則席地而坐夜卧火坑皆濕與熱交互爲患孟英此方固是燥濕殺虫導淤濇斂法極完善當能有效但病由漸起甚者經年累月必謂兩次可愈重症似亦未免言之太易

女科書大略

王宇泰女科證治準繩序云婦人有專治方舊矣史稱扁鵲過邯鄲聞貴婦人即爲帶下醫語兼長也然帶下直婦人一病耳調經雜證懷子免身患苦百出療治萬方一帶寧遽盡之乎世所傳張長沙雜病方論三卷婦人居一焉其方用之奇驗奈弗廣何孫眞人著千金方特以婦人爲首蓋易基乾坤詩首關雎之義其說曰特須教子女學習此三卷婦人方令其精曉即於倉卒之秋何憂畏也而精於醫者未之深許也唐大中初白敏中守成都其家有因免乳死者訪問名醫得昝殷備集驗方三百七十八首以獻是爲產寶宋時濮陽李師聖

得產論二十一篇有說無方醫學教授郭稽中以方附焉而陳無擇於三因方評其得失詳矣婺醫杜荍又附益之是爲產育寶慶集臨川陳自明良甫以爲諸書綱領散漫而無統節目簡略而未備醫者局於簡易不能深求徧覽有纔進一方不效輒束手者有無方可據揣摩臆度者乃采摭諸家之善附以家傳驗方編葺成篇凡八門門數十餘體總三百六十餘論論後列方綱領節目燦然可觀是爲大全良方良方出而閨閣之調將大備矣然其論多采巢氏病源什九歸諸風冷藥偏獷熱未有條分縷晰其宜否者近代薛氏新甫始取良方增注其論酌寒熱之中大抵依於養脾胃補氣血不以去病爲事可謂救時之良醫也已第陳氏所葺多上古專科禁方具有源流本末不可沒也而薛氏一切以己意芟除變亂使古方自此湮沒余重惜之故於是編附存陳氏之舊而刪其偏駁者然亦存十之六七而已至薛氏之說則盡收之取其以養正爲主

得产论二十一篇，有说无方医学教授，郭嵇中以方附焉，而陈无择于《三因方》评其得失详矣。婺医杜荍又附益之，是为产育宝庆集。临川陈自明良甫以为诸书纲领，散漫而无统，节目简略，而未备医者，局于简易不能深求，遍览有才进一方，不效，辄束手者，有无方可据，揣摩臆度者，乃采摭诸家之善，附以家传验方，编葺成篇，凡八门，门数十余体，总三百六十余论，论后列方，纲领节目，灿然可观，是为《大全良方》。《良方》出而闺阁之调将大备矣。然其论多采巢氏《病源》什九，归诸风冷药偏犷热，未有条分缕晰，其宜否者。近代薛氏、新甫始取良方，增注其论，酌寒热之中大抵依于养脾胃，补气血，不以去病为事，可谓救时之良医也。已第陈氏所葺，多上古专科禁方，具有源流本末，不可没也。而薛氏一切以己意芟除变乱，使古方自此湮没，余重惜之。故于是编附存陈氏之旧，而删其偏驳者。然亦存十之六七而已。至薛氏之说，则尽收之，取其以养正为主，

且简易易守，惟女子学习无难也。若易水潊水师弟，则后长沙而精于医者，一方一论具掇，是中乃他书所无有，挟是而过邯郸，庶无道少之患哉。其积德求子，与夫安产藏衣，吉凶方位，皆非医家事，故削不载云。

【笺疏】 黄肯堂此序历叙女科书源委甚详，可谓是科之纪事本末，肯堂之《女科准绳》固即本此数家而掇拾为之，未尝不罗罗清疏。独薛新甫治案专用成方，绝少裁翦，于病情曲折往往不能精切，而授学者以因陋就简之法，自薛氏之书盛行，而习医乃极为易事。然粗枝大叶，似是实非，医学之疏乃益不可问，肯堂反喜其简，而易守，毋乃不思之甚。清乾隆时，有武叔卿之济阴纲目，亦从准绳撮其大要方论，皆稳妥可学，有志于妇女专科者，循此诸家法守，而融会贯通之，亦自足以名世矣。

王孟英曰：带下直妇人一病耳，未必人人病此，何以扁鹊闻贵妇人，即为带

且簡易易守惟女子學習無難也若易水潊水師弟則後長沙而精於醫者一
方一論具掇是中乃他書所無有挾是而過邯鄲庶無道少之患哉其積德求
子與夫安産藏衣吉凶方位皆非醫家事故削不載云
（箋疏）黄肯堂此序歷叙女科書源委甚詳可謂是科之紀事本末肯堂之
女科準繩固卽本此數家而掇拾爲之未嘗不羅羅清疏獨薛新甫治案專
用成方絶少裁翦於病情曲折往往不能精切而授學者以因陋就簡之法
自薛氏之書盛行而習醫乃極爲易事然粗枝大葉似是實非醫學之疏乃
益不可問肯堂反喜其簡而易守毋乃不思之甚清乾隆時有武叔卿之濟
陰綱目亦從準繩撮其大要方論皆穩妥可學有志於婦女專科者循此諸
家法守而融會貫通之亦自足以名世矣
王孟英曰帶下直婦人一病耳未必人人病此何以扁鵲聞貴婦人卽爲帶

下醫緣帶下本女子身而卽有之事原非病也後人以帶脈不主約束一言遂以女人之遺濁稱爲帶下之證然則扁鵲爲之帶下醫猶今之幼科自稱痘醫也痘雖幼科之一證而亦人人必有之事且世俗無不貴小兒者所以人多樂爲痘醫耳

（箋疏）孟英解帶下爲婦女科之通稱言雖奇而理實確否則白淫僅百病中之一種而扁鵲遂以之自號最不可解此蓋古時自有此名稱然不可以行之於今者也

集方　論中所列各方有彼此互見者集錄於此以便簡閱其專治者不復贅門類及分兩炮製半參汪訒庵醫方集解所錄

補養

六味丸　錢仲陽　治肝腎不足眞陰虧損精血枯竭

下医。缘带下本女子身，而即有之事，原非病也。后人以带脉不主约束一言，遂以女人之遗浊称为带下之证。然则扁鹊为之带下医，犹今之幼科自称痘医也，痘虽幼科之一证，而亦人人必有之事，且世俗无不贵小儿者，所以人多乐为痘医耳。

【笺疏】 孟英解带下为妇女科之通称，言虽奇而理实确，否则白淫仅百病中之一种，而扁鹊遂以之自号，最不可解此。盖古时自有此名称，然不可以行之于今者也。

集方　论中所列各方，有彼此互见者，集录于此，以便简阅，其专治者不复赘，门类及分两炮制半参汪讱庵《医方集解》所录。

补　养

六味丸　钱仲阳

治肝肾不足，真阴亏损，精血枯竭。

地黄、砂仁，酒拌，九蒸九晒，八两，山茱肉，酒润，四两，山药四两，茯苓乳拌，丹皮、泽泻各三两。蜜丸，空心盐汤下，冬酒下。

六味地黄汤　治同上

前方煎服。

八味丸　崔氏

前方加肉桂、附子各一两，名桂附八味丸，治相火不足，尺脉弱者宜之。亦治妇人转胞。

前方加黄柏、知母各二两，名知柏八味丸，治阴虚火盛，尺脉旺者宜之。

【笺疏】自薛立斋、张景岳、赵养葵辈滥用六味地黄，而世之医者无不视六味为滋阴补肾必需之品。须知六味之方本于八味肾气，崔氏立方之旨，原为肾气不充，不能鼓舞真阳而小便不利者设法，故以少少桂附温养肾气。

地黃砂仁酒拌九蒸九晒八兩山茱肉酒潤四兩山藥四兩茯苓乳拌丹皮澤瀉各三兩蜜丸空心鹽湯下冬酒下

六味地黃湯　治同上

前方煎服

八味丸　崔氏

前方加肉桂附子各一兩名桂附八味丸治相火不足尺脈弱者宜之　亦治婦人轉胞

前方加黃柏知母各二兩名知柏八味丸治陰虛火盛尺脈旺者宜之

（箋疏）自薛立齋張景岳趙養葵輩濫用六味地黃而世之醫者無不視六味爲滋陰補腎必需之品須知六味之方本於八味腎氣崔氏立方之旨原爲腎氣不充不能鼓舞眞陽而小便不利者設法故以少少桂附溫養腎氣

萸肉固攝肝腎而重用地黄峻滋陰液即以丹皮泄導下焦濕熱茯苓澤瀉淡滲泄水通利小便其用薯蕷者實脾以堤水也觀仲景凡用是方多有小便不利一句則是方眞諦全從利水着想顯而易知方名腎氣所重者在乎氣字明非塡補腎陰腎陽之意惟金匱消渴門飲一斗小便亦一斗主以此丸似乎（渴而且消亦用是方）決非通利之意然此亦爲腎陽無權不能氣升於上所以上焦反渴乃消症中之不多有者原與肺胃燥火之消渴皎然不同其所以渴者乃因陽虚不能蒸氣化液所以不得不飲然飲一斗而小溲亦是一斗溲不加多又明與下焦有火之飲一溲二大異則小水雖未必不利然尚不加多故茯苓丹澤不嫌滲泄而桂附萸肉溫養肝腎乃爲適合至錢仲陽於腎氣丸中減去桂附止用六味以治小兒腎虚爲之説者輒曰小兒純陽不需溫腎然中之丹皮苓瀉豈塡補腎陰之藥頤謂仲陽製此六味丸方蓋謂

萸肉固摄肝肾而重用地黄，峻滋阴液即以丹皮泄导下焦湿热，茯苓、泽泻淡渗泄水，通利小便，其用薯蓣者，实脾以堤水也。观仲景凡用是方，多有小便不利一句，则是方真谛全从利水着想。显而易知，方名肾气所重者在乎气字，明非填补肾阴、肾阳之意。惟《金匮》消渴门饮一斗，小便亦一斗，主以此丸似乎（渴而且消，亦用是方），决非通利之意。然此亦为肾阳无权，不能气升于上，所以上焦反渴，乃消症中之不多有者。原与肺胃燥火之消渴皎然不同，其所以渴者，乃因阳虚不能蒸气化液，所以不得不饮。然饮一斗而小溲亦是一斗，溲不加多，又明与下焦有火之饮一溲二大异，则小水虽未必不利，然尚不加多。故茯苓、丹泽不嫌渗泄，而桂附萸肉温养肝肾，乃为适合。至钱仲阳于肾气丸中减去桂附，止用六味以治小儿肾虚为之说者，辄曰小儿纯阳，不需温肾，然中之丹皮、苓泻岂填补肾阴之药。颐谓仲阳制此六味丸方，盖谓

病后轻描淡写作用，可助真阴可泄余热，必无甚病症者乃可用之，亦未必遽以为大补之品。奈后人不学，一见仲阳补肾二字，遂谓大补，滋填竟是无出此方之右，绝不知细心体会。一思丹皮、泽、苓究竟功用，奚若此立斋、养葵之简陋，本属医界之最不可问者，而景岳只知推崇熟地，遂亦随声附和，不辨真味，至近今之浪用六八味者，则皆中薛、赵、景岳之毒者耳。最可笑者，汪讱庵《医方集解》，竟列六味于补养方中，首屈一指，俗学见之，那不宝若无价之珍，而方下谓治肝肾不足，真阴亏损，精血枯竭等。凡七十余字最杂，繁芜可鄙已极，汪氏书中大都如此，毫无辨驳价值。颐亦不屑为之，妄费笔墨。可惜尧封于此，乃亦截取其肝肾不足之十二字，作为六味主治，则果是精血枯竭，而可以丹皮、泽、苓清凉渗泄，毋乃不思之甚耶！

肾气丸《金匮》

病後輕描淡寫作用可助眞陰可泄餘熱必無甚病症者乃可用之亦未必遽以爲大補之品奈後人不學一見仲陽補腎二字遂謂大補滋塡竟是無出此方之右絕不知細心體會一思丹皮澤苓究竟功用奚若此立齋養葵之簡陋本屬醫界之最不可問者而景岳只知推崇熟地遂亦隨聲附和不辨眞味至近今之浪用六八味者則皆中薛趙景岳之毒者耳最可笑者汪訒庵醫方集解竟列六味於補養方中首屈一指俗學見之那不寶若無價之珍而方下謂治肝腎不足眞陰虧損精血枯竭等凡七十餘字蕞雜繁蕪可鄙已極汪氏書中大都如此毫無辨駁價値頤亦不屑爲之妄費筆墨可惜堯封於此乃亦截取其肝腎不足之十二字作爲六味主治則果是精血枯竭而可以丹皮澤苓淸凉滲泄毋乃不思之甚耶

腎氣丸　金匱

桂附八味丸加車前牛膝劑用地黄四兩山藥以下皆一兩茯苓三兩附子五錢製

徐藹輝曰金匱要略用桂枝無車前牛膝治婦人轉胞此名加味腎氣丸係治水腫

（箋疏）此嚴用和濟生方也爲導水計故於八味方中加以車前牛膝嚴氏本以附子爲君而減少地黄治水腫腎陽衰者以地太膩而減其半亦自有理薛立齋又改用茯苓爲君汪氏醫方集解錄之於利濕門中名曰加味腎氣丸猶可說也而於六味條下又曰桂附八味丸加車前牛膝名腎氣丸而注之以金匱二字一似金匱此方本有車前牛膝者何以謬戾至此然汪氏之書世皆喜其卑而易行遂人人心目中皆知金匱腎氣丸方即此十味而市肆中亦皆以十味者稱之爲金匱腎氣丸一盲羣盲醫藥之學每況愈下

桂附八味丸加车前、牛膝，剂用地黄四两，山药以下皆一两，茯苓三两，附子五钱，制。

徐蔼辉曰：《金匮要略》用桂枝，无车前、牛膝，治妇人转胞，此名加味肾气丸，系治水肿。

【笺疏】此严用和济生方也，为导水计，故于八味方中加以车前、牛膝，严氏本以附子为君，而减少地黄，治水肿，肾阳衰者以地太腻而减其半，亦自有理。薛立斋又改用茯苓为君。汪氏《医方集解》录之于利湿门中，名曰加味肾气丸，犹可说也。而于六味条下又曰桂附八味丸加车前、牛膝，名肾气丸而注之以金匮二字，一似金匮，此方本有车前、牛膝者，何以谬戾至此？然汪氏之书，世皆喜其卑而易行，遂人人心目中皆知金匮肾气丸方，即此十味而市肆中亦皆以十味者称之，为金匮肾气丸。一盲群盲医药之学，每况愈下。

皆汪氏始作之俑，何尧封亦复沿讹袭谬，如此真不可解。

青娥不老丸　《集解》：只名青娥丸，未知是一是二。

治肾虚腰痛

破故纸十两，酒蒸为末　胡桃肉十二两，去皮，研烂　杜仲一斤，炒去丝　生姜炒　蒜各四两，蜜调为丸。

又，丹溪青娥丸止用故纸四两，杜仲四两，炒生姜二两半，炒胡桃肉三十个，蜜丸，桐子大，每服四五十丸，盐酒下。

【笺疏】 青娥丸《出和剂局方》，专入肾家，温润固涩，颇有意味，腰痛多是肾虚。经谓：腰者肾之府，转摇不能，肾将惫矣。此方温养滋填，且能封固，洵有奇功。但是服食之法，必久久不懈，方能有效。

黑锡丹　治阴阳不升降，上盛下虚，头目眩运。

皆汪氏始作之俑何堯封亦復沿訛襲謬如此眞不可解
青娥不老丸　集解祇名青娥丸未知是一是二
治腎虛腰痛
破故紙十兩酒蒸爲末胡桃肉十二兩去皮研爛杜仲一觔炒去絲生姜炒
蒜各四兩蜜調爲丸
又丹溪青娥丸止用故紙四兩杜仲四兩炒生姜二兩半炒胡桃肉三十個
蜜丸桐子大每服四五十丸鹽酒下
（箋疏）青娥丸出和劑局方專入腎家溫潤固濇頗有意味腰痛多是腎虛
經謂腰者腎之府轉搖不能腎將憊矣此方溫養滋塡且能封固洵有奇功
但是服食之法必久久不懈方能有效
黑錫丹　治陰陽不升降上盛下虛頭目眩運

黑鉛二兩硫黃二兩將鉛鎔化漸入硫黃候結成片傾地上出火毒研之無聲爲度

（箋疏）是方治腎氣不攝羣陰用事寒水上凌幾欲汩沒微陽者其證則水泛爲痰喘促氣急不能安寐故以黑鉛之重合硫磺純陽之精直入腎家收攝元氣洵爲虛寒喘嗽之要藥但單用二味猶嫌獷悍不醇未盡美善不如局方爲佳而本事方不用陽起石尤爲馴良然是方專爲陰氣上乘陽虛欲絕而設局方爲之升降陰陽已是大有語病而汪訒庵之集解竟謂治陰陽不升降究屬是陰是陽是升是降語氣渾侖最不可曉又謂上盛下虛頭目眩運則一似肝胆火升陽浮於上者正與此症之陰寒上逆者一陰一陽適得其反汪氏憒憒本不足道而堯封乃亦依樣葫蘆不爲糾正何其疏耶

參苓白朮散　治脾胃虛弱飲食不消或吐或瀉

黑铅二两，硫黄二两，将铅镕化，渐入硫黄，候结成片，倾地上出火毒，研之无声为度。

【笺疏】是方治肾气不摄，群阴用事，寒水上凌，几欲汩没微阳者，其证则水泛为痰，喘促气急，不能安寐。故以黑铅之重，合硫磺纯阳之精，直入肾家，收摄元气，洵为虚寒喘嗽之要药。但单用二味，犹嫌犷悍不醇，未尽美善，不如《局方》为佳，而《本事方》不用阳起石，尤为驯良。然是方专为阴气上乘，阳虚欲绝而设。《局方》为之升降阴阳已是大有语病，而汪讱庵之《集解》竟谓治阴阳不升降，究属是阴是阳，是升是降，语气浑仑，最不可晓。又谓上盛下虚，头目眩运，则一似肝胆火升，阳浮于上者，正与此症之阴寒上逆者，一阴一阳，适得其反。汪氏愦愦本不足道，而尧封乃亦依样葫芦，不为纠正，何其疏耶。

参苓白术散　治脾胃虚弱，饮食不消，或吐或泻。

人参　白术土炒　茯苓　甘草炙　山药炒　扁豆炒　薏仁炒　莲子肉去心，炒　陈皮　砂仁　桔梗，为末，每三钱，枣汤或米饮调服。

【笺疏】此亦《和剂局方》，乃平补脾胃之主药，不偏温燥，最为驯良。凡能食而不易消化，及饥不思食，或纳谷无味者宜之。

八珍汤　治心肺虚，气血两虚，心主血，肺主气，四君补气，四物补血。

人参　白术土炒　茯苓　甘草　当归酒洗　生地　芍药　芎䓖

【笺疏】四君四物合为八珍，按之药理功能，可谓四君气药，能助脾阳，四物血药能养脾阴，一属气，一属血，只可专主脾胃讲，决不能泛泛然谓四君补气，四物补血。然汪讱庵何知药物真理，但认得一个气字，即曰肺主气，而遂谓四君即是补肺药，又认得一个血字，即曰心主血，而遂谓四物即是补血药。其《医方集解》之八珍汤下竟曰治心肺虚损，气血两虚，而又恐他人不能

人參白朮土炒茯苓甘草炙山藥炒扁豆炒薏仁炒蓮子肉去心炒陳皮砂
仁桔梗爲末每三錢棗湯或米飲調服
(箋疏)此亦和劑局方乃平補脾胃之主藥不偏溫燥最爲馴良凡能食而
不易消化及飢不思食或納穀無味者宜之
八珍湯　治心肺虛氣血兩虛心主血肺主氣四君補氣四物補血
人參白朮土炒茯苓甘草當歸酒洗生地芍藥芎藭
(箋疏)四君四物合爲八珍按之藥理功能可謂四君氣藥能助脾陽四物
血藥能養脾陰一屬氣一屬血只可專主脾胃講決不能泛泛然謂四君補
氣四物補血然汪訒庵何知藥物眞理但認得一個氣字卽曰肺主氣而遂
謂四君卽是補肺藥又認得一個血字卽曰心主血而遂謂四物卽是補血
藥其醫方集解之八珍湯下竟曰治心肺虛損氣血兩虛而又恐他人不能

知其何以可治心肺則又注之曰心主血肺主氣云云於是八珍湯之專補心肺乃爲確切不移此則汪氏獨有之藥物學而其他方書之皆不謂然者究竟此八物之實在功用奚若何一味可以補心補肺分而審之宜悟物理之眞合而參之當識調劑之妙

訒庵盲瞽安可與語且其他方書言之亦詳何以堯封獨取汪氏豈所謂卑之無甚高論耶然其謬甚矣

十全大補湯

八珍再加黄芪以助陽固表加肉桂以引火歸元金匱虛者十補勿瀉之是也

（箋疏）八珍以外加之芪桂蓋爲脾腎陽衰者設法東垣製此即從保元湯得來本是溫養之意惟中氣虛寒及陽虛於下者宜之諸書有謂升陽滋陰

知其何以可治心肺，则又注之曰：心主血，肺主气云云，于是八珍汤之专补心肺，乃为确切不移。此则汪氏独有之药物学，而其他方书之皆不谓然者，究竟此八物之实在功用，奚若何一味可以补心补肺。分而审之，宜悟物理之真合而参之，当识调剂之妙。

讱庵盲瞽，安可与语，且其他方书言之亦详，何以尧封独取汪氏，岂所谓卑之无甚高论耶？然其谬甚矣。

十全大补汤

八珍再加黄芪，以助阳固表，加肉桂，以引火归元，金匮虚者十补，勿泻之是也。

【笺疏】八珍以外加之芪桂，盖为脾肾阳衰者设法，东垣制此，即从保元汤得来，本是温养之意，惟中气虚寒及阳虚于下者宜之。诸书有谓升阳滋阴

已是大谬，而汪讱庵且能谓肉桂是引火归元，几欲以治虚阳上浮之症，则阳已露矣，而更以归芎升之，芪桂温之，其祸乃可翘足而待。

补中益气汤　东垣治一切清阳下陷，中气不足之证。

黄芪蜜炙，一钱半　人参　甘草一钱，炙　白术土炒　陈皮钱半　当归五分　升麻　柴胡三分　姜三片　枣二枚，煎。

【笺疏】此惟脾胃气虚，清气陷于阴中，而肢体无力，面目萎黄，饮食无味，脉弱不起者为宜，所谓阳虚下陷者是矣。若阴虚于下，根本不坚者，得此害如鸩毒。昔贤谓脾胃之虚利于升举，肝肾之虚必不可升，学者当须识得清楚。

归脾汤　济生治心脾受伤，不能摄血，致血妄行，及妇人带下。

人参　白术土炒　茯神　枣仁炒　龙眼肉二钱　黄芪一钱半，炙　当归酒洗　远志一钱　木香　甘草五分，炙　姜枣煎。

已是大謬而汪訒庵且能謂肉桂是引火歸元幾欲以治虛陽上浮之症則陽已露矣而更以歸芎升之芪桂溫之其禍乃可翹足而待

補中益氣湯　東垣治一切清陽下陷中氣不足之證

黃芪蜜炙一錢半人參甘草一錢炙白朮土炒陳皮錢半當歸五分升麻柴胡三分姜三片棗二枚煎

（箋疏）此惟脾胃氣虛清氣陷於陰中而肢體無力面目萎黃飲食無味脈弱不起者爲宜所謂陽虛下陷者是矣若陰虛於下根本不堅者得此害如鴆毒昔賢謂脾胃之虛利於升舉肝腎之虛必不可升學者當須識得清楚

歸脾湯　濟生治心脾受傷不能攝血致血妄行及婦人帶下

人參白朮土炒茯神棗仁炒龍眼肉二錢黃芪一錢半炙當歸酒洗遠志一錢木香甘草五分炙姜棗煎

四物湯　治一切血虛及婦人經病

當歸酒洗生地黄芍藥各二錢炒芎藭一錢半

（箋疏）四物出於和劑局方實從金匱膠艾湯來即以原方去阿膠艾葉甘草三味方以地黄養五藏之陰而以芍藥收攝耗散之氣是爲補血正義特微嫌其偏於陰分無陽和之氣以煥煦之則滯而不行不能流動乃以當歸之辛溫潤澤者吹噓而助其運行又以川芎升舉之使不專於下趨而後心脾肝腎交得其益四物之所以專爲補血者其旨如是若夫臨證之時隨宜進退病偏於陽者宜減歸芎病偏於陰者宜減地芍化裁之妙本非教人拘守此四物一成不變則王海藏之許多六合湯支支節節而爲之終未免尚有掛漏矣

奇效四物湯　治失血内崩

四物汤　治一切血虚及妇人经病。

当归酒洗　生地黄　芍药各二钱，炒　芎䓖一钱半

【笺疏】 四物出于《和剂局方》，实从金匮胶艾汤来，即以原方去阿胶、艾叶、甘草三味方，以地黄养五藏之阴，而以芍药收摄耗散之气，是为补血，正义特微，嫌其偏于阴分，无阳和之气。以煥煦之，则滞而不行，不能流动，乃以当归之辛温润泽者，吹嘘而助其运行，又以川芎升举之，使不专于下趋，而后心、脾、肝、肾交得其益，四物之所以专为补血者，其旨如是。若夫临证之时随宜进退，病偏于阳者，宜减归、芎；病偏于阴者，宜减地芍。化裁之妙本非教人拘守此四物一成不变，则王海藏之许多六合汤支支节节而为之，终未免尚有挂漏矣。

奇效四物汤　治失血内崩。

当归酒洗　熟地黄　芍药炒　川芎　阿胶　艾叶　黄芩炒，各一钱

【笺疏】失血成崩，虚实寒热，病非一致。奇效四物本于《准绳》以胶地补血，芍药摄阴，并用归芎升举陷下，而以艾叶调气滞，黄芩理血。热本为偏于阳盛者立法，则归、芎、艾叶宜轻，而腻补之胶、地，必当随其虚实而量为增损。元方七物并用，一钱已属降，非然元方下明言。治肝经虚热血沸腾而久不止，则药理颇能精切，何尧封于此仅以失血内崩，浑沦言之，非制方者之本意矣。

芎归汤　治产后血虚头痛，胎动下血，服此即安；子死腹中，服此即下。催生神效，亦名当归汤。若腹疼加桂，若腹痛自汗，头眩少气，加羊肉。

当归三五钱，川芎二钱，若为末，名佛手散，又名一奇散，又名君臣散。

【笺疏】芎归二物有阳无阴，有走无守，抑且川芎疏泄之力极迅，惟气血交滞不利，遄行者可暂用之以助运动。故可以试胎（古书谓，经阻三月莫测，

當歸酒洗熟地黃芍藥炒川芎阿膠艾葉黃芩炒各一錢

（箋疏）失血成崩虛實寒熱病非一致奇效四物本於準繩以膠地補血芍藥攝陰並用歸芎升舉陷下而以艾葉調氣滯黃芩理血熱本爲偏於陽盛者立法則歸芎艾葉宜輕而膩補之膠地必當隨其虛實而量爲增損元方七物並用一錢已屬降非然元方下明言治肝經虛熱血沸騰而久不止則藥理頗能精切何堯封於此僅以失血內崩渾淪言之非製方者之本意矣

芎歸湯　治產後血虛頭痛胎動下血服此即安子死腹中服此即下催生神效亦名當歸湯若腹疼加桂若腹痛自汗頭眩少氣加羊肉

當歸三五錢川芎二錢若爲末名佛手散又名一奇散又名君臣散

（箋疏）芎歸二物有陽無陰有走無守抑且川芎疏泄之力極迅惟氣血交滯不利遄行者可暫用之以助運動故可以試胎（古書謂經阻三月莫測

是娠是病者以芎歸試之是胎則服湯能動非胎則不動則此方流動之力何等迅疾頤謂胎本安也而無端擾動之弊亦不小如體質柔脆者且恐有墮落之虞究竟是胎是病必有見證堪憑何必冒險妄探或以貽禍此蓋淺者爲之高明之士必無取乎此）可以止痛（脘痛腹痛之氣滯血凝者輕症此方亦效而重亦非二物能盡其妙）可開交骨可下胞衣可催生胎可下死胎力量何若而是方之下竟謂以治產後血虛頭痛則血既虛矣孤陽上僭而爲頭痛又何可以升舉之歸芎助其激越此抱薪救火之謬說孰謂堯封能爲之耶

加味芎歸湯

川芎當歸各一兩自死龜板一具酥炙生過男女婦人頭髮一握燒存性治分娩交骨不開或五七日不下垂死者每用一兩水煎服良久自下

是娠是病者，以芎归试之，是胎则服汤能动，非胎则不动，则此方流动之力何等迅疾。颐谓胎本安也，而无端扰动之弊，亦不小，如体质柔脆者，且恐有堕落之虞，究竟是胎是病，必有见证。堪凭何必冒险妄探，或以贻祸此。盖浅者为之，高明之士必无取乎此），可以止痛（脘痛、腹痛之气滞血凝者，轻症此方亦效，而重亦非二物能尽其妙），可开交骨，可下胞衣，可催生胎，可下死胎，力量何若，而是方之下，竟谓以治产后血虚头痛，则血既虚矣。孤阳上僭而为头痛，又何可以升举之归芎助其激越，此抱薪救火之谬说，孰谓尧封能为之耶？

加味芎归汤

川芎、当归各一两，自死龟板一具，酥炙，生过男女妇人头发一握，烧存性，治分娩交骨不开，或五七日不下垂死者，每用一两，水煎服，良久自下。

【笺疏】此治首胎交骨不开之良法，归芎本有开泄之力，而以炙酥龟版之下行自解者助之，又合以血余炭之攻破，故其效颇捷。

当归芍药散　《金匮》治怀妊腹中㽲痛。

当归三两　芍药一斤　茯苓四两　白术四两　泽泻半斤　芎䓖三两

上六味取方寸匕，酒和，日三服。

【笺疏】此脾土卑监而寒水泛溢为病，故以白术培土，芍药敛阴，而当归和血，芎䓖举陷，更以苓泻渗泄水道，非能治气滞不行之痛。赵注金匮竟为芍药独多，所以泻肝似非立方本旨。

胶艾汤　《金匮》治妇人冲任虚损，经水淋沥，及血虚下痢，并妊娠腹痛，为胞阻各症。

当归三两　芍药四两　干地黄六两　熟芎䓖二两　艾叶三两　阿胶　甘草各二两

（箋疏）此治首胎交骨不開之良法歸芎本有開泄之力而以炙酥龜版之下行自解者助之又合以血餘炭之攻破故其效頗捷

當歸芍藥散　金匱治懷妊腹中㽲痛

當歸三兩芍藥一斤茯苓四兩白朮四兩澤瀉半斤芎藭三兩上六味取方寸匕酒和日三服

（箋疏）此脾土卑監而寒水泛溢爲病故以白朮培土芍藥斂陰而當歸和血芎藭舉陷更以苓瀉滲泄水道非能治氣滯不行之痛趙注金匱竟爲芍藥獨多所以瀉肝似非立方本旨

膠艾湯　金匱治婦人衝任虛損經水淋瀝及血虛下痢並妊娠腹痛爲胞阻各症

當歸三兩芍藥四兩乾地黃六兩熟芎藭二兩艾葉三兩阿膠甘草各二兩

上七味以水五升清酒三升合煮取三升去滓納膠令消盡溫服一升日三次

〔箋疏〕此血少而陽氣亦衰不能流利運行致爲經事淋瀝不斷或下痢腹痛等症故以是方補血溫養固攝下焦非能治血熱妄行之淋瀝及濕熱積滯之下痢

方下所謂血虛下痢則本非尋常之腸澼可知

黃連阿膠湯　仲景治傷寒少陰病得之二三日以上心煩不得臥

黃連四兩黃芩一兩芍藥二兩阿膠三兩鷄子黃二枚生用

徐藹輝曰此陰氣爲陽熱所灼也用此以收攝其欲亡之微陰故沈謂子煩陰虛火甚者宜服此

〔箋疏〕此心血既虛而陽邪干之因煩熱而臥寐不安仲景此條之少陰病

上七味，以水五升，清酒三升，合煮取三升，去渣，纳胶令消尽，温服一升，日三次。

【笺疏】 此血少而阳气亦衰，不能流利运行，致为经事淋沥不断，或下痢腹痛等症，故以是方补血温养，固摄下焦，非能治血热妄行之淋沥，及湿热积滞之下痢。

方下所谓血虚下痢，则本非寻常之肠澼可知。

黄连阿胶汤　仲景治伤寒少阴病，得之二三日以上，心烦不得卧。

黄连四两　黄芩一两　芍药二两　阿胶三两　鸡子黄二枚，生用

徐蔼辉曰：此阴气为阳热所灼也，用此以收摄其欲亡之微阴，故沈谓子烦，阴虚火甚者宜服此。

【笺疏】 此心血既虚而阳邪干之，因烦热而卧寐不安，仲景此条之少阴病

似以手少阴心立论，非足少阴肾家虚火，故以阿胶养心液，鸡子黄宁心神，而芩连泻其实热，芍药收摄阴气。惟肾阴虚而相火扰之，亦足以使其心烦不卧，则此固两少阴热炽之主方，阿胶、鸡子黄益阴，即所以制阳亢。尧封谓子烦为阴虚火甚者，亦未始非两少阴同有之病也。

祛寒

大建中汤　《金匮》　治心胸中大寒痛，呕不能饮食，腹中寒气上冲，高皮起出，见有头足上下痛而不可近者。

徐蔼辉曰：心为阳寒，为阴寒乘于心，阴阳相激，故痛寒乘于脾，脾冷不消水谷。心脾为子母之藏，为邪所乘，故痛而呕，复不能饮食也。

蜀椒二合，干姜四两，人参二两，煎去渣，入饴糖一升，微煎，温服。

徐蔼辉曰：阳受气于胸中，阳虚则阴邪得以中之，阴寒之气逆而上冲，横格

似以手少陰心立論非足少陰腎家虛火故以阿膠養心液雞子黃甯心神而芩連瀉其實熱芍藥收攝陰氣惟腎陰虛而相火擾之亦足以使其心煩不臥則此固兩少陰熱熾之主方阿膠雞子黃益陰卽所以制陽亢堯封謂子煩爲陰虛火甚者亦未始非兩少陰同有之病也

祛寒

大建中湯　金匱　治心胸中大寒痛嘔不能飲食腹中寒氣上衝高皮起出見有頭足上下痛而不可近者

徐藹輝曰心爲陽寒爲陰寒乘於心陰陽相激故痛寒乘於脾脾冷不消水穀心脾爲子母之藏爲邪所乘故痛而嘔復不能飲食也

蜀椒二合乾姜四兩人参二兩煎去渣入飴糖一升微煎温服

徐藹輝曰陽受氣於胸中陽虛則陰邪得以中之陰寒之氣逆而上衝横格

於中焦故見高起痛嘔不可觸近之症　蜀椒辛熱入肺散寒入脾暖胃入腎門補火乾姜辛熱通心助陽逐冷散逆人參甘溫大補脾肺之氣飴糖甘能補土緩可和中所以大祛下焦之陰而復上焦之陽也

（箋疏）此中氣大虛而寒邪泛濫之症陰霾之氣上乘淸空汩沒微陽幾於滅絕此非大辛大熱之椒姜何以折服羣陰而復離照然非得人參之大力者扶持正氣亦恐小人道長君子道消不易立極奠鰲陽光復辟故三物鼎峙顛撲不撓而更以飴糖甘溫緩微大辛之燥烈此建立中州陽氣之大有力者固非彼桂枝芍藥之小小建設者所可同日語也

小建中湯　仲景　治傷寒陽脈濇陰脈弦腹中急痛　傷寒二三日心悸而煩　通治虛勞悸衄裏急腹痛夢遺失精

徐藹輝曰三陰下痢而腹痛者裏寒也宜溫也四逆湯附子理中湯腸鳴泄

于中焦，故见高起，痛呕不可触近之症。

蜀椒辛热，入肺散寒，入脾暖胃，入肾门补火。干姜辛热，通心助阳，逐冷散逆。人参甘温，大补脾肺之气。饴糖甘能补土，缓可和中，所以大祛下焦之阴而复上焦之阳也。

【笺疏】此中气大虚而寒邪泛滥之症，阴霾之气上乘清空，汩没微阳，几于灭绝，此非大辛大热之椒姜，何以折服群阴，而复离照。然非得人参之大力者扶持正气，亦恐小人道长君子，道消不易立极，奠鳌阳光复辟。故三物鼎峙，颠扑不挠，而更以饴糖甘温，缓微大辛之燥烈，此建立中州阳气之大有力者，固非彼桂枝、芍药之小小建设者所可同日语也。

小建中汤　仲景

治伤寒，阳脉涩，阴脉弦，腹中急痛。

伤寒二三日，心悸而烦。

通治虚劳悸衄，里急腹痛，梦遗失精。

徐蔼辉曰：三阴下痢而腹痛者，里寒也，宜温也，四逆汤，附子理中汤，肠鸣泄

泻而痛者，里虚有寒也。宜小建中，建中散寒悸者，阳气虚也，烦者阴血虚也，与此汤先建其里，倍芍药者，酸以敛阴，阴收则阳归附矣。喻嘉言曰：虚劳病至于亡血失精，精血枯槁，难为力矣。急宜建其中藏，使饮食进而阴血旺，故但用稼穑作甘之味，生其精血，而酸、辛、咸、苦，绝所不用，舍是无良法也。

桂枝、生姜三两，甘草一两，炙，大枣十二枚，芍药六两，入饴糖一升，微火解服，此即桂枝加芍药汤。但桂有厚薄耳，其不名桂枝加芍药而名建中，以饴糖为君也。今人用建中者，不用饴糖，失仲景遗意矣。不去姜桂，所以散邪。吴鹤皋曰：桂枝味薄，用以解表，桂味厚，用以建里。

【笺疏】仲景此方为中阳虚馁，阴气散漫无制而设。阳脉涩则阳纲不振，可知阴脉弦，则群阴用事，将有汩没阳光之虑。古人以弦为阴脉者，其旨如是。此与肝胆阳强，弦数有力之弦脉不同。惟其阴盛，故腹中急痛，方即桂枝汤，

瀉而痛者裹虛有寒也宜小建中建中散寒悸者陽氣虛也煩者陰血虛也與此湯先建其裹倍芍藥者酸以斂陰陰收則陽歸附矣　喻嘉言曰虛勞病至於亡血失精精血枯槁難爲力矣急宜建其中藏使飲食進而陰血旺故但用稼穡作甘之味生其精血而酸辛鹹苦絶所不用舍是無良法也

桂枝生姜三兩甘草一兩炙大棗十二枚芍藥六兩入飴糖一升微火解服此卽桂枝加芍藥湯但桂有厚薄耳其不名桂枝加芍藥而名建中以飴糖爲君也今人用建中者不用飴糖失仲景遺意矣不去姜桂所以散邪吳鶴皋曰桂枝味薄用以解表桂味厚用以建裹

（箋疏）仲景此方爲中陽虛餒陰氣散漫無制而設陽脈濇則陽綱不振可知陰脈弦則羣陰用事將有汨沒陽光之慮古人以弦爲陰脈者其旨如是此與肝胆陽強弦數有力之弦脈不同惟其陰盛故腹中急痛方卽桂枝湯

而倍芍藥則陰藥爲主能引桂枝入陰故一變其禦外寒和榮衛之作用而以建立中州之陽氣且芍藥能收攝散漫之陰氣則桂枝既能溫中而又得芍藥以收拾陰霾故治腹痛況又有甘棗飴糖甘溫以和緩之乎其又治心悸而煩者則煩非熱煩悸而挾有水氣是中陽虛而腎水上衝故心悸而煩仲景書中凡言悸者多挾寒水之邪皆以桂伐腎水如發汗過多其人叉手自冒心心下悸欲得按者桂枝甘草湯主之發汗後其人臍下悸者欲作奔豚茯苓桂枝甘草大棗湯主之以及欲作奔豚氣從少腹上衝心者與桂枝加桂湯皆以桂枝治悸其義可知則小建中之治心悸可以類推其虛勞而悸者亦中氣虛寒水邪上泛也蓋古之虛勞多屬虛寒乃陽虛之症皆是陰虛火炎者絕端對峙故兼有裏急腹痛其爲中陽無權又可知則衄亦虛寒而陰不能守所致其淫夢失精皆屬陽虛皆與今人相火不藏之虛勞相反

而倍芍药，则阴药为主，能引桂枝入阴，故一变其御外寒和荣卫之作用，而以建立中州之阳气。且芍药能收摄散漫之阴气，则桂枝既能温中，而又得芍药以收拾阴霾，故治腹痛。况又有甘枣、饴糖甘温以和缓之乎，其又治心悸而烦者，则烦非热烦，悸而挟有水气，是中阳虚而肾水上冲，故心悸而烦。仲景书中凡言悸者，多挟寒水之邪，皆以桂伐肾水，如发汗过多，其人叉手自冒心，心下悸欲得按者，桂枝甘草汤主之。发汗后，其人脐下悸者，欲作奔豚，茯苓桂枝甘草大枣汤主之，以及欲作奔豚气，从少腹上冲心者，与桂枝加桂汤，皆以桂枝治悸其义可知。则小建中之治心悸，可以类推其虚痨而悸者，亦中气虚寒，水邪上泛也。盖古之虚痨，多属虚寒，乃阳虚之症，皆是阴虚火炎者，绝端对峙。故兼有里急腹痛，其为中阳无权，又可知则衄亦虚寒，而阴不能守所致。其淫梦失精，皆属阳虚，皆与今人相火不藏之虚劳相反。

若阴虚阳越，为衄为遗，则涵敛养阴，摄纳浮火犹虞不及，何可再以桂枝辛温扰动之。此临症时所当辨别病情，而万不可效颦西家，谬谓吾能学古者也。喻嘉言论虚劳亡血失精，仅谓甘能生血，尚是浑沦吞枣，胡可为训。

黄芪建中汤 《金匮》：治虚劳诸不足。《准绳》：血不足而用芪，芪味甘，大能生血，此仲景之妙法。盖稼穑作甘，甘能补胃，胃为气血之海，气血所从生也，即补血汤，芪五倍于当归之义。

即前方加黄芪两半。黄芪易当归，名当归建中汤。治产后虚羸不足，腹中痛引腰背，小腹拘急。若崩伤不止，加地黄、阿胶。

【笺疏】此治虚劳，皆虚寒也。若今人虚火而妄用之，即是抱薪救火，当归建中之产后虚羸者亦然，而今之产后又多阴虚阳亢，得此无殊鸩毒。

理中汤 仲景：治伤寒太阴病，自利不渴，寒多而呕，腹痛粪溏，脉沈无力，或

若陰虛陽越爲衄爲遺則涵斂養陰攝納浮火猶虞不及何可再以桂枝辛溫擾動之此臨症時所當辨別病情而萬不可效顰西家謬謂吾能學古者也喻嘉言論虛勞亡血失精僅謂甘能生血尚是渾淪吞棗胡可爲訓

黃芪建中湯 金匱 治虛勞諸不足 準繩血不足而用芪芪味甘大能生血此仲景之妙法蓋稼穡作甘甘能補胃胃爲氣血之海氣血所從生也即補血湯芪五倍於當歸之義

即前方加黃芪兩半 黃芪易當歸名當歸建中湯 治產後虛羸不足腹中痛引腰背小腹拘急若崩傷不止加地黃阿膠

（箋疏）此治虛勞皆虛寒也若今人虛火而妄用之即是抱薪救火當歸建中之產後虛羸者亦然而今之產後又多陰虛陽亢得此無殊鴆毒

理中湯 仲景 治傷寒太陰病自利不渴寒多而嘔腹痛糞溏脈沈無力或

厥冷拘急或結胸吐寒蚘及感寒霍亂

白朮陳壁土炒二兩人參乾姜炮甘艸一兩炙每服四錢本方等分蜜丸名理中丸

附子理中湯　治中寒腹痛身痛四肢拘急卽前方三兩加附子一枚

補中湯　治泄瀉瀉不已者加附子

理中湯加陳皮茯苓　改加靑皮陳皮名治中湯治太陰傷寒腹滿痞悶兼食積者

（箋疏）此三方皆中氣虛寒之正鵠其理中治寒之吐瀉輕症而近年多直中三陰之眞寒霍亂非大劑四逆湯不能挽回什一則必非古法所能療亦讀古書者之不可知　王孟英陸九芝兩家在同治初元治霍亂時疫皆言是熱霍亂九芝且謂屬熱者十之九屬寒者十之一然頤三十來所見是症

厥冷拘急，或结胸吐寒蛔及感寒霍乱。

白术　陈壁土炒，二两　人参　干姜炮　甘草一两，炙

每服四钱，本方等分，蜜丸，名理中丸。

附子理中汤　治中寒腹痛身痛，四肢拘急，即前方三两，加附子一枚。

补中汤　治泄泻，泻不已者，加附子。

理中汤加陈皮、茯苓。改加青皮、陈皮，名治中汤，治太阴伤寒，腹满痞闷，兼食积者。

【笺疏】 此三方皆中气虚寒之正鹄，其理中治寒之吐泻轻症，而近年多直中三阴之真寒霍乱，非大剂四逆汤不能挽回什一，则必非古法所能疗，亦读古书者之不可知。王孟英、陆九芝两家，在同治初元治霍乱时疫，皆言是热霍乱，九芝且谓属热者十之九，属寒者十之一。然颐三十来所见是症，

几无一不属于真寒者，此可知时运迁移，仅三十余年而症情实已大异，颐不敢谓九芝所见之偏。若在近今之霍乱，岂孟英论中之蚕矢汤、驾轻汤等数方可能胜任耶。东垣别有补中汤，乃升麻、柴胡、当归、苍术、麦芽、泽泻、黄芪、甘草、五味子、神曲、红花，与此大异。

四逆汤　仲景：治三阴伤寒，身痛腹痛，下痢清谷，恶寒不汗，四肢厥冷，或反不恶寒，面赤烦躁，里寒外热，或干呕或咽痛，脉沈、微、细欲绝。

附子一枚，生用，干姜一两，甘草二两，炙，冷服。面赤者，格阳于上也，加葱九茎，以通阳。腹痛者，真阴不足也，加芍药二两，以敛阴。咽痛阴气上结也，加桔梗一两，以利咽止痛。脉不出加人参二两，以助阳补气血。呕吐加生姜二两，以散逆气。上皆通脉四逆汤加减之法。

【笺疏】此三阴之真寒，腹痛下痢，四肢逆冷之主方，附子生用，欲其力大而

幾無一不屬於眞寒者此可知時運遷移僅三十餘年而症情實已大異頣不敢謂九芝所見之偏若在近今之霍亂豈孟英論中之蠶矢湯駕輕湯等數方可能勝任耶　東垣別有補中湯乃升麻柴胡當歸蒼朮麥芽澤瀉黃芪甘艸五味子神麯紅花與此大異

四逆湯　仲景　治三陰傷寒身痛腹痛下痢清穀惡寒不汗四肢厥冷或反不惡寒面赤煩躁裏寒外熱或乾嘔或咽痛脈沈微細欲絶

附子一枚生用乾姜一兩甘草二兩炙冷服面赤者格陽於上也加葱九莖以通陽腹痛者眞陰不足也加芍藥二兩以斂陰咽痛陰氣上結也加桔梗一兩以利咽止痛脈不出加人參二兩以助陽補氣血嘔吐加生姜二兩以散逆氣　上皆通脈四逆湯加減之法

（箋疏）此三陰之眞寒腹痛下痢四肢逆冷之主方附子生用欲其力大而

專故不炮製以縛賁育之手足其用甘草者本以調和其燥烈之氣焰但陰霾太盛汨沒微陽者即宜獨任姜附而除甘緩庶可犂庭掃穴直搗中堅而嘔吐者甘藥尤爲大禁方中注以冷服二字本非仲景所固有蓋以爲上有假熱者立法如下利足冷而反有咽痛齒痛面熱顴紅諸症者是若無假熱即當温服其面赤者是爲戴陽乃陰陽之氣格拒不入故亦稱格陽加葱莖之辛散者以通達氣機則姜附之善守者亦藉其氣而周流不滯腹痛是陰氣散漫故加芍藥以涵斂之此藏陰之耗散故以陰藥同類相求恢復眞氣非以芍藥治中下之寒若謂腹痛是陰寒之邪則何得反投陰藥可以止痛此藥理精微之最易誤會者不可不察咽痛亦是格陽於上陰陽二氣不相融洽桔梗苦泄宣通藉以調和陰陽杆格乃開泄府藏之格拒以溝通陰陽於裏者正與葱莖疏達脉絡之格拒以溝通陰陽之表者各盡其妙故面赤

专。故不炮制，以缚贲育之手足。其用甘草者，本以调和其燥烈之气焰。但阴霾太盛，汩没微阳者，即宜独任姜附，而除甘缓，庶可犂庭扫穴，直捣中坚，而呕吐者，甘药尤为大禁。方中注以冷服二字，本非仲景所固有。盖以为上有假热者立法。如下利足冷，而反有咽痛，齿痛，面热颧红诸症者是。若无假热，即当温服。其面赤者，是为戴阳，乃阴阳之气格拒不入，故亦称格阳。加葱茎之辛散者，以通达气机，则姜附之善守者，亦藉其气而周流不滞。腹痛是阴气散浸，故加芍药以涵敛之，此藏阴之耗散。故以阴药同类相求，恢复真气，非以芍药治中下之寒。若谓腹痛，是阴寒之邪，则何得反投阴药可以止痛，此药理精微之最易误会者，不可不察。咽痛亦是格阳于上，阴阳二气不相融洽。桔梗苦泄宣通，藉以调和阴阳杆（捍）格，乃开泄府藏之格拒，以沟通阴阳于里者，正与葱茎疏达脉络之格拒，以沟通阴阳之表者，各尽其妙。故面赤

咽痛，同是格阳，而一表一里，病情不同，则引导之药亦复大异。古人选药如是，其至精至当，实非后人所有探索而说者。仅以桔梗利咽止痛，尚觉浑仑吞枣，未知真味。若如洁古、张氏竟谓仲景甘桔治咽，而谓桔梗是升浮之药目，曰譬如舟檝载药上浮诸药中，有此一物，则药力即专治其上不能下沉云云。试以通脉四逆加桔梗之理，思之咽痛已是格阳在上，若果桔梗能载姜附上浮，岂不助桀为虐，本经具在，奚有此说。洁古之言，宁非大误。颐所以谓金元诸大家议论多有未可恃者，无如俗人寡陋，喜其卑而易行，简而易记，反以此等无稽之言作为鸿宝。甚且无一人不深印脑经，永为法守宜乎。此学之日以颓败矣！利止而脉仍不出，是大泄之后，阴液耗竭，府藏干枯。故脉络空虚，不能自起。此非人参之大力能补五藏真阴者，不能充血液而复脉，非以其阳犹未回，而以人参作回阳用。且方中本以姜附为主，已是回

咽痛同是格陽而一表一裏病情不同則引導之藥亦復大異古人選藥如是其至精至當實非後人所能探索而說者僅以桔梗利咽止痛尙覺渾侖吞棗未知眞味若如潔古張氏竟謂仲景甘桔治咽而謂桔梗是升浮之藥目曰譬如舟檝載藥上浮諸藥中有此一物則藥力卽專治其上不能下沉云云試以通脈四逆加桔梗之理思之咽痛已是格陽在上若果桔梗能載姜附上浮豈不助桀爲虐本經具在奚有此說潔古之言寧非大誤頤所以謂金元諸大家議論多有未可恃者無如俗人寡陋喜其卑而易行簡而易記反以此等無稽之言作爲鴻寶甚且無一人不深印腦經永爲法守宜乎此學之日以頽敗矣　利止而脈仍不出是大泄之後陰液耗竭府藏乾枯故脈絡空虛不能自起此非人參之大力能補五藏眞陰者不能充血液而復脈非以其陽猶未回而以人參作回陽用且方中本以姜附爲主已是回

陽上將古方精義其旨可尋而此條方後竟曰加參補陽是踵明人之陋陳修園謂仲景諸方凡用人參皆在既汗既下之後惟其陰液已傷故用參以滋津液參是陰藥並非陽藥云云是深得古人眞旨者細繹邃古用藥之理確乎不易奈何自明以來羣謂參能回陽氣於無何有之鄉果爾則古人四逆正方何以反無人參耶　嘔吐是寒氣上逆四逆湯之姜附能守不能走温中有餘降逆不足生姜散寒而降逆上之氣自與姜附不同仲景治嘔無不加此一味然惟寒邪爲患及挾寒飲者宜之若今之嘔吐則多胃熱氣湧之症不可不審如謂仲師聖法可以通用則趙括之亞矣

眞武湯　仲景　治少陰傷寒腹痛小便不利四肢重疼痛自下利者此爲有水氣或咳或嘔或小便利及太陽病發汗汗出不解仍發熱心悸頭眩筋惕肉瞤振振欲擗地氣寒惡寒此亦腎中陽虛見症仍屬少陰方名眞武蓋取

阳上将。古方精义，其旨可寻，而此条方后竟曰加参补阳，是踵明人之陋。陈修园谓：仲景诸方，凡用人参，皆在既汗既下之后，惟其阴液已伤，故用参以滋津液。参是阴药，并非阳药云云，是深得古人真旨者。细绎邃古用药之理，确乎不易。奈何自明以来，群谓参能回阳气于无何有之乡，果尔则古人四逆正方，何以反无人参耶？呕吐是寒气上逆，四逆汤之姜附能守不能走，温中有余，降逆不足。生姜散寒，而降逆上之气，自与姜附不同，仲景治呕无不加此一味。然惟寒邪为患，及挟寒饮者宜之。若今之呕吐则多胃热气涌之症，不可不审。如谓仲师圣法可以通用，则赵括之亚矣。

真武汤　仲景：治少阴伤寒腹痛，小便不利，四肢重，疼痛，自下利者，此为有水气，或咳或呕，或小便利及太阳病发汗，汗出不解，仍发热，心悸头眩，筋惕肉瞤，振振欲擗地，气寒恶寒，此亦肾中阳虚。见症仍属少阴，方名真武。盖取

固肾之义。

附子一枚，炮　白术二两，炒　茯苓三两　芍药三两，炒　生姜三两

水寒相搏，咳者加五味子、细辛、干姜。小便利，去茯苓。下利，去芍药，加干姜。呕去附子，加生姜一倍。

【笺疏】真武乃水神之名，少阴病而腹痛下利，小便不利，四肢沉重，疼痛，是寒水不安其位，泛溢上凌，几有匝地滔天，坏山襄陵之势，此非得水家神将坐镇北方，何以砥柱中流，奠安巨浪。附子辛温刚烈，断推镇摄阴霾之上将。直入肾藏，固护元阳，即以白术实脾堤水，而又重任芍药，作阴分之响导，以收摄其散漫之阴气。乃佐以茯苓渗泄，下趋导之去路，则水归其壑，而肾阳复辟，锡玄圭以告厥成功，是亦神禹锁絷巫支祁之绝大作用也。

太阳病发汗过多，伤其心液，引动肾中寒水泛滥，上僭水气凌心，故为心悸。

固腎之義

附子　一枚炮　白朮　二兩炒　茯苓三兩　芍藥三兩炒　生姜三兩

水寒相搏咳者加五味子細辛乾姜小便利去茯苓下利去芍藥加乾姜嘔去附子加生姜一倍

（箋疏）眞武乃水神之名少陰病而腹痛下利小便不利四肢沉重疼痛是寒水不安其位泛溢上凌幾有匝地滔天壞山襄陵之勢此非得水家神將坐鎮北方何以砥柱中流奠安巨浪附子辛溫剛烈斷推鎮攝陰霾之上將直入腎藏固護元陽卽以白朮實脾隄水而又重任芍藥作陰分之嚮導以收攝其散漫之陰氣乃佐以茯苓滲泄下趨導之去路則水歸其壑而腎陽復辟錫玄圭以告厥成功是亦神禹鎖縶巫支祁之絕大作用也

太陽病發汗過多傷其心液引動腎中寒水泛溢上僭水氣凌心故爲心悸

陰居陽位故爲頭眩羣陰用事心陽無依故爲筋惕肉瞤振動不息此其病狀與上條各各不同而其爲寒水之邪則一故亦主以是方於此可知治病之法但當於病理中求其眞詮則披大郄導大窾無不迎刃而解彼徒於見證上支支節節而爲之者又何足以知此

附子湯　仲景　治少陰病身軀痛手足寒骨節痛脈沈者及少陰病得之二三日口中和背惡寒者前方去生姜加人參二兩

（箋疏）此證又皆少陰寒水之邪故治法仍與眞武湯方無甚出入

烏梅丸　仲景　治傷寒厥陰證寒厥吐蚘　傷寒藏厥者死藏厥脈微而厥至七八日膚冷發躁無暫安時也蚘厥者蚘上入膈則煩須臾復止得食則嘔而又煩蚘聞食臭復出也此爲藏寒當與此丸温藏安蚘　亦治胃府發咳咳而嘔嘔甚則長虫出亦主久利

阴居阳位，故为头眩，群阴用事，心阳无依，故为筋惕肉瞤，振动不息。此其病状与上条各各不同，而其为寒水之邪则一，故亦主以是方。于此可知治病之法，但当于病理中求其真诠，则披大郄导大窾无不迎刃而解。彼徒于见证上支支节节而为之者，又何足以知此。

附子汤　仲景：治少阴病，身躯痛，手足寒，骨节痛，脉沈者，及少阴病得之二三日，口中和。背恶寒者，前方去生姜，加人参二两。

【笺疏】此证又皆少阴寒水之邪，故治法仍与真武汤方无甚出入。

乌梅丸　仲景：治伤寒厥阴证，寒厥吐蛔。

伤寒藏厥者，死藏厥脉微而厥至七八日，肤冷发躁，无暂安时也。蛔厥者，蛔上入膈，则烦。须臾复止，得食则呕，而又烦。蛔闻食臭，复出也。此为藏寒，当与此丸温藏安蛔。

亦治胃府发咳，咳而呕，呕甚则长虫出，亦主久利。

乌梅三百个　细辛　桂枝　人参　附子炮　黄檗六两　黄连一斤　干姜十两　川椒去汗　当归四两　苦酒醋也

浸乌梅一宿，去核蒸熟，和药蜜丸。

【笺疏】 厥阴为三阴之尽，本是阴分，自多寒证，而阴之尽，即是阳之初，阴阳递嬗之交，即生生不息之机寓焉。且风木之藏涵有相火，故厥阴之动，又多阳病。乌梅丸专治厥阴寒厥，自必以姜、辛、桂、附、川椒之辛温刚燥为主，而即佐之以连柏苦寒互用，温凉最是别开生面。此中机栝如可寻思，又以将军之官性情刚暴、辛燥之药，恐助横决，则更以乌梅、苦酒之酸收者，柔驯之一剂之中，而刚柔寒热参错其间，治厥阴病者均可以此化而裁之，量为增损无余蕴矣。蛔亦感风木之气化而生，故为厥阴之病。大辛大苦均是杀虫利器，而古人必谓之安蛔不肯说出一个杀字者，皆误认蛔虫是吾身必有之

烏梅　三百個　細辛　桂枝　人參　附子（炮）　黃檗　六兩　黃連一斤　乾姜　十兩　川椒去汗　當歸　四兩　苦酒　（醋也）

浸烏梅一宿去核蒸熟和藥蜜丸

（箋疏）厥陰爲三陰之盡本是陰分自多寒證而陰之盡卽是陽之初陰陽遞嬗之交卽生生不息之機寓焉且風木之藏涵有相火故厥陰之動又多陽病烏梅丸專治厥陰寒厥自必以姜辛桂附川椒之辛溫剛燥爲主而卽佐之以連柏苦寒互用溫涼最是別開生面此中機栝如可尋思又以將軍之官性情剛暴辛燥之藥恐助横決則更以烏梅苦酒之酸收者柔馴之一劑之中而剛柔寒熱參錯其間治厥陰病者均可以此化而裁之量爲增損無餘蘊矣蚘亦感風木之氣化而生故爲厥陰之病大辛大苦均是殺虫利器而古人必謂之安蚘不肯說出一個殺字者皆誤認蚘虫是吾身必有之

物似乎不當聚而殲之者究竟此非應有之物所謂蝨生於吾而吾非蝨父母蝨非吾之子孫者何有不可殲滅之理此方治蚘本以殺虫安於何有其亦治嘔甚及久利者嘔固厥陰之氣上逆久利亦厥陰之疏泄無度辛溫攝納而苦以堅之中樞有權庶不上泛下泄惟病家體質虛實寒熱各有不同則亦不必呆守成方是在臨証時消息而量度之古人固未嘗不許吾斟酌而損益之也

祛風

小續命湯　千金　治中風不省人事神氣潰亂半身不遂筋急拘攣口眼喎斜語言謇澀風濕腰痛痰火併多六經中風及剛柔二痓亦治產後中風論見前

麻黃去節　杏仁去皮尖炒研　桂枝　白芍酒炒　甘草炙　人參　川

物，似乎不当聚而歼之者。究竟此非应有之物，所谓虱生于吾而吾非虱父母，虱非吾之子孙者，何有不可歼灭之理。此方治蛔本以杀虫，安于何有其亦治呕甚，及久利者呕。固厥阴之气上逆，久利亦厥阴之疏泄无度，辛温摄纳，而苦以坚之，中枢有权，庶不上泛下泄。惟病家体质虚实寒热各有不同，则亦不必呆守成方，是在临证时消息，则量度之。古人固未尝不许吾斟酌而损益之也。

祛风

小续命汤　《千金》：治中风不省人事，神气溃乱，半身不遂，筋急拘挛，口眼㖞斜，语言蹇涩，风湿腰痛，痰火并多，六经中风，及刚柔二痉。亦治产后中风，论见前。

麻黄去节　杏仁去皮尖，炒研　桂枝　白芍酒炒　甘草炙　人参　川

芎　黄芩　防己各一两　防风两半　附子半两，炮，去皮脐

每服三钱，或四五钱，加姜枣煎，温服取微汗。

筋急语迟，脉弦者，倍人参，去芩芍，以避中寒，服后稍轻，再加当归。

烦躁不大便，去桂附，倍芍药，加竹沥。热去附子，入白附子亦可。

如不大便，日久胸中不快，加大黄、枳壳。如藏寒下利，去黄芩、防己，倍附子，加术。

呕逆加半夏。语言蹇涩，手足战掉，加菖蒲、竹沥。身痛发搐，加羌活。

口渴加麦冬、花粉。烦渴多惊，加犀角、羚羊角。汗多去麻杏，加白术。

舌燥去桂附，加石膏。参《丹溪心法》。

【笺疏】中风一症，自《金匮》以后无不以外风立论，且无不以为肃杀之寒风。故《千金》、《外台》两书，续命汤方多以百计，无一不麻、桂、羌、防、姜、辛、乌、附者。然既用大辛大温为主，而又多合以清凉之药，甚至犀、羚、石膏恒与桂、附、乌、雄杂，

芎　黃芩　防已　各一兩　防風　兩半　附子　半兩炮去皮臍　每服三錢或四五錢加姜棗煎溫服取微汗

筋急語遲脈弦者倍人參去芩芍以避中寒服後稍輕再加當歸　煩躁不大便去桂附倍芍藥加竹瀝熱去附子入白附子亦可　如不大便日久胸中不快加大黃枳殼如藏寒下利去黃芩防已倍附子加朮　嘔逆加半夏語言蹇澀手足戰掉加菖蒲竹瀝身痛發搐加羌活　口渴加麥冬花粉煩渴多驚加犀角羚羊角汗多去麻杏加白朮

舌燥去桂附加石膏　參丹溪心法

（箋疏）中風一症自金匱以後無不以外風立論且無不以爲肅殺之寒風故千金外台兩書續命湯方多以百計無一不麻桂羌防姜辛烏附者然既用大辛大溫爲主而又多合以淸涼之藥甚至犀羚石膏恒與桂附烏雄雜

然並列已是莫明其妙而金元以來說到西北有眞寒東南多濕熱痰一層乃有眞中類中之分始稍稍判一界限然所言治法仍惟以續命等方推爲前列藥不對症將誰適從所以二千餘年凡論是症莫不扑朔迷離無可究結終未見一明白了解可以起而能行行而有效者直至近今西學家有血冲腦經之說始知素問所謂血菀於上使人薄厥又謂血之與氣并走於上則爲大厥諸條早已露其端倪而張伯龍雪雅堂醫案惟以潛降鎭攝爲治者始有捷效則病本內因且是風火而自古迄今恒以外風外寒論者甯非大謬古人治案尙稱投以續命而獲效者更是何說頤未嘗久居西北領略彼方風土雖不敢謂伊凉燕趙之域必無此大寒大風爲患而以二十餘年所見之症參之則固無一非內因病也已專輯中風斠詮一編備論源委而如是方之下所述諸症潰亂不省半身不遂筋急拘攣喎斜謇又澀無一非

然并列已是莫明其妙。而金元以来，说到西北有真寒，东南多湿热痰一层，乃有真中、类中之分，始稍稍判一界限。然所言治法，仍惟以续命等方推为前列，药不对症，将谁适从。所以二千余年，凡论是症，莫不扑逆迷离，无可究结，终未见一明白了解可以起而能行，行而有效者。直至近今，西学家有血冲脑经之说，始知《素问》所谓血菀于上，使人薄厥。又谓血之与气并走于上，则为大厥诸条，早已露其端倪。而张伯龙《雪雅堂医案》惟以潜降镇摄为治者，始有捷效。则病本内因，且是风火，而自古迄今，恒以外风、外寒论者，宁非大谬。古人治案尚称投以续命而获效者，更是何说。颐未尝久居西北，领略彼方风土，虽不敢谓伊凉，燕赵之域必无此大寒大风为患，而以二十余年所见之症参之，则固无一非内因病也。已专辑中风斠诠一编，备论源委，而如是方之下所述诸症，溃乱不省，半身不遂，筋急拘挛，㖞斜，謇又涩，无一非

气血冲脑，扰犯神经。失其知觉，运动之病，而谓疏表温中，可以得效，其何敢信？且药则麻、防、附、桂，而曰可治痰火并多，更不知为此说者持何理由，岂以方中自有芩、芎，遂可不问桂附。所以景岳已谓水火冰炭。道本不同，纵有神功，必不心服。尚觉稍分泾渭，至古今各家，皆谓此方通治六经中风云云，则自《金匮》有在经在络、入腑入脏之区别，而后之说者莫不以中经络、中腑、中脏分为三纲。见续命方中，有麻、桂、芎、芩，有似于伤寒之太阳、阳明条理，遂谓是方可治在经之风，而洁古老人且有六经加减，一似圣经贤传，确不可易。究之昏乱不省，不遂不仁，口眼㖞斜，言语謇涩，㖞斜之病，一为说破，当必瞠目而莫明。所以抑且三因，百病固不能跳出六经范围，而惟此则病在脑经，却不可拘于六经恒例。易老逐经加减，冀求弋获，实是无此病情添足画蛇，

氣血沖腦擾犯神經失其知覺運動之病而謂疏表温中可以得效其何敢信且藥則麻防附桂而曰可治痰火并多更不知爲此說者持何理由豈以方中自有芩芎遂可不問桂附所以景岳已謂水火冰炭道本不同縱有神功必不心服尚覺稍分涇渭至古今各家皆謂此方通治六經中風云云則自金匱有在經在絡入腑入臟之區別而後之說者莫不以中經絡中腑中臟分爲三綱見續命方中有麻桂芎芩有似於傷寒之太陽陽明條理遂謂是方可治在經之風而潔古老人且有六經加減一似聖經賢傳確不可易究之昏亂不省不遂不仁口眼喎斜言語謇濇諸症何者有合於六經之一而續命湯中諸藥又何者可治不省不遂謇濇喎斜之病一爲說破當必瞠目而莫明所以抑且三因百病固不能跳出六經範圍而惟此則病在腦經却不可拘於六經恆例易老逐經加減冀求弋獲實是無此病情添足畫蛇

未免辜負他一番苦心孤詣而彼此夢夢依樣葫蘆譬猶羣盲談天手舞足蹈那不令人笑倒至若剛柔二痙亦皆腦經震動爲病必不能強以太陽之經妄爲比附古人麻桂葛根之法萬萬不能適用而在產後得之則陰虛陽越又即素問之所謂上實下虛爲厥巔疾者亦豈麻附防風之所堪妄試者耶

獨活湯 丹溪　治風虛瘛瘲昏憒不覺或爲寒熱

獨活　羌活　防風　細辛　桂心　白薇　當歸　川芎　半夏　人參

茯神　遠志　菖蒲各五錢　甘草　二錢半炙　每服一兩加姜棗煎

〔箋疏〕此亦古人誤會之成方苟非眞有寒風此法皆不可妄試然方下却謂風虛云云則又似因虛而風動者是即陰虛於下而陽越生風似此溫燥辛升何一非虛家鴆毒

未免辜负他一番苦心孤诣。而彼此梦梦依样葫芦，譬犹群盲谈天，手舞足蹈，那不令人笑倒。至若刚柔二痉，亦皆脑经震动为病，必不能强以太阳之经妄为比附。古人麻、桂、葛根之法，万万不能适用，而在产后得之，则阴虚阳越。又即《素问》之所谓上实下虚，为厥，巅疾者。亦岂麻、附、防风之所堪妄试者耶。

独活汤　丹溪：治风虚瘈疭，昏愦不觉，或为寒热。

独活　羌活　防风　细辛　桂心　白薇　当归　川芎　半夏　人参　茯神　远志　菖蒲各五钱　甘草二钱半，炙

每服一两，加姜枣煎。

【笺疏】此亦古人误会之成方，苟非真有寒风，此法皆不可妄试。然方下却谓风虚云云，则又似因虚而风动者，是即阴虚于下而阳越生风，似此温燥辛升，何一非虚家鸩毒。

愈风散 华佗 治产后中风口噤，角弓反张，亦治血晕不省人事，四肢强直。见产后角弓类，名如圣散。

【笺疏】荆芥治风，固亦为外风言之。然既炒成炭，复有何用。古人虽皆曰神奇，而按之药理，病情断不能符，则又何敢轻信。

化 痰

二陈汤 《局方》 治一切痰饮为病，咳嗽胀满，呕吐恶阻，头弦心悸。

半夏姜制，二钱 陈皮去白 茯苓一钱 甘草五分

加姜煎，半夏、陈皮贵其陈久，则无燥散之患，故名二陈。

【笺疏】此为治痰通用之成方，二陈化痰，人尽知之，茯苓本为疏涤痰饮之主药，唯市肆中物皆是培植而生，故鲜实效，加生姜者亦涤饮也。惟甘草甜腻，正是相反，此当去之。

愈風散　華佗　治產後中風口噤角弓反張亦治血暈不省人事四肢強直見產後角弓類名如聖散

（箋疏）荆芥治風固亦爲外風言之然既炒成炭復有何用古人雖皆曰神奇而按之藥理病情斷不能符則又何敢輕信

化痰

二陳湯　局方　治一切痰飲爲病咳嗽脹滿嘔吐惡阻頭弦心悸

半夏姜製二錢　陳皮去白　茯苓　一錢　甘草　五分　加姜煎半夏陳皮貴其陳久則無燥散之患故名二陳

（箋疏）此爲治痰通用之成方二陳化痰人盡知之茯苓本爲疏滌痰飲之主藥唯市肆中物皆是培植而生故鮮實效加生姜者亦滌飲也惟甘草甜膩正是相反此當去之

半夏茯苓湯　千金　治妊娠惡阻煩悶吐逆惡食頭弦體重惡寒汗出等症

半夏　生姜　各三十銖　乾地黄　赤茯苓　各十八銖　橘皮　旋覆花　細辛　人參　芍藥　芎藭　桔梗　甘草各十二銖

車氏祗用八味去細辛川芎桔梗之升提芍藥之酸斂尤爲盡善

右十二味㕮咀以水一斗煎取三升分三服若病阻積月日不得治及服藥冷熱失候病變客熱煩渴口生瘡者去橘皮細辛加前胡知母各十二銖若變冷下利者去地黄入桂心十二銖若食少胃中虛生熱大便閉塞小便赤少者宜加大黄十八銖去地黄加黄芩六銖餘依方服一劑得下後消息看氣力冷熱增損方更服一劑湯便急使茯苓丸令能食便強健也忌生冷醋滑油膩　方論見惡阻門

（箋疏）惡阻皆氣逆挾痰甘地膩滯必不可投細辛升陽惟胃寒者宜之痰

半夏茯苓汤　《千金》　治妊娠恶阻，烦闷吐逆，恶食头弦，体重恶寒，汗出等症。

半夏　生姜各三十铢　干地黄　赤茯苓各十八铢　橘皮　旋覆花　细辛　人参　芍药　芎䓖　桔梗　甘草各十二铢

车氏只用八味，去细辛、川芎、桔梗之升提，芍药之酸敛，尤为尽善。

右十二味，㕮咀，以水一斗，煎取三升，分三服。若病阻，积月日不得治，及服药冷热失候，病变客热，烦渴口生疮者，去橘皮、细辛，加前胡、知母各十二铢。若变冷下利者，去地黄，入桂心十二铢。若食少，胃中虚生热，大便闭塞，小便赤少者，宜加大黄十八铢，去地黄，加黄芩六铢，余依方服。一剂得下，后消息，看气力，冷热。增损方，更服一剂汤，便急使茯苓丸，令能食便强健也。忌生冷、醋滑、油腻。方论见恶阻门。

【笺疏】恶阻皆气逆挟痰，甘地腻滞，必不可投，细辛升阳，惟胃寒者宜之，痰

热不用。

茯苓圆　《千金》

茯苓　人参　桂心熬　干姜　半夏　橘皮各一两　白术　葛根　甘草　枳实各二两

右十味蜜丸，梧子大，饮服二十丸，渐加三十丸，日三次。《肘后》不用，干姜、半夏、橘皮各一两，白术、葛根，止用五物，又云妊娠忌桂，故熬。

【笺疏】古人多寒症，故方中有姜桂，非今人所宜。葛根升举胃气，亦与呕家相反，善学古者，必不可浑仑吞枣。

又方　此在《景岳全书》，名竹茹汤。

治孕妇呕吐不止，恶心少食，服此止呕清痰。

青竹茹　橘皮各十八铢　茯苓　生姜各一两　半夏三十铢

熱不用

茯苓圓　千金

茯苓　人參　桂心熬　乾姜　半夏　橘皮　各一兩　白朮　葛根

甘草　枳實　各二兩

右十味蜜丸梧子大飲服二十丸漸加三十丸日三次　肘後不用乾姜半夏橘皮各一兩白朮葛根止用五物又云妊娠忌桂故熬

(箋疏)古人多寒症故方中有姜桂非今人所宜葛根升舉胃氣亦與嘔家相反善學古者必不可渾侖吞棗

又方　此在景岳全書名竹茹湯　治孕婦嘔吐不止惡心少食服此止嘔清痰

青竹茹　橘皮　各十八銖　茯苓　生姜　各一兩　半夏　三十銖

右五味水六升煮取二升半分三服

（箋疏）此乃熱痰互阻泛溢噁嘔之專劑

橘皮湯　千金　治妊娠嘔吐不下食

竹茹　橘皮　人參　白朮　各十八銖　生姜　一兩　厚朴　十二銖製

右六味水七升煮取二升半分三服　附參

金匱單用橘皮湯又橘皮　三升　竹茹　二升　人參　一兩　甘草五兩　炙生姜　半斤　大棗　三十枚　名橘皮竹茹湯均治噦逆後人又因金匱加半夏赤苓枇杷葉亦名橘皮竹茹湯治虛人嘔逆

（箋疏）此即上方之所自出胃虛有熱而上逆者宜之

六神湯　治產後痰迷神昏譫語惡露不斷者甚或半身不遂口眼歪斜　方

右五味，水六升煮取二升半，分三服。

【笺疏】此乃热痰互阻泛溢，恶呕之专剂。

橘皮汤《千金》治妊娠呕吐，不下食。

竹茹　橘皮　人参　白术各十八铢　生姜一两　厚朴十二铢，制

右六味，水七升，煮取二升半，分三服。附参。

《金匮》单用橘皮汤，又橘皮三升　竹茹二升　人参一两　甘草五两　炙生姜半斤　大枣三十枚　名橘皮竹茹汤，均治哕逆，后人又因《金匮》加半夏、赤苓、枇杷叶，亦名橘皮竹茹汤，治虚人呕逆。

【笺疏】此即上方之所自出，胃虚有热，而上逆者宜之。

六神汤　治产后痰迷神昏，谵语恶露不断者，甚或半身不遂，口眼歪斜。方

论见前产后案中。

杜刮橘红　石菖蒲　半夏曲（半夏亦可）　胆星　茯神　旋覆花各一钱

水煎，清服。

【笺疏】此方专于化痰降逆，而能治产后神昏，谵语，甚至不遂㖞斜者，竟能捷于影响，岂非降其逆上之气火，而神经自安。观此前之录小续命者，益可知是古人旧法，必不适用。

理　气

紫苏饮　严氏：治胎气不和，凑上心胸，腹满痛闷，名为子悬。怀胎至四五月，君相二火养胎，热气逆上之故。

紫苏一两　腹皮　人参　川芎　橘皮　白芍　当归三分　甘草一分

剉，分三服。水一盏，生姜四片，葱白，煎去渣服。一方无川芎，名七宝散。

論見前產後案中

杜刮橘紅　石菖蒲　半夏粬（半夏亦可）胆星　茯神　旋覆花　各一錢水煎　清服

（箋疏）此方專於化痰降逆而能治產後神昏譫語甚至不遂喎斜者竟能捷於影響豈非降其逆上之氣火而神經自安觀此前之錄小續命者益可知是古人舊法必不適用

理氣

紫蘇飲　嚴氏　治胎氣不和湊上心胸腹滿痛悶名爲子懸懷胎至四五月君相二火養胎熱氣逆上之故

紫蘇　一兩　腹皮　人參　川芎　橘皮　白芍　當歸三分　甘草一分　剉分三服　水一盞生姜四片葱白煎去渣服一方無川芎名七寶散

汪訒庵醫方集解載此蘇葉止一錢　當歸七分　甘草二分　餘皆五分

（箋疏）此古今治子懸之主方論已見前

天仙藤散　陳景初製本名香附散治子氣腫脹

天仙藤　即青木香藤洗略焙　香附　炒陳皮　甘草　烏藥　木香等分剉末每服五錢加生姜三片紫蘇五葉水煎日三服腫消止藥　汪本無木香有木瓜三片

（箋疏）此治氣脹而無水者然腫脹必挾積水以絡中無水亦不大脹則必以開肺氣通小水爲主專用氣藥究竟匙效

木香散　王師復　治妊娠四五月後胸腹間氣刺滿痛或腸鳴嘔逆減食此由忿怒憂思飲食失節所致

莪朮　木香　丁香　甘草　鹽湯下

汪讱庵《医方集解》载此：苏叶止一钱　当归七分　甘草二分　余皆五分

【笺疏】此古今治子悬之主方，论已见前。

天仙藤散　陈景初制，本名香附散，治子气肿胀。

天仙藤即青木、香藤，洗略焙　香附　炒陈皮　甘草　乌药　木香，等分，剉末，每服五钱，加生姜三片，紫苏五叶，水煎，日三服，肿消止药。汪本无木香，有木瓜三片。

【笺疏】此治气胀，而无水者，然肿胀必挟积水，以络中无水，亦不大胀，则必以开肺气，通小水为主，专用气药，究竟匙效。

木香散　王师复　治妊娠四五月后，胸腹间气刺满痛，或肠鸣呕逆，减食，此由忿怒忧思，饮食失节所致。

莪术　木香　丁香　甘草　盐汤下。

【笺疏】 此治中气虚寒之法，故有丁香，非胀痛者，必以此为主药。

抑气散 丹溪 治妇人经将行而痛气之滞也。

四物加胡索、牡丹皮、条芩，

【笺疏】 痛在经前，必不可腻补，此方非良法。

又抑气散 严氏 治妇人气盛于血，变生诸证，头晕脘满。

香附四两 陈皮一两 茯神 甘草

研为末，每服二钱。

【笺疏】 所谓气盛，气之带也，故用药如是。

抑青丸 大泻肝火，治左胁作痛。妇人怒气伤肝，胎气上逆致呕逆，水饮不能入，黄连一味，吴萸汤浸一宿，为丸。

【笺疏】 此惟肝胆火炽者宜之，方名抑青，所主在是，然非有宣导气分者佐之，亦嫌遏郁不能灵通。

（箋疏）此治中氣虛寒之法故有丁香非脹痛者必以此爲主藥

抑氣散　丹溪　治婦人經將行而痛氣之滯也

四物加胡索牡丹皮條芩

（箋疏）痛在經前必不可膩補此方非良法

又抑氣散　嚴氏　治婦人氣盛於血變生諸證頭暈脘滿

香附四兩　陳皮一兩　茯神　甘草　研爲末每服二錢

（箋疏）所謂氣盛氣之滯也故用藥如是

抑青丸　大瀉肝火治左脇作痛　婦人怒氣傷肝胎氣上逆致嘔逆水飲不能入黃連一味吳萸湯浸一宿爲丸

（箋疏）此惟肝胆火熾者宜之方名抑青所主在是然非有宣導氣分者佐之亦嫌遏鬱不能靈通

代赭旋覆湯　仲景　治傷寒發汗若吐若下解後心下痞鞕噫氣不除感邪
雖解胃弱不和虛氣上逆故也
又周揚俊曰余每借以治反胃噎食氣逆不降者神效　活人云有代赭旋
覆證氣虛者先服四逆湯胃寒者先服理中湯後服此方爲良
旋覆花三兩　代赭石一兩　人參二兩　甘草三兩　半夏半升　生姜
五兩　大棗十二枚
（箋疏）此斡旋中州氣滯而鎭攝其上壅之逆最能桴應仲景本治汗吐下
後之噫氣故有參甘大棗若在虛人雜病中參固宜也惟有痰窒則須去甘
棗耳
旋覆花湯　金匱
旋覆花　葱　新絳

代赭旋覆汤　仲景

治伤寒发汗，若吐若下解后，心下痞鞕，噫气不除，感邪，虽解胃弱不和，虚气上逆故也。

又，周扬俊曰：余每借以治反胃，噎食气逆不降者，神效。《活人》云：有代赭旋覆证，气虚者，先服四逆汤，胃寒者，先服理中汤，后服此方为良。

旋覆花三两　代赭石一两　人参二两　甘草三两　半夏半升　生姜五两　大枣十二枚

【笺疏】此斡旋中州，气滞而镇摄其上壅之逆，最能桴应。仲景本治汗、吐、下后之噫气，故有参、甘、大枣。若在虚人杂病中，参固宜也，惟有痰室则须去甘、枣耳。

旋覆花汤　《金匮》

旋覆花　葱　新绛

【笺疏】此疏达肝家结滞，通络和血之方。尤在泾谓：旋覆花治结气，去五藏间寒热，通血脉。葱主寒热，除肝邪，绛帛入肝理血者也。

逍遥散 局方 治血虚肝燥，骨蒸潮热，口干便涩，月经不调。

柴胡 当归酒拌 白芍酒炒 白术土炒 茯苓各一钱 甘草炙，五分

加煨姜，薄荷煎，本方加丹皮、栀子，名加味逍遥散。

【笺疏】此为肝络郁结，窒塞不宣，变生诸症，故以柴胡疏泄郁气。经所谓木郁达之者，故名逍遥。肝木既滞，窒而不通，则必郁而化火，故加味丹皮栀子。若肝胆气火横逆，势已猖狂，而复用此，则教猱升木，为害尤烈。

小柴胡汤 仲景 治伤寒中风，少阳证，往来寒热，胸胁痞满，默默不欲食，心烦喜呕，或腹中痛，或胁下痛，或渴或咳，或利，或悸，小便不利，口苦耳聋，脉弦，或汗后余热不解，及春时嗽，发痁，寒热，妇人伤寒，热入血室，小柴胡在经主

（箋疏）此疏達肝家結滯通絡和血之方尤在涇謂旋覆花治結氣去五藏間寒熱通血脈葱主寒熱除肝邪絳帛入肝理血者也

逍遙散　局方　治血虛肝燥骨蒸潮熱口乾便澀月經不調

柴胡　當歸酒拌　白芍酒炒　白朮土炒　茯苓　各一錢　甘草炙五分　加煨姜　薄荷煎本方加丹皮梔子名加味逍遙散

（箋疏）此爲肝絡鬱結窒塞不宣變生諸症故以柴胡疏泄鬱氣經所謂木鬱達之者故名逍遙肝木既滯窒而不通則必鬱而化火故加味丹皮梔子若肝胆氣火横逆勢已猖狂而復用此則教猱升木爲害尤烈

小柴胡湯　仲景　治傷寒中風少陽證往來寒熱胸脇痞滿默默不欲食心煩喜嘔或腹中痛或脇下痛或渴或咳或利或悸小便不利口苦耳聾脈弦或汗後餘熱不解及春時嗽發痁寒熱婦人傷寒熱入血室小柴胡在經主

氣在藏主血故更能入血室
柴胡八兩　半夏半升　人參　甘草　黃芩　生薑三兩　大棗十二枚
（箋疏）仲景以此為傷寒少陽經之主方本為寒邪外束少陽之氣鬱遏不宣故為寒熱往來其寒之不已者正其表邪未解之明徵則雖已傳少陽而仍當升散解表柴胡禀少陽春升之氣宣達木鬱見其專職其症則口苦耳聾目眩胸脇痞滿默默不欲食心煩喜嘔或脇下硬滿而痛或腹痛無一非肝胆之氣為寒邪所鬱故以此升而達之斯少陽之氣得宣而諸證可解若至温病熱病則本非寒邪而為此諸症又皆少陽相火有餘橫決肆虐此則清泄宣通猶慮不及而謂可以柴胡升散助其發揚吾知仲景處此必不若是此古今病情之絕不相同者雖見症亦復無異而病理適得其反奈何宋金以逮元明恒以柴葛等方通治温熱之少陽經病則功不補患為禍且有

气，在藏主血，故更能入血室。

柴胡八两　半夏半升　人参　甘草　黄芩　生姜三两　大枣十二枚

【笺疏】仲景以此为伤寒少阳经之主方，本为寒邪外束，少阳之气郁遏不宣，故为寒热往来。其寒之不已者，正其表邪未解之明征，则虽已传少阳，而仍当升散解表。柴胡禀少阳春升之气，宣达木郁，见其专职，其症则口苦耳聋，目眩胸胁痞满，默默不欲食，心烦喜呕，或胁下硬满而痛，或腹痛，无一非肝胆之气为寒邪所郁。故以此升而达之，斯少阳之气得宣而诸证可解。若至温病热病，则本非寒邪，而为此诸症，又皆少阳相火有余，横决肆虐。此则清泄宣通，犹虞不及，而谓可以柴胡升散，助其发扬。吾知仲景处此必不若是，此古今病情之绝不相同者，虽见症亦复无异，而病理适得其反，奈何？宋金以逮元明，恒以柴葛等方通治温热之少阳经病，则功不补患为祸，且有

不可胜言者。读近人治案，为利为弊凿凿可据，是亦读古书之必不可不变通者。况乎今之胸胁满痛，默默欲呕者，更无一非痰热交肆其虐，而复以柴胡升之，参、甘、大枣腻之，其害更捷于眉睫，而笃信好古者不悟，也不亦怪哉？又按疟之为病，挟痰挟积者十而八九，惟开泄化痰最为捷效。然嗜古者亦必曰小柴胡乃治疟圣法，弊又不可胜言。惟虚人发疟，其发日晏而汗多无痰，舌苔清楚者，则为阳陷入阴，非柴胡升举之不可。此则东垣补中益气成方重加首乌投之即应，而舌腻胸满者，又是相反。此岂可一例论者，而近今作家或如徐灵胎辈则曰，非柴胡不可治疟；而宗叶天士者，又谓必不当用柴胡，是两失之矣。妇人伤寒，热入血室，其可用小柴胡者，尤其百不得一。然徐洄溪犹未知此理，更何论乎自桧以下，尧封是书前录数案，皆以小柴胡而变剧者，岂非殷鉴，而于此尚复糊糊涂涂，直抄仲景原文，是何可食而不

不可勝言者讀近人治案爲利爲弊鑿鑿可據是亦讀古書之必不可不變通者況乎今之胸脇滿痛默默欲嘔者更無一非痰熱交肆其虐而復以柴胡升之參甘大棗膩之其害更捷於眉睫而篤信好古者不悟也不亦怪哉

又按瘧之爲病挾痰挾積者十而八九惟開泄化痰最爲捷效然嗜古者亦必曰小柴胡乃治瘧聖法弊又不可勝言惟虛人發瘧其發日晏而汗多無痰舌苔清楚者則爲陽陷入陰非柴胡升舉之不可此則東垣補中益氣成方重加首烏投之即應而舌膩胸滿者又是相反此豈可一例論者而近今作家或如徐靈胎輩則曰非柴胡不可治瘧而宗葉天士者又謂必不當用柴胡是兩失之矣婦人傷寒熱入血室其可用小柴胡者尤其百不得一然徐洄溪猶未知此理更何論乎自檜以下蕘封是書前錄數案皆以小柴胡而變劇者豈非殷鑒而於此尚復糊糊塗塗直抄仲景原文是何可食而不

知其味者後有好古之士倘其愼思而明辨之

理血

小薊飲子　治男婦下焦熱結尿血淋漓溺痛者爲血淋不痛者爲溺血　論見妊娠經來類

小薊　蒲黃炒黑　藕節　滑石　木通　生地　梔子炒　淡竹葉　當歸　甘草各五分

（箋疏）此血淋溺血通治之方淸血熱通水道雖無甚深意以治濕熱蘊結頗有捷效

導赤散　錢氏　治小腸有火便赤淋痛　論見帶下類

生地黃　木通　甘草　淡竹葉等分煎

（箋疏）小水熱赤本是膀胱蘊熱與小腸無異此方木通竹葉祇以淸導膀

知其味者。后有好古之士，尚其慎思而明辨之。

理血

小蓟饮子　治男妇下焦热结，尿血淋漓，溺痛者，为血淋不痛者，为溺血。论见妊娠经来类。

小蓟　蒲黄炒黑　藕节　滑石　木通　生地　栀子炒　淡竹叶　当归　甘草各五分

【笺疏】此血淋溺血通治之方，清血热，通水道，虽无甚深意，以治湿热蕴结，颇有捷效。

导赤散　钱氏　治小肠有火，便赤淋痛。论见带下类。

生地黄　木通　甘草　淡竹叶等分　煎。

【笺疏】小水热赤，本是膀胱蕴热，与小肠无异，此方木通、竹叶只以清导膀

胱之热，而方名导赤者，制方者意中非以导去小便之黄赤。盖谓小肠属火，而清导之，古人无不误认小便从小肠而来，故方下径曰治小肠有火，实是大误，不可不正。

血极膏 罗谦甫

治妇人污血凝滞胞门，致成经闭。论见经闭类。

大黄一味，为末，醋熬成膏，服之利一二行，经血自下。

【笺疏】大黄本是逐淤破血之猛将，一味独用，其力尤足，将军固专阃材也。

荡胞汤 《千金》

治二三十年不产育，胞中必有积血。论见求子门。

朴硝 丹皮 当归 大黄 桃仁生用，各三铢 厚朴 桔梗 人参 赤芍 茯苓 桂心 甘草 牛膝 橘皮各二铢 附子六铢 虻虫 水蛭各十枚

右十七味，㕮咀，以清酒五升，水五升，合煮取三升，分四服，日三夜一，每服相

胱之熱而方名導赤者製方者意中非以導去小便之黃赤蓋謂小腸屬火而清導之古人無不誤認小便從小腸而來故方下徑曰治小腸有火實是大誤不可不正

血極膏　羅謙甫　治婦人汚血凝滯胞門致成經閉　論見經閉類

大黃一味爲末醋熬成膏服之利一二行經血自下

（箋疏）大黃本是逐淤破血之猛將一味獨用其力尤足將軍固專閫材也

盪胞湯　千金　治二三十年不產育胞中必有積血　論見求子門

朴硝　丹皮　當歸　大黃　桃仁　生用各三銖　厚朴　桔梗　人參

赤芍　茯苓　桂心　甘草　牛膝　橘皮各二銖　附子六銖　䖟虫

水蛭各十枚

右十七味㕮咀以清酒五升水五升合煮取三升分四服日三夜一每服相

去三時覆被取微汗天寒汗不出着火籠之必下膿血務須斟酌下盡二三服即止如大悶不堪可食酢飯冷漿一口即止然恐去惡不盡忍之猶妙

（箋疏）千金求嗣門調經諸方治婦人多年不育每用攻血破淤之品以爲不孕之故必有積淤停滯胞門若有非去其垢不可者然在豐年壯實之體固有停痰積淤一症對病用藥本無不可若在柔脆瘦弱之人本以坤道不厚不能載物亦胡可一概而論是在臨證時消息求之雖不能孟浪從事要亦不必因噎廢食也

奪命散　治產後惡露不行眩暈昏冒　論見產後眩暈門及惡露不來

沒藥　去油二錢血竭一錢共研末分兩服糖調酒下

（箋疏）產後惡淤窒而不行以致地道不通氣火上冒而爲眩暈昏憒自宜攻破下行庶可奠定其上升之逆方用沒藥血竭二味尚是和平中正之藥

去三时，覆被取微汗，天寒汗不出，着火笼之必下脓血，务须斟酌下尽，二三服即止。如大闷不堪，可食酢饭冷浆，一口即止，然恐去恶不尽，忍之犹妙。

【笺疏】《千金》求嗣门，调经诸方，治妇人多年不育，每用攻血破淤之品，以为不孕之，故必有积淤停滞胞门。若有非去其垢不可者，然在丰年壮实之体，固有停痰积淤一症，对病用药本无不可。若在柔脆瘦弱之人，本以坤道不厚，不能载物，亦胡可一概而论，是在临证时消息求之，虽不能孟浪从事，要亦不必因噎废食也。

夺命散　治产后恶露不行，眩晕昏冒。论见产后眩晕门，及恶露不来。

没药　去油二钱，血竭一钱，共研末，分两服，糖调酒下。

【笺疏】产后恶淤室而不行，以致地道不通，气火上冒，而为眩晕昏愦，自宜攻破下行，庶可奠定其上升之逆方，用没药、血竭二味，尚是和平中正之药。

惟引用砂糖虽能活血导淤，尚嫌腻滞，所当审慎。如在炎天，更为禁品。王孟英尝再三言之，亦产母房中不可不知之诀。而酒能上升，更非所宜，制方之人仅欲其通经迅速，而不悟眩晕气升者得之为害，将不可设想。

【按】 产后淤血名为恶露，由来旧矣，初不知何以而得此命名。盖露乃取发见于外之义，此是淤垢可去，而不可留，则不宜藏而宜于露。故新产用药必参用攻破导淤之品，其所去无多，而本无蓄滞者，终是少数。此等方即非昏眩，亦尚可投。惟亦有去血已多，而阴虚阳越之昏冒，则必以潜阳镇摄为治，大虚者且非补不可，亦非此二味之可以无往不宜者也。

夺命丹　《良方》

治淤血入胞，胀满难下，急服此，即消胞衣自下。

徐蔼辉曰：似与前论恶闭致喘证未对，姑列此以俟再考。

附子炮，半两　干漆碎之，炒烟尽　牡丹皮各一两

惟引用砂糖雖能活血導淤尚嫌膩滯所當審愼如在炎天更爲禁品王孟英嘗再三言之亦產母房中不可不知之訣而酒能上升更非所宜製方之人僅欲其通經迅速而不悟眩暈氣升者得之爲害將不可設想　按產後淤血名爲惡露由來舊矣初不知何以而得此命名蓋露乃取發見於外之義此是淤垢可去而不可留則不宜藏而宜於露故新產用藥必參用攻破導淤之品其所去無多而本無蓄滯者終是少數此等方卽非昏眩亦尚可投惟亦有去血已多而陰虛陽越之昏冒則必以潛陽鎭攝爲治大虛者且非補不可亦非此二味之可以無往不宜者也

奪命丹　良方　治淤血入胞脹滿難下急服此卽消胞衣自下

徐藹輝曰似與前論惡閉致喘證未對姑列此以俟再考

附子炮半兩　乾漆碎之炒烟盡　牡丹皮各一兩

右爲細末另用大黄末一兩以好醋一斗同熬成膏和前藥丸桐子大温酒呑五七丸一方有當歸一兩

(箋疏)是方惟以逐淤爲主然乾漆終嫌有毒以治胞衣不下非穩妥之法徐謂與前論淤阻作喘一證不對確是兩不相符但破淤之意亦尚不通

花蕊石散 治血入胞衣脹大不能下或惡露上攻或寒凝惡露不行

花蕊石四兩 硫黄一兩 研細泥封煆赤服一錢童便下

又葛可久花蕊石散 治略同上

花蕊石 煆存性研如粉以童便一盞男人入酒少許女人入醋少許煎温食後調服三錢甚者五錢能使淤血化爲黄水後用獨參湯補之非寒凝者不宜此

(箋疏)花蕊石專於破淤和劑局方已有成例乃温通之峻劑也

右为细末，另用大黄末一两，以好醋一斗，同熬成膏，和前药丸桐子大，温酒吞五七丸，一方有当归一两。

【笺疏】是方惟以逐淤为主，然干漆终嫌有毒，以治胞衣不下，非稳妥之法。徐谓与前论淤阻作喘一证不对，确是两不相符，但破淤之意亦尚不通。

花蕊石散 治血入胞衣，胀大不能下，或恶露上攻，或寒凝恶露不行。

花蕊石四两 硫黄一两 研细泥封煅，赤服一钱，童便下。

又葛可久花蕊石散。治略同上。

花蕊石 煅存性，研如粉，以童便一盏，男人入酒少许，女人入醋少许，煎温食后调服三钱，甚者五钱，能使淤血化为黄水，后用独参汤补之，非寒凝者不宜此。

【笺疏】花蕊石专于破淤和剂局方，已有成例，乃温通之峻剂也。

无极丸　治恶露不行，发狂谵语，血淤之重者。

锦纹大黄一斤，分作四份，一份用童便两碗，食盐二钱，浸一日，切晒。一份用醇酒一碗浸一日，切晒。再以巴豆仁三十五粒同炒，豆黄去豆不用。一份以杜红花四两，泡水一碗，浸一日，切晒。一份用当归四两，入淡醋一碗，同浸一日，去归，切晒。为末，炼蜜丸，梧子大，每服五十丸，空心温酒下，取下恶物为验，未下再服。

【笺疏】是方出李濒湖《本草纲目》引《医林集要》云：此武当高士孙碧云方也，治妇人经血不通，赤白带下，崩漏不止，肠风下血五淋，产后积血，症瘕腹痛；男子五劳七伤；小儿骨蒸潮热等症云云。本是专为通经逐瘀而设，其带下崩漏，肠风下血等症，亦必有恶瘀积滞者，始可用之，非以概治虚，不能摄之带下、崩漏、便血，可知若五劳七伤、骨蒸潮热，则虽是虚劳，而经络之血已为

無極丸　治惡露不行發狂譫語血淤之重者
錦紋大黃一斤分作四份　一份用童便兩碗食鹽二錢浸一日切晒一份
用醇酒一碗浸一日切晒再以巴豆仁三十五粒同炒豆黃去豆不用　一
份以杜紅花四兩泡水一碗浸一日切晒　一份用當歸四兩入淡醋一碗
同浸一日去歸切晒爲末鍊蜜丸梧子大每服五十丸空心温酒下取下惡
物爲驗未下再服
（箋疏）是方出李瀕湖本草綱目引醫林集要云此武當高士孫碧雲方也
治婦人經血不通赤白帶下崩漏不止腸風下血五淋產後積血癥瘕腹痛
男子五勞七傷小兒骨蒸潮熱等症云云本是專爲通經逐瘀而設其帶下
崩漏腸風下血等症亦必有惡瘀積滯者始可用之非以概治虛不能攝之
帶下崩漏便血可知若五勞七傷骨蒸潮熱則雖是虛勞而經絡之血已爲

熱勢灼爍盡成淤滯古人多用宣通破瘀之法正以瘀不去則新不生除舊乃所以布新固非畏虛養癰者所可同日而語然亦必其人正氣未泯足以勝任方可背城一戰若不量體質而貿然投之則適以速其絕矣堯封以治產後淤滯發狂正以淤結甚熾氣火極盛非此猛將急投不能去病或有陰虛陽越並血因淤阻者亦當審之

失笑散　局方　治惡露不行心包絡痛或死血腹痛不省人事

蒲黃　五靈脂淨者　等分炒爲末煎膏醋調服或用二三錢酒煎熱服

（箋疏）此方治瘀血心腹痛甚有捷效而產後作痛尤爲合宜

如神湯　治瘀血腰痛下注兩股如錐刺

延胡　當歸　肉桂等分水煎服

（箋疏）此温通行瘀之法與無極丸血極膏之苦寒治證各別惟在善用者

热势灼烁，尽成淤滞。古人多用宣通破瘀之法，正以瘀不去则新不生，除旧乃所以布新，固非畏虚养痈者所可同日而语。然亦必其人正气未泯，足以胜任，方可背城一战。若不量体质而贸然投之，则适以速其绝矣。尧封以治产后淤滞发狂，正以淤结甚炽，气火极盛，非此猛将急投不能去病，或有阴虚阳越，并血因淤阻者，亦当审之。

失笑散　局方　治恶寒不行，心包络痛，或死血腹痛，不省人事。

蒲黄　五灵脂净者　等分，炒为末，煎膏醋调服，或用二三钱，酒煎热服。

【笺疏】此方治瘀血，心腹痛甚，有捷效，而产后作痛，尤为合宜。

如神汤　治瘀血腰痛，下注两股，如锥刺。

延胡　当归　肉桂　等分，水煎服。

【笺疏】此温通行瘀之法，与无极丸、血极膏之苦寒治证各别，惟在善用者，

临证择之。

二味参苏饮

人参　苏木

此亦新产行瘀之一法，正气已衰，而瘀滞未去者宜之。

清魂散　严氏　治产后恶露已尽，忽昏晕不知人，产后气虚血弱，又感风邪也。

泽兰叶　人参各二钱半　荆芥一两　川芎五钱　甘草二钱

右为末，用温酒、热汤各半盏，调灌一二钱，能下咽即眼开，更宜烧漆气淬醋炭于床前，使闻其气。

【笺疏】恶露已尽而忽昏冒，此真阴大耗而孤阳上越，冲激脑经也。故方用人参，然此是阴虚之内风陡动，非可误作外风。荆芥已非所宜，而乃妄用辛

臨證擇之
二味參蘇飲
人參　蘇木
此亦新產行瘀之一法正氣已衰而瘀滯未去者宜之
清魂散　嚴氏　治產後惡露已盡忽昏暈不知人產後氣虛血弱又感風邪
也
澤蘭葉　人參各二錢半　荊芥一兩　川芎五錢　甘草二錢
右爲末用温酒熱湯各半盞調灌一二錢能下咽即眼開更宜燒漆氣淬醋
炭於牀前使聞其氣
（箋疏）惡露已盡而忽昏冒此眞陰大耗而孤陽上越沖激腦經也故方用
人參然此是陰虛之內風陡動非可誤作外風荊芥已非所宜而乃妄用辛

升之川芎酒以助其浮越最是古人誤認內風爲邪風之通病於嚴用和何尤然在今日腦神經病之原由昭然共曉則古方中似此之類不可不一律剗除淨盡

伏龍肝散　治大小產血去過多不止

伏龍肝

（箋疏）產後血去過多不止此非大補眞陰而大封大固不可救急者此方一味雖亦可以溫中固濇然力量甚薄安得有恃無恐病重藥輕而令病人不起亦何嘗非醫者殺之能肩大任之人當不以此言爲河漢

黑龍丹　亦名琥珀黑龍丹　治產難及胞衣不下血迷血暈不省人事一切危急惡候垂死者但灌藥得下無不全活亦治產後疑難雜證案見奇證中

當歸　五靈脂淨者　川芎　良姜　熟地各二兩剉碎入砂鍋內紙筋鹽

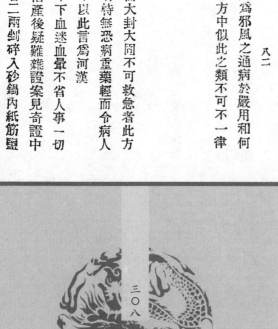

升之川芎酒以助其浮越，最是古人误认内风为邪风之通病。于严用和何尤，然在今日，脑神经病之原由昭然共晓，则古方中似此之类不可不一律划除净尽。

伏龙肝散　治大小产，血去过多不止。

伏龙肝

【笺疏】产后血去过多不止，此非大补真阴，而大封大固不可救急者，此方一味虽亦可以温中，固涩，然力量甚薄，安得有恃无恐。病重药轻，而令病人不起，亦何尝非医者杀之。能肩大任之人，当不以此言为河汉。

黑龙丹　亦名琥珀黑龙丹。治产难及胞衣不下，血迷血晕，不省人事，一切危急恶候，垂死者，但灌药得下，无不全活。亦治产后疑难杂证，案见奇证中。

当归　五灵脂净者　川芎　良姜　熟地各二两，剉碎，入砂锅内，纸筋盐

泥固济，火煅过　百草霜一两　硫黄　乳香生，二钱　琥珀　花蕊石各一钱

为细末，醋糊丸，如弹子大，每用一二丸，炭火煅红，投入生姜自然汁中，浸碎，以童便合酒调灌下。

【笺疏】此又温通逐瘀之一法，瘀积而不宜，苦寒者用之。

外科

托里散　治一切恶疮，发背疔疽，便毒始发，脉弦、洪、实、数，肿甚，欲作脓者。亦治产后瘀血将成脓，论见前。

金银花　当归二两　大黄　朴硝　花粉　连翘　牡蛎　皂角刺三棱　黄芩　赤芍二钱，每五钱，半酒半水煎。

【笺疏】此方在疡科书中每以为消毒退肿适用之方，其实疡患之属寒属热，万有不齐，安有预定一方可以通治百病之理，且人体虚实又复各别，是

泥固濟火煅過百草霜一兩　硫黃　乳香生二錢　琥珀　花蕊石各一錢爲細末醋糊丸如彈子大每用一二丸炭火煅紅投入生姜自然汁中浸碎以童便合酒調灌下

（箋疏）此又温通逐瘀之一法瘀積而不宜苦寒者用之

外科

托裏散　治一切惡瘡發背疔疽便毒始發脈弦洪實數腫甚欲作膿者亦治產後瘀血將成膿　論見前

金銀花　當歸二兩　大黄　朴硝　花粉　連翹　牡蠣　皂角刺　三稜黄芩赤芍二錢每五錢半酒半水煎

（箋疏）此方在瘍科書中每以爲消毒退腫適用之方其實瘍患之屬寒屬熱萬有不齊安有預定一方可以通治百病之理且人體虛實又復各別是

方清熱爲主可以治實熱之重症然用酒煎又爲熱瘍之大害惟方下所謂治疔毒而脈弦洪實數欲作膿者數言庶可近似乃又雜之以發背一症則須知始發一粒如黍粒而漸以堅腫肩背板滯者方是背疽萬無可用凉藥之理方中諸味直同鴆毒而又雜之以亦治產後瘀血將成膿一句則產血敗瘀入絡誠有堅腫爲瘍之一候治之之法祇有通經行瘀而參之以溫和煥煦則可消散誤授清凉適以助其凝結況乎硝黃翹芩一派大苦大寒而可以妄試乎且產後瘀血成癰亦不應有弦洪實數之脈如有之則爲壞症堯封於瘍科初無經驗故有此枘鑿不入之門外語然豈不知產後之脈靜者爲吉躁者爲凶耶是何可以不正

蠟礬丸　治一切瘡癰惡毒先服此丸護膜托裏使毒不攻心或爲毒蟲蛇犬所傷並宜服之

方清热为主，可以治实热之重症。然用酒煎又为热疡之大害，惟方下所谓治疔毒，而脉弦、洪、实、数，欲作脓者数言，庶可近似。乃又杂之以发背一症，则须知始发一粒如黍粒，而渐以坚肿，肩背板滞者，方是背疽，万无可用凉药之理。方中诸味直同鸩毒，而又杂之以亦治产后瘀血，将成脓一句，则产血败瘀入络，诚有坚肿为疡之一候。治之之法只有通经行瘀，而参之以温和煥煦，则可消散。误授清凉，适以助其凝结，况乎硝黄、翘、芩一派大苦大寒，而可以妄试乎？且产后瘀血成痈，亦不应有弦、洪、实、数之脉，如有之，则为坏症。尧封于疡科初无经验，故有此枘凿不入之门外语。然岂不知产后之脉静者为吉，躁者为凶耶？是何可以不正。

蜡矾丸　治一切疮痈恶毒，先服此丸，护膜托里，使毒不攻心，或为毒虫、蛇、犬所伤，并宜服之。

黄蜡二两　白矾一两

先将蜡熔化，候少冷入矾，和匀，为丸，酒下，每服十丸、二十丸，渐加至百丸则有力，疮愈后服之亦佳。

【笺疏】 此丸亦向来疡科所谓护膜解毒之良方，谓毒邪甚盛，恐其内陷攻心，及脓成皮里膜外，恐其溃深穿膜者，此丸皆可以保之。矾取其涩，蜡取其滞，看似未尝无理，实则蜡最碍化，矾燥且涩，大伤胃气，而毒果甚者，反以助其坚凝，又安有清解之可说。且脓成，膜外药走胃肠，又何缘而能护膜，乃谓可服至百丸之多，其谬已极。而疡科书中皆盛称之，一似必不可无之要药，则多是理想之谬。要之蜡、矾黏涩，非能如缝者之补缀圬者之画像，可以直黏心膜，而保护之，斯真耳食之见矣。

太乙膏 丹溪　治疬子疮神效。

脑子一钱，研　轻粉　乳香各二钱，研　麝香三钱，研　没药四钱，研　黄丹

黃蠟二兩　白礬一兩　先將蠟熔化候少冷入礬和勻爲丸酒下每服十丸二十丸漸加至百丸則有力瘡愈後服之亦佳

〔箋疏〕此丸亦向來瘍科所謂護膜解毒之良方謂毒邪甚盛恐其內陷攻心及膿成皮裏膜外恐其潰深穿膜者此丸皆可以保之礬取其濇蠟取其滯看似未嘗無理實則蠟最碍化礬燥且濇大傷胃氣而毒果甚者反以助其堅凝又安有清解之可說且膿成膜外藥走胃腸又何緣而能護膜乃謂可服至百丸之多其謬已極而瘍科書中皆盛稱之一似必不可無之要藥則多是理想之謬要之蠟礬黏澀非能如縫者之補綴圬者之畫像可以直黏心膜而保護之斯眞耳食之見矣

太乙膏　丹溪　治癧子瘡神效

腦子一錢研　輕粉乳香各二錢研　麝香三錢研　沒藥四錢研　黃丹

五兩

右用清油一斤先下黃丹熬用柳枝攪又用慈兒葱七枝先下一枝熬焦再下一枝葱盡爲度下火不住手攪覰冷熟得所入腦子等藥攪匀磁器盛之用時旋攤

（箋疏）此即今治瘍家通用之薄貼潰也未者可另加退消藥物爲消毒用已潰則另加藥物爲提毒去腐用至毒盡新生膿水已淨時則即不另加藥亦可生肌收口蓋丹粉乳沒俱有黏韌之力本能生新惟腦麝太多亦甚無謂而不能貧富共之即減去十之七八亦無不可但此是治外之法而古書中竟有用作丸服以治腸胃生癰者能泄導膿淤極有奇效則黏膩之質適與攻淤相反且非腸胃本性之相習必不可信瘍醫家言常常有此怪不可識之議論多與病理自相矛盾者此頤所以恒謂通行之瘍科各書無一善

五两

右用清油一斤，先下黄丹，熬用柳枝，搅又用慈儿，葱七枝，先下一枝，熬焦再下一枝，葱尽为度，下火不住手搅，觑冷熟得所入脑子等药搅匀，磁器盛之，用时旋摊。

【笺疏】此即今治疡家通用之薄贴，溃也未者可另加退消药物，为消毒用。已溃则另加药物为提毒去腐，用至毒尽，新生脓水已净时，则即不另加药，亦可生肌收口。盖丹、粉、乳、没俱有黏韧之力，本能生新，惟脑麝太多，亦甚无谓，而不能贫富共之，即减去十之七八亦无不可。但此是治外之法，而古书中竟有用作丸服以治肠胃生痈者，能泄导脓淤，极有奇效，则黏腻之质，适与攻淤相反，且非肠胃本性之相习，必不可信。疡医家言常常有此怪，不可识之议论多与病理自相矛盾者。此颐所以恒谓通行之疡科各书，无一善

本也。

润　下

麻仁丸　仲景　治便难脾约。

大黄四两　蒸厚朴　枳实

即大承气无芒硝也。

麻仁一两一钱　杏二两二钱　去皮麸炒芍药，蜜丸，梧子大，每服三五十丸，温水下。丹溪书名仁脾约丸。

麻仁丸　丹溪　治同上，兼治风秘。

郁李仁　麻子仁各六两　另研大黄一两半，以一半炒　山药　防风　枳壳七钱半，炒　槟榔　羌活　木香各五钱半　蜜丸，梧子大，服七十丸，白汤下。

【笺疏】两方润燥滑肠功力相近，至迩时则多用前明吴兴陆氏之所谓润

本也

潤下

蔴仁丸　仲景　治便難脾約

大黃四兩　蒸厚朴　枳實　卽大承氣無芒硝也　蔴仁一兩一錢　杏二兩二錢　去皮麸炒芍藥蜜丸梧子大每服三五十丸溫水下丹溪書名仁脾約丸

蔴仁丸　丹溪　治同上兼治風秘

郁李仁蔴子仁各六兩　另研大黃一兩半　以一半炒　山藥　防風　枳殼七錢半炒　檳榔　羌活　木香各五錢半蜜丸梧子大服七十丸白湯下

（箋疏）兩方潤燥滑腸功力相近至迩時則多用前明吳興陸氏之所謂潤

字丸其藥味效用亦約略相似方見陸氏三世醫驗近紹興新出之廣溫熱論亦有之但醫驗所載之治案文字淺陋於病理亦時時矛盾且最多剿襲雷同之弊本非佳作則其方亦不甚可信故廣筆記已言傳之不眞或陸氏當時自製此方而秘不肯傳亦可見當時醫界所見之小矣

平胃散　局方　治脾有停濕痰飲痞膈宿食不消滿悶溏瀉加朴硝善腐死胎　論見產類

蒼朮泔浸五斤　厚朴姜製　炒陳皮去白各三斤　甘草三十兩炒

右之末每服五錢加姜三片棗一個煎入鹽一捻沸湯點服亦得　見丹溪書

（疏箋）此本燥濕之佳方以胃有濕痰則運化疲而不思納蒼朮厚朴善於除濕而醒胃氣名曰平胃所以振動其消化之作用也乃女科家每謂以是

字丸，其药味效用亦约略相似，方见陆氏《三世医验》，近绍兴新出之《广温热论》亦有之。但《医验》所载之治案，文字浅陋，于病理亦时时矛盾，且最多剿袭雷同之弊。本非佳作，则其方亦不甚可信，故《广笔记》已言传之不真，或陆氏当时自制此方，而秘不肯传，亦可见当时医界所见之小矣。

平胃散　局方　治脾有停湿痰饮，痞膈宿食不消，满闷溏泻，加朴硝善腐死胎。论见产类。

苍术泔浸，五斤　厚朴姜制　炒陈皮去白，各三斤　甘草三十两，炒

右之末，每服五钱，加姜三片，枣一个煎，入盐一捻，沸汤点服亦得。见丹溪书。

【笺疏】此本燥湿之佳方，以胃有湿痰，则运化疲而不思纳，苍术、厚朴善于除湿，而醒胃气，名曰平胃，所以振动其消化之作用也。乃女科家每谓以是

方加朴硝能使死胎腐化而下，则服药以荡涤肠胃，岂能腐到肠胃以外之胎。其说已不近情，用胎之所以死者，具有种种原因，岂一味朴硝所可概治。前卷引《圣济》论子死腹中一条，已明言其故矣。

胎 产

安胎方 黄芪蜜炙 杜仲姜汁炒 茯苓各一钱 黄芩一钱五分 白术生用，五分 阿胶珠一钱 甘草三分 续断八分

胸中胀满，加紫苏、陈皮各八分。下红，加艾叶、地榆各二钱，并加多阿胶，引用糯米百粒，酒二杯，煎服，腹痛用急火煎。

【笺疏】 胎动不安，多由于内热据之，而土德不健，失其坤厚载物之职，亦其一。因故丹溪有言，黄芩、白术安胎圣药，是方即本此意，而以黄芪、阿胶养血，而举其气，杜仲、续断黏韧，以固其基，制方之义简而能赅，确是安胎之善法。

方加朴硝能使死胎腐化而下則服藥以蕩滌腸胃豈能腐到腸胃以外之胎其說已不近情用胎之所以死者具有種種原因豈一味朴硝所可概治前卷引聖濟論子死腹中一條已明言其故矣

胎產

安胎方　黃芪蜜炙　杜仲姜汁炒　茯苓各一錢　黃芩一錢五分　白朮生用五分　阿膠珠一錢　甘草三分　續斷八分　胸中脹滿加紫蘇陳皮各八分　下紅加艾葉地榆各二錢　并加多阿膠引用糯米百粒酒二杯煎服腹痛用急火煎

（箋疏）胎動不安多由於內熱擾之而土德不健失其坤厚載物之職亦其一因故丹溪有言黃芩白朮安胎聖藥是方即本此意而以黃芪阿膠養血而舉其氣杜仲續斷黏韌以固其基製方之義簡而能賅確是安胎之善法

但臨用時亦當相其人體質之寒熱虛實而增損之尙非可以一槪而施方後謂胸中脹滿加紫蘇陳皮卽治子懸之法則方中之芪必非所宜下紅加艾葉地楡甚是惟引用糯米嫌其膩滯且失之柔又用酒煎則更非穩妥之道矣

保胎神佑丸　此方屢驗一有孕卽合起每日服之凡易滑胎者自無事且易產

白茯苓二兩　於术一兩米泔浸一日黃土炒　香條芩一兩酒拌炒　香附一兩　童便浸炒　延胡一兩米醋炒　紅花一兩隔紙烘乾　益母草淨葉去梗一兩　眞沒藥三錢　瓦上焙乾去油

右爲末蜜丸桐子大每服七丸白滾水下若胎動一日可服三五次切不可多服一丸至囑

但临用时，亦当相其人体质之寒热虚实而增损之，尚非可以一概而施。方后谓胸中胀满加紫苏、陈皮，即治子悬之法，则方中之芪必非所宜。下红加艾叶、地榆甚是，惟引用糯米嫌其腻滞，且失之柔。又用酒煎，则更非稳妥之道矣。

保胎神佑丸　此方屡验，一有孕即合起，每日服之。凡易滑胎者，自无事，且易产。

白茯苓二两　于术一两，米泔浸一日，黄土炒　香条芩一两，酒拌炒　香附一两　童便浸炒　延胡一两，米醋炒　红花一两，隔纸烘干　益母草净叶，去梗，一两　真没药三钱，瓦上焙干去油

右为末，蜜丸桐子大，每服七丸，白滚水下。若胎动，一日可服三五次，切不可多服一丸，至嘱。

徐蔼辉曰：胎滑自是血热动胎之故，方中红花行血，延胡走而不守，恐非保胎所宜。况已有香附行气，气行血自不滞，何取动血之品，宜去之为稳。

王孟英曰：每服七丸，故有奇效，而无小损也，毋庸裁减。

又曰：神佑丸兼能调经种子，大有殊功。

【笺疏】 方用芩术仍是丹溪成法，内热者宜之，而肥白气虚者亦不必泥。延胡虽曰能走，然运动血中之气，亦与香附相近，世皆以为破血行血猛药，殊觉言过其实，尚可无虑。惟红花未免无谓。盖富贵之家，一觉成孕，即万分谨慎，毫不动作，而怀胎十月，妊娠惟有安坐高卧，一身气血迟滞。何如故其中香附不已，又是延胡、红花。盖即为若辈不运动者设法，而寒素之家井臼亲操者，固亦无须于此服法。亦奇仅仅七丸，其力不失之峻，固无妨于常服。若孟英所谓奇效，恐未必然。又谓能调经种子，则即其通调气血之功用耳。

徐藹輝曰胎滑自是血熱動胎之故方中紅花行血延胡走而不守恐非保胎所宜況已有香附行氣氣行血自不滯何取動血之品宜去之爲穩

王孟英曰每服七丸故有奇效而無小損也毋庸裁減

又曰神佑丸兼能調經種子大有殊功

（箋疏）方用芩朮仍是丹溪成法內熱者宜之而肥白氣虛者亦不必泥延胡雖曰能走然運動血中之氣亦與香附相近世皆以爲破血行血猛藥殊覺言過其實尚可無慮惟紅花未免無謂蓋富貴之家一覺成孕即萬分謹愼毫不動作而懷胎十月妊婦惟有安坐高臥一身氣血遲滯何如故其中香附不已又是延胡紅花蓋即爲若輩不運動者設法而寒素之家井臼親操者固亦無須於此服法亦奇僅僅七丸其力不失之峻固無妨於常服若孟英所謂奇效恐未必然又謂能調經種子則即其通調氣血之功用耳

保胎磐石丸

懷山藥四兩微炒　杜仲去粗皮淨三兩鹽水炒斷絲　川續斷二兩酒炒

共爲末糯米糊爲丸如菉豆大每服三錢米湯送下方雖平常屢用屢驗乃異人所授也凡胎欲墮者一服即保住慣小產者宜常服之或每月服數次至慣半產之月即服之無不保全

（箋疏）杜仲續斷皆有補傷絕續之功是保胎之無上妙品而君之以薯蕷培土爲主又是坤厚載物之微旨立方純正最穩而驗尚在前二方之上但糯米糊丸似嫌太膩不如水法丸之靈動此可多服必無流弊

銀苧酒　治妊娠胎動欲墮腹痛不可忍及胎漏下血

苧酒二兩　紋銀五兩　酒一碗如無苧之處用茅草根五兩加水煎之

（箋疏）本草言苧麻性滑而根又下行且銀能重墜按之物理頗與胎元有

保胎磐石丸

怀山药四两，微炒　杜仲去粗皮，净，三两，盐水炒断丝　川续断二两，酒炒

共为末，糯米糊为丸，如绿豆大，每服三钱，米汤送下。方虽平常，屡用屡验，乃异人所授也。凡胎欲堕者，一服即保住。惯小产者，宜常服之，或每月服数次，至惯半产之月，即服之无不保全。

【笺疏】杜仲、续断皆有补伤绝续之功，是保胎之无上妙品，而君之以薯蓣培土为主，又是坤厚载物之微旨，立方纯正，最稳，而验尚在前二方之上。但糯米糊丸似嫌太腻，不如水法丸之灵动，此可多服，必无流弊。

银苎酒　治妊娠胎动欲堕，腹痛不可忍，及胎漏下血。

苎酒二两　纹银五两　酒一碗，如无苎之处，用茅草根五两，加水煎之。

【笺疏】本草言苎麻性滑而根又下行，且银能重坠，按之物理颇与胎元有

碍。然世多用之，而未言其害，此药理之不可知者，且用酒煎尤嫌其动而不守，岂以酒能上行耶？升举之义耶惟茅根代苎，则清凉滑润，又是下行，妊家皆以为禁品，而此方用之，则不敢信耳。

紫酒　治妊娠腰痛如折。

黑料豆二合，炒熟焦，白酒一大碗，煎至七分，空心服。

【笺疏】腰痛本是肾虚，黑豆补肾，酒能引之，是可法也。

回急保生丹　仙传　此方得之神感，效验异常。

大红凤仙子九十粒　白凤仙子四十九粒　自死龟板一两，麻油涂炙通梢　怀牛膝三钱　桃仁一钱五分　川芎五钱　白归身五钱

凤仙子研末，包好，临产时将余药称明分两，为末配入，临盆时米饮调服二钱。迟则再服一钱，交骨不开者即开，难产者不过三服。临盆一月内，本方

碍然世多用之而未言其害此藥理之不可知者且用酒煎尤嫌其動而不守豈以酒能上行耶升舉之義耶惟茅根代苧則清凉滑潤又是下行妊家皆以爲禁品而此方用之則不敢信耳

紫酒　治妊娠腰痛如折

黑料豆二合炒熟焦白酒一大碗煎至七分空心服

（箋疏）腰痛本是腎虛黑豆補腎酒能引之是可法也

回急保生丹　仙傳　此方得之神感效驗異常

大紅鳳仙子九十粒　白鳳仙子四十九粒　自死龜板一兩麻油塗炙通梢　懷牛膝三錢　桃仁一錢五分　川芎五錢　白歸身五錢

鳳仙子研末包好臨產時將餘藥稱明分兩爲末配入臨盆時米飲調服二錢遲則再服一錢交骨不開者卽開難產者不過三服　臨盆一月內本方

去鳳仙子入益母膏二兩每日早米飲調服二錢則臨盆迅速（胎元不足者勿服）產後瘀血不淨變生病者或兒枕痛於本方內加炒紅麴三錢酒炒馬料豆二合共爲末用童便半杯陳酒半杯調服二三錢卽愈惟鳳仙子臨盆時用

（箋疏）此爲催生之法鳳仙子本名急性下行極速惟兒抵產門而離產時間或可用治交骨不開者亦佳若謂彌月之時已可預服則龜板牛膝桃仁皆嫌太早欲速不達胡可妄試所謂天下本無難事而庸人自擾之爲害必有不可言者若在產後則芎歸殊難通用吳鞠通已備言之矣近傳催生方以保生無憂散爲佳貌視之方極雜亂而程氏醫學心悟解之極妙用之者亦恆應驗但非臨盆時必不可早投而達生編中竟以爲安胎之用適得其反誤用之無不墮者頤見之屢矣然達生一編無家不有害人眞是不小

去凤仙子，入益母膏二两，每日早米饮调服二钱，则临盆迅速（胎元不足者勿服）。产后瘀血不净，变生病者，或儿枕痛，于本方内加炒红曲三钱，酒炒马料豆二合，共为末，用童便半杯，陈酒半杯，调服二三钱即愈。惟凤仙子临盆时用。

【笺疏】此为催生之法，凤仙子本名急性，下行极速，惟儿抵产门而离产时，间或可用。治交骨不开者亦佳。若谓弥月之时，已可预服，则龟板、牛膝、桃仁皆嫌太早，欲速不达，胡可妄试。所谓天下本无难事，而庸人自扰之，为害必有不可言者。若在产后，则芎归殊难通用，吴鞠通已备言之矣。近传催生方以保生无忧散为佳貌，视之方，极杂乱，而程氏《医学心悟》解之极妙，用之者亦恒应验。但非临盆时，必不可早投，而《达生编》中竟以为安胎之用，适得其反，误用之无不堕者，颐见之屡矣。然《达生》一编无家不有，害人真是不小。

无忧散在《达生编》中，名保胎神效方，真是大谬。

通津救命玉灵丹

仙传　治裂胞生及难产，数日血水已干，产户枯涩，命在垂危者。

龙眼肉去核，六两

生牛膝梢一两，黄酒浸捣烂口，将龙眼肉煎浓汁冲入牛膝酒内，服之停半日即产。亲救数人，无不奇验。

孟英曰：龙眼甘温，极能补血，大益胎产，力胜参芪。宜先期剥去净肉，贮磁碗内，每肉一两，加入白沙糖一钱，素体多火者，并加西洋参片。如糖之数幂以丝绵一层，日日放饭锅内蒸之，蒸至百次者良，谓之代参膏，较生煎者功百倍矣。娩时开水瀹之，其汁尽出。如遇难产，即并牛膝酒共瀹，更觉简便。凡气血不足，别无痰滞便滑之病者，不论男妇，皆可蒸服，殊胜他剂也。

【笺疏】裂胞生者，吾乡相传作沥胞，谓胞光破，而连日不生，胞水沥枯，产门

無憂散在達生編中名保胎神效方眞是大謬

通津救命玉靈丹　仙傳　治裂胞生及難產數日血水已乾產戶枯澀命在垂危者

龍眼肉去核六兩　生牛膝梢一兩　黃酒浸搗爛口將龍眼肉煎濃汁冲入牛膝酒內服之停半日卽產親救數人無不奇驗

孟英曰龍眼甘溫極能補血大益胎產力勝參芪宜先期剝去淨肉貯磁碗內每肉一兩加入白沙糖一錢素體多火者幷加西洋參片如糖之數冪以絲綿一層日日放飯鍋內蒸之蒸至百次者良謂之代參膏較生煎者功百倍矣娩時開水瀹之其汁盡出如遇難產卽幷牛膝酒共瀹更覺簡便凡氣血不足別無痰滯便滑之病者不論男婦皆可蒸服殊勝他劑也

（箋疏）裂胞生者吾鄉相傳作瀝胞謂胞光破而連日不生胞水瀝枯產門

乾澀致於難產此非峻補眞陰養其津液情殊可慮龍眼肉甘溫多液洵爲補血上品名爲通津救命允無愧色合以牛膝長稍直達下焦製方之意大有作用且是萬無流弊之良法然何以託名仙傳反蹈小家伎倆孟英以糖霜洋參蒸製可備急用亦是妙諦今吾鄉常用此法預先蒸透以待臨時應用卽非難產亦可服之以助津液但鄉間俗傳謂不可早服反致補住氣血不易達生必俟兒到產門方可飲之又謂產後亦不宜服頤愚則謂新產眞液太傷正宜倍養苟有外感及痰食實邪亦何不可補之有此等俗說必不可信爲洋參則價重而無甚功力今多用別直參同蒸頤謂可用遼參鬚取其下行爲順催生乃產後亦是無往不宜

女科輯要箋疏卷下終

干涩，致于难产，此非峻补真阴，养其津液，情殊可虑。龙眼内甘温多液，洵为补血上品，名为通津救命，允无愧色。合以牛膝，长稍直达下焦，制方之意大有作用，且是万无流弊之良法。然何以托名仙传，反蹈小家伎俩。孟英以糖霜、洋参蒸制，可备急用，亦是妙谛。今吾乡常用此法，预先蒸透，以待临时应用，即非难产，亦可服之，以助津液。但乡间俗传，谓不可早服，反致补住气血，不易达生，必俟儿到产门，方可饮之。又谓产后亦不宜服。颐愚则谓新产真液太伤，正宜倍养，苟有外感及痰食实邪，亦何不可补之。有此等俗说，必不可信，为洋参则价重而无甚功力，今多用别直参同蒸。颐谓可用辽参须，取其下行为顺催生，乃产后亦是无往不宜。

女科辑要笺疏卷下终

附

一、古今重量换算

（一）古称以黍、铢、两、斤计量而无分名

汉、晋：1 斤 = 16 两，1 两 = 4 分，1 分 = 6 铢，1 铢 = 10 黍。

宋代：1 斤 = 16 两，1 两 = 10 钱，1 钱 = 10 分，1 分 = 10 厘，1 厘 = 10 毫。

元、明、清沿用宋制，很少变动。

古代药物质量与市制、法定计量单位换算表解

时代	古代用量	折合市制	法定计量
秦代	一两	0.5165 市两	16.14 克
西汉	一两	0.5165 市两	16.14 克
东汉	一两	0.4455 市两	13.92 克
魏晋	一两	0.4455 市两	13.92 克
北周	一两	0.5011 市两	15.66 克
隋唐	一两	0.0075 市两	31.48 克
宋代	一两	1.1936 市两	37.3 克
明代	一两	1.1936 市两	37.3 克
清代	一两	1.194 市两	37.31 克

注：以上换算数据系近似值。

（二）市制（十六进制）重量与法定计量的换算

1 斤（16 市两）= 0.5 千克 = 500 克

1 市两 = 31.25 克

1 市钱 = 3.125 克

1 市分 = 0.3125 克

1 市厘 = 0.03125 克

（注：换算时的尾数可以舍去）

（三）其他与重量有关的名词及非法定计量

古方中“等分”的意思是指各药量的数量多少全相等，大多用于丸、散剂中，在汤剂、酒剂中很少使用。其中，1 市担 = 100 市斤 =50 千克，1 公担 =2 担 =100 千克。

二、古今容量换算

（一）古代容量与市制的换算

古代容量与市制、法定计量单位换算表解

时代	古代用量	折合市制	法定计量
秦代	一升	0.34 市升	0.34 升
西汉	一升	0.34 市升	0.34 升
东汉	一升	0.20 市升	0.20 升
魏晋	一升	0.21 市升	0.21 升
北周	一升	0.21 市升	0.21 升
隋唐	一升	0.58 市升	0.58 升
宋代	一升	0.66 市升	0.66 升
明代	一升	1.07 市升	1.07 升
清代	一升	1.0355 市升	1.0355 升

注：以上换算数据仅系近似值。

（二）市制容量单位与法定计量单位的换算

市制容量与法定计量单位的换算表解

市制	市撮	市勺	市合	市升	市斗	市石
换算		10 市撮	10 市勺	10 市合	10 市升	10 市斗
法定计量	1 毫升	1 厘升	1 公升	1 升	10 升	100 升

（三）其他与容量有关的非法定计量

如刀圭、钱匕、方寸匕、一字等。刀圭、钱匕、方寸匕、一

字等名称主要用于散剂。方寸匕，作匕正方一寸，以抄散不落为度；钱匕是以汉五铢钱抄取药末，以不落为度；半钱匕则为抄取一半；一字即以四字铜钱作为工具，药末遮住铜钱上的一个字的量；刀圭即十分之一方寸匕。

1 方寸匕 ≈2 克（矿物药末）≈1 克（动植物药末）≈2. 5 毫升（药液）

1 刀圭≈1/10 方寸匕

1 钱匕 ≈3/5 方寸匕

图书在版编目（CIP）数据

沈氏女科辑要笺疏 /（清）沈又彭等编 .—影印本 .— 太原：山西科学技术出版社，2010.10（2021.8 重印）

（中医珍本文库影印点校：珍藏版）

ISBN 978-7-5377-3781-4

Ⅰ.①沈… Ⅱ.①沈… Ⅲ.①中国妇产科学—中国—清代 Ⅳ.① R271

中国版本图书馆 CIP 数据核字 (2010) 第 188059 号

校注者：

常思娟　高　慧　李新民　刘国栋　王润平　胡双元　王雅琴
王　忠　王希星　于有伟　于世民　于丽芳　于新力

沈氏女科辑要笺疏

出 版 人	阎文凯
编　　者	（清）沈又彭等
责任编辑	杨兴华
封面设计	吕雁军
出版发行	山西出版传媒集团·山西科学技术出版社 地址：太原市建设南路 21 号　邮编　030012
编辑部电话	0351-4922078
发行部电话	0351-4922121
经　　销	各地新华书店
印　　刷	山东海印德印刷有限公司
开　　本	880mm × 1194mm　1/32
印　　张	10.5
字　　数	252 千字
版　　次	2010 年 10 月第 1 版
印　　次	2021 年 8 月山东第 2 次印刷
书　　号	ISBN 978-7-5377-3781-4
定　　价	37.00 元